VOTRE BIEN-ÊTRE EN 15 MINUTES PAR JOUR

PERDRE DU POIDS EN 30 JOURS

PILATES SUR TAPIS À LA MAISON SANS MACHINES

pour débutants

"Le corps réalise ce que l'esprit croit"

EXERCICES d'étirement, de renforcement et de tonification sans machines

GUIDE

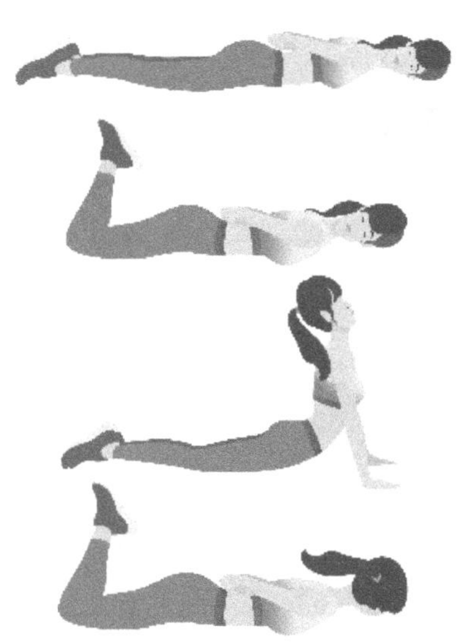

DÉFI Pilates de 30 jours

FRANK FVX

"Après dix séances, vous ressentirez la différence ; après vingt, cette différence sera visible ; après trente, votre corps sera complètement transformé."

Joseph H.Pilates

Copyright © 2023 par **FRANK FVX**

Mon premier livre est dédié à mon père, qui a toujours cru en moi et m'a inculqué la force d'affronter tous les obstacles.

Merci papa

Frank Fvx

Biographie

Frank Fvx est né le 22 juin 1976 à Willich, une petite ville située à quelques kilomètres seulement de Mönchengladbach, en Allemagne, ville natale de Joseph Hubertus Pilates.

Dès ses premières années, Frank a été immergé dans le monde du fitness et du bien-être à travers sa famille. Son grand-père, Philipp, était un disciple du Pilates, fondateur de la célèbre méthode Pilates qui porte son propre nom.

La méthode Pilates, également connue sous le nom de Contrology, est une approche d'entraînement physique et mental qui met l'accent sur la maîtrise des mouvements du corps en excluant l'esprit. Joseph Pilates a développé cette méthode au cours de sa vie, mêlant des éléments du yoga, de la gymnastique et des arts martiaux. Son objectif était de créer un système d'exercices capable de renforcer le corps, d'améliorer la posture et d'augmenter la flexibilité, tout en atteignant un état de calme mental.

Philipp, le grand-père de Frank, a pratiqué la méthode Pilates pendant des décennies, l'enseignant à des milliers d'étudiants à travers l'Allemagne, partageant ses connaissances et sa passion pour le bien-être physique et mental. Philipp a été un pionnier dans la diffusion de la méthode Pilates dans son pays et son dévouement a inspiré Frank à suivre ses traces.

Le père de Frank, Johann Karl, a également suivi le chemin de Philipp et a continué à pratiquer et à enseigner la méthode Pilates jusqu'en 2015. Influencé par ses deux prédécesseurs, Frank a développé une profonde compréhension et une forte passion pour la méthode Pilates et le bien-être en général.

Après avoir terminé ses études, Frank a pris la décision de s'engager pleinement dans le monde du fitness et du bien-être. Il a commencé à enseigner le yoga, le Pilates, la méditation orientale, la pleine conscience, les techniques de relaxation et la méditation.

Il a étudié auprès de maîtres renommés et a voyagé dans différents pays pour approfondir sa pratique et partager ses connaissances avec les autres.

Sa carrière d'enseignant a été couronnée de succès dès le début. Frank a fait preuve d'une capacité remarquable à communiquer et à inspirer ses élèves, les aidant à atteindre un équilibre harmonieux entre le corps et l'esprit.

Son enthousiasme pour la méthode Pilates et le bien-être en général est évident dans son approche authentique et son dévouement à guider les autres vers une vie plus saine et plus consciente.

En plus de sa carrière d'enseignant, Frank est également un chercheur et explorateur passionné. Il continue d'étudier et de se former constamment, cherchant toujours de nouvelles façons d'améliorer ses compétences et d'offrir à ses étudiants une expérience plus enrichissante. Il est un partisan du concept d'apprentissage tout au long de la vie et estime que l'éducation est fondamentale pour le progrès personnel et professionnel.

Frank plaide également pour une alimentation naturelle et saine. Il estime qu'une bonne nutrition est essentielle au bien-être général et à l'obtention de résultats durables en matière de forme physique et de santé. Il a étudié diverses philosophies alimentaires et développé une approche holistique de la nutrition, intégrant la méthode Pilates à une alimentation équilibrée et consciente.

Actuellement, Frank réside à Norcia, en Italie, aux côtés de sa fille et de ses chiens bien-aimés. Il est un membre actif de la communauté locale, organisant des ateliers et des événements pour partager ses connaissances et sa passion pour le bien-être. Il est apprécié et respecté par ses étudiants, qui le considèrent comme une référence dans le domaine du fitness et du bien-être.

L'histoire de Frank illustre à quel point une tradition familiale peut profondément influencer la vie d'une personne. Son héritage familial dans la méthode Pilates l'a guidé vers sa véritable passion et l'a poussé à se consacrer au bien-être physique et mental des autres. Sa carrière d'enseignant, ses recherches continues et son engagement en faveur d'une alimentation saine témoignent de son dévouement à guider les autres vers une vie plus saine, plus consciente et plus équilibrée.

Frank continue d'inspirer et de motiver ceux qui l'entourent, partageant ses connaissances et son expérience de manière authentique et passionnée. Sa biographie est une histoire de détermination, de passion et d'engagement à poursuivre sa vocation et à faire une différence dans la vie des autres.

Table des matières

Qu'est-ce que le Pilates ?

Le Pilates est une forme de méthode de remise en forme thérapeutique, préventive et potentiellement rééducative qui se concentre sur le contrôle de la posture grâce à un **« ajustement du centre de gravité »**, visant à obtenir une plus grande harmonie et fluidité dans les mouvements. On pense que la pratique régulière du Pilates est bénéfique pour le contrôle de la colonne vertébrale et de l'équilibre.

Contrairement à de nombreuses autres formes d'exercices, la méthode Pilates adhère strictement à des principes ancrés dans un fondement philosophique et théorique précis. Il ne s'agit pas d'une simple série d'exercices aléatoires, mais d'une véritable méthode qui a évolué et s'est affinée au cours des soixante dernières années de pratique et d'observation.

Cependant, il est important de noter que, surtout dans le contexte médico-thérapeutique, le Pilates a tendance à être surfait ; *il en va différemment dans le domaine du bien-être et du reconditionnement des individus en bonne santé et sédentaires.*

L'objectif de son créateur, Joseph Hubertus Pilates, était de rendre les individus plus conscients d'eux-mêmes, tant au niveau de leur corps que de leur esprit, et de les unir en une entité unique, dynamique et fonctionnelle.

En un sens, il cherchait à fusionner les meilleurs aspects des *disciplines physiques occidentales avec ceux des techniques orientales, même si la méthode – initialement appelée « Contrology » –* a toujours eu une forte orientation scientifique, qui s'oppose essentiellement aux enseignements ésotériques de l'Asie de l'Est. des pays.

Aujourd'hui, la méthode Pilates est principalement pratiquée au Canada, aux États-Unis et au Royaume-Uni. *En 2005, 11 millions de personnes aux États-Unis pratiquaient le Pilates sous la direction de 14 000 instructeurs officiellement qualifiés.*

En résumé, le mécanisme opérationnel de la méthode Pilates peut être synthétisé comme suit :

Identification du « problème » ou du déséquilibre par analyse du centre de gravité du corps.

Acquisition de la technique Pilates en respectant les principes de *concentration, de contrôle, de fluidité, de précision et de respiration.*

Pratique régulière et systématique des exercices Pilates, avec *un suivi constant du centre de gravité et de la posture.*

Aperçu historique du Pilates

La méthode Pilates a été développée au début du XXe siècle par Joseph Pilates, originaire de Mönchengladbach, en Allemagne, né le 9 décembre 1883, fils d'un gymnaste et d'un naturopathe. Dès son plus jeune âge, il a commencé à pratiquer une forme de gymnastique similaire au bodybuilding, dans le but d'améliorer sa propre condition physique. Il était en réalité frêle et faible, au point qu'il craignait de contracter la tuberculose. Il inventa cependant un système de gymnastique remarquablement efficace, à tel point qu'à l'âge de quatorze ans, il se posa comme modèle pour des dessins anatomiques.

Il devient ensuite un athlète passionné : plongeur, boxeur, gymnaste, skieur et même acrobate de cirque. Pendant ce temps, il a continué à perfectionner son système d'exercices dans le but de renforcer à la fois l'esprit et le corps. Pilates croyait que la santé mentale et physique étaient étroitement liées. A cette époque, sa méthode avait déjà des liens évidents avec la « culture physique » de la fin des années 1800, impliquant l'utilisation d'appareils spéciaux. Il était basé sur le concept selon lequel certains exercices pouvaient répondre à divers problèmes de santé. La méthode Pilates est également liée à la tradition des *« exercices correctifs » ou de la « gymnastique médicale », telle que la décrit Pehr Henrik Ling.*

En 1912, Joseph Pilates quitte l'Allemagne et s'installe en Angleterre. Au début de la Première Guerre mondiale, il fut interné. Pendant quatre ans, il a entraîné ses codétenus avec sa séquence d'exercices au poids du corps sur un tapis, qui s'appelait alors *"Muscle Contrology* " et est maintenant connue sous le nom de *"Matwork"* .

Il a également été infirmier et a expérimenté la fixation de ressorts aux lits d'hôpitaux, conçus pour permettre aux patients de faire de l'exercice et de tonifier leurs muscles avant même de pouvoir se tenir debout et marcher.

Les ressorts, utilisés comme résistance aux mouvements, deviennent l'outil fondateur de sa méthode. Joseph Pilates accompagnait systématiquement sa méthode avec une variété d'appareils, qu'il appelait « appareils ». Il en a conçu plusieurs, dont l' *Universal Reformer, la Cadillac, la chaise Wunda, la chaise haute « électrique », le correcteur de colonne vertébrale, le baril d'échelle et le Pedi-Pole. Dans les studios d'aujourd'hui, on trouve encore le « Universal Reformer » et le « Cadillac », les deux machines qui utilisent la résistance des ressorts.*

C'est ainsi qu'il conceptualise l'idée finale du système qui deviendra plus tard la *« Contrology » puis la méthode Pilates.*

Après la guerre, en 1925, Pilates retourne un an en Allemagne dans le but d'entraîner l'armée allemande, mais il s'installe ensuite à New York en 1926 où il ouvre son premier studio.

La partie initiale de la technique était ce qu'on appelle le *"Matwork "*, une série d'exercices au poids du corps effectués au sol sur un tapis. *Ce programme complet d'environ 70 exercices a servi de base à l'utilisation d'appareils spécifiques, utilisés une fois atteinte une posture parfaite de la colonne vertébrale et des articulations lors des exercices.*

Une fois le contrôle total de son corps acquis, de petites résistances comme le Barrel et le Magic Circle pouvaient être ajoutées pour améliorer le travail musculaire. Le premier implique la mobilisation de la colonne vertébrale sur tous ses segments et peut être utilisé pour faciliter ou intensifier un exercice. Ce dernier est un cercle d'environ 40 cm de diamètre, utilisé pour le travail isométrique lors des exercices Matwork ou lors de l'utilisation du Reformer Universel pour stabiliser les extrémités des articulations. Il augmente la difficulté de l'exercice et peut être utilisé aussi bien pour les bras que pour les jambes.

Pilates s'est également concentré sur le perfectionnement des outils qu'il avait déjà conçus, en fixant des ressorts aux lits des patients afin qu'ils puissent retrouver et maintenir des muscles toniques même lorsqu'ils sont alités. Ce concept a donné naissance au Réformateur Universel, un dispositif qui constitue le cœur de sa méthodologie. Il s'apparente à un lit avec un chariot mobile, permettant des exercices intenses et dynamiques basés sur la résistance impliquant tous les groupes musculaires.

La méthode globale portait à juste titre le nom de « Contrology », centrée sur le contrôle total du corps par l'esprit pendant le mouvement. Il a rencontré un succès immédiat auprès de danseurs notables tels que George Balanchine et Martha Graham. Pilates a publié deux livres sur sa méthode d'entraînement : *"Système correctif d'exercices qui révolutionne tout le domaine de l'éducation physique".*

Jusqu'à récemment, la « méthode Pilates » restait presque un « secret », confinée au monde des danseurs classiques, jusqu'à ce qu'elle s'étende au sport, aux acteurs et finalement au grand public. Ces dernières années, sa popularité n'a fait que croître.

Ses premiers étudiants — *Romana Kryzanowska, Kathy Grant, Jay Grimes, Ron Fletcher, Mary Bowen, Carola Treir, Bob Seed, Eve Gentry, Bruce King, Lolita San Miguel et Mary Pilates, la nièce de Joseph — ont commencé à diffuser et à réinterpréter la méthode en les années 1950.*

Pilates est décédé en 1967, ne laissant aucun héritier officiel pour poursuivre son école.

Le Pilates contemporain comprend à la fois des approches « modernes » et « classiques/traditionnelles ». L'approche moderne dérive en partie des enseignements de certains étudiants de la première génération, tandis que l'approche classique vise à préserver l'œuvre originale telle qu'enseignée par Joseph Pilates.

Les bienfaits du Pilates

La polyvalence de la technique a permis son utilisation dans le domaine de la rééducation. Dans cette méthode, la position et le mouvement de chaque partie sont extrêmement importants et le corps se déplace comme un système intégré. Plus le corps est utilisé correctement pendant les exercices, plus il sera utilisé correctement dans toute autre circonstance.

Dans son livre « Return to Life through Contrology », Joseph Pilates présente sa méthode comme « l'art du contrôle moteur », se manifestant sous forme d'entraînement plutôt que de véritable thérapie. Pratiqué de manière cohérente et systématique, le Pilates améliore en effet :

- *Force et résistance à la force isométrique*
- *Contrôle et équilibre*
- *Flexibilité et amplitude de mouvement*
- *Coordination*
- *Posture statique et dynamique*
- *Contrôle du centre du corps (noyau), y compris le plancher pelvien*
- *Qualité de vie*
- *Adaptabilité et perception*
- *Estime de soi et responsabilité envers son corps*
- *Contrôle mental et concentration*
- *Respirer, devenir plus efficace*
- *Connexion corps-esprit*

En général, le Pilates est particulièrement bénéfique pour les personnes sédentaires, mais rien ne prouve qu'il puisse être plus efficace que les « thérapies alternatives ».

Le Pilates, en tant que pratique visant à assurer le bien-être individuel, a des répercussions importantes tant sur l'esprit que sur le corps. De plus, comme tous les sports de groupe, il évoque des expériences agréables et aide à envisager l'avenir avec *plus d'optimisme* .

Le Pilates améliore l'humeur en libérant des endorphines, des hormones qui affectent directement le cerveau, favorisant *bien-être, euphorie et bonheur. Une diminution de l'anxiété et une augmentation de l'estime de soi sont des avantages supplémentaires attribués aux endorphines et donc aux activités physiques comme le Pilates.*

Le Pilates pour réduire la dépression : L'anxiété et la dépression sont des troubles qui peuvent devenir chroniques, s'accompagner d'insomnie et aggraver la qualité de vie d'une personne. De nombreuses études confirment qu'une activité physique de groupe modérée et régulière présente *des bénéfices sur le psychisme en général et dans le traitement des troubles du sommeil.*

De plus, les personnes souffrant de dépression qui décident de commencer une psychothérapie peuvent trouver des avantages à s'inscrire simultanément à un cours de Pilates.

Harmoniser les traitements médicaux traditionnels avec les techniques du Pilates, en tenant compte des besoins et des caractéristiques de chaque patient, peut être très bénéfique.

Pilates pour *réduire le stress* : attentes professionnelles excessives, manque de soutien des collègues et des employeurs, peur des événements futurs, chagrin, disposition innée, etc. *Les effets du stress n'affectent pas seulement la sphère psychologique mais impactent inévitablement le domaine physique, conduisant à raideur et douleur.*

Apprendre à gérer le stress est essentiel pour ne pas compromettre la performance des activités quotidiennes.

Chaque exercice de Pilates est accompagné d'instructions précises sur la respiration, qu'il faut rééduquer pour bien utiliser le diaphragme. La respiration est le premier médicament que chacun de nous possède : non seulement elle permet *une meilleure oxygénation du cerveau, en stimulant les zones dormantes, mais elle contrôle également nos peurs et nos anxiétés* .

La méthode Pilates vous apprendra à respirer correctement par la bouche et à gérer efficacement le stress.

Comment fonctionne le Pilates

Centrale électrique, ceinture de force, centre de gravité ou noyau"

Le Pilates se concentre sur l'alignement postural, la respiration, le renforcement de la « centrale électrique » ou du « noyau » et l'amélioration de la coordination et de l'équilibre.

Le terme *« centrale électrique »* ou « ceinture de force » est synonyme de *« centre de gravité »* , véritable centre de masse du corps, situé dans la région anatomique que nous appelons désormais simplement le « noyau ». *Le noyau, la zone située entre la partie inférieure de la cage thoracique et la partie inférieure du bassin, est principalement constitué de muscles abdominaux (droits, obliques et transversaux), de muscles paraspinaux, du carré des lombes, des muscles du plancher pelvien, des fessiers et des fléchisseurs de la hanche.*

Pour visualiser où se situe le centre de gravité, imaginez une zone comprise entre deux lignes horizontales : l'une passant par les épaules et l'autre par les crêtes iliaques supérieures. Cela forme un « cadre » divisé par une ligne verticale centrale, représentant le bon équilibre des forces. Le travail de la méthode Pilates se concentre principalement sur cette ligne centrale et sur le contrôle du bon alignement de ce « cadre ».

Le contrôle du centre de gravité s'entend également comme *une « stabilisation pelvienne »* grâce au travail synergique des zones abdominales et lombaires, visant à maintenir une position neutre. Développer un travail de centre de gravité approprié entraîne moins de dépenses énergétiques et une incidence réduite de blessures et de douleurs lombaires.

En Pilates, il représente la clé de l'équilibre et de la stabilité d'un individu. La méthode consiste à *pratiquer divers exercices, dont la difficulté varie de débutant à avancé* , en fonction des objectifs et/ou des limitations spécifiques de l'instructeur ou du praticien. L'intensité peut être augmentée au fil du temps à mesure que le corps s'adapte au protocole.

La faiblesse des muscles centraux provoque ou exacerbe des problèmes de colonne vertébrale, entraînant une augmentation des maux de dos. Le renforcement du centre de gravité permet en revanche d'avoir une posture correcte.

La technique Pilates repose sur des principes fondamentaux qui définissent la technique d'exécution, essentielle pour atteindre l'objectif premier de cette méthode : permettre aux individus de bouger avec efficacité, grâce et équilibre.

"Les principes fondamentaux du Pilates"

Le Pilates repose sur 8 principes fondamentaux :

1. Respiration
2. Concentration
3. Couler
4. Posture et alignement
5. Relaxation
6. Contrôle
7. Précision
8. Centrage

1. Respiration

- Pourquoi une bonne respiration est-elle importante en général et en Pilates ?
- Que faire pour apprendre à respirer efficacement par la bouche pendant les exercices ?
- Quels conseils un instructeur de Pilates qualifié donnerait-il ?

Selon Joseph H. Pilates, « pour bien respirer par la bouche, il faut inspirer par le nez et expirer complètement par la bouche, en s'efforçant toujours d'expulser avec force chaque atome d'air impur des poumons, tout comme on presserait chaque goutte d'air impur des poumons ». l'eau d'un chiffon humide. Respirer correctement et profondément par la bouche est essentiel pour pomper le sang, permettre aux organes et aux muscles du corps de recevoir l'oxygène nécessaire à une bonne performance physique et pour éliminer les déchets.

La respiration buccale peut se produire de différentes manières selon les circonstances. La principale technique de respiration du Pilates est connue sous le nom de « respiration latérale », qui vise à maintenir le centre de l'abdomen stable et fort tout en permettant à la respiration de dilater les poumons et la cage thoracique, minimisant ainsi la tension.

La respiration doit être bien coordonnée avec les mouvements pour favoriser la fluidité. Pendant les phases de relaxation, *la « respiration diaphragmatique »* est privilégiée, représentant le schéma respiratoire physiologique, même si elle est souvent remplacée par une respiration thoracique en raison de l'anxiété, du stress et d'un mode de vie inapproprié.

Parfois, la distinction entre efficacité et justesse au sein d'un répertoire manque. Une respiration efficace contribue à reprendre progressivement le contrôle des muscles abdominaux et peut aider à atténuer divers symptômes. La respiration est donc hautement significative : elle est la source de tous les mouvements qui se produisent dans notre corps à notre insu.

Pendant les cours de Pilates, les instructeurs dictent souvent des schémas respiratoires spécifiques pour chaque mouvement, comme si avoir une respiration précise était un impératif absolu pour chaque levée de bras, de pied ou de jambe. Mais est-ce vraiment le cas ? Que signifie réellement « respirer profondément par la bouche » ?

La respiration est un aspect central et essentiel des exercices de Pilates : on dit que la respiration buccale profonde améliore considérablement l'activation des muscles du torse, car une inspiration et une expiration contrôlées accompagnent l'abdomen et la colonne vertébrale lors des exercices de flexion et d'extension.

Plus précisément, *que veulent dire les instructeurs lorsqu'ils parlent de respiration profonde ?* Elle doit impliquer certains muscles impliqués dans la respiration, notamment les muscles abdominaux transversaux, les obliques internes et le plancher pelvien, qui sont souvent difficiles à engager en raison de l'inhibition, provoquant des maux de dos chez les individus. Parfois, pour donner une représentation extérieure, on pourrait imaginer que l'on active ces muscles à la manière d'un corset.

En réalité, les muscles ne peuvent pas être activés uniquement par l'imagination, et le fait que cela se soit propagé dans le monde du Pilates me fait sourire maintenant. Il faut bien plus qu'une simple imagination pour inciter les muscles à reprendre leur fonction. La connexion avec le système nerveux est cruciale et parfois cette communication devient moins claire qu'elle ne le devrait. Cette région du corps est également appelée « Power House » par certains praticiens de Pilates qui utilisent encore la terminologie de J. Pilates.

Même cette définition me fait sourire, comme si « l'électricité » manquait, le pouvoir aussi ; si la communication fait défaut, la connexion aussi. N'oublions pas qu'à l'époque de JH Pilates, les connaissances en physiologie musculaire étaient assez limitées. Presque personne ne commençait à parler d'actine et de myosine, les protéines responsables du glissement des fibres musculaires.

Remarque : Le terme « Power House » est utilisé dans le texte original. Cependant, pour la traduction américaine, « Powerhouse » est utilisé à la place.

Exercices Pilates et respiration profonde

En Pilates, le contrôle de la respiration est utilisé comme guide de mouvement, lui attribuant parfois des pouvoirs qu'il ne possède pas intrinsèquement ! *Cependant, généralement, l'inspiration est utilisée pour accompagner les exercices d'extension de la colonne vertébrale et l'expiration pour les exercices de flexion de la colonne vertébrale.*

Comment savoir si vous respirez correctement ? La plupart des gens ont tendance à ignorer leur respiration au quotidien. En Pilates, on souligne que la respiration doit impliquer l'ensemble du tronc, faisant référence à une respiration profonde qui élargit toute la cage thoracique dans toutes les directions : latérale, frontale et postérieure, donc en trois dimensions.

Habituellement, les instructeurs disent : « Vous pouvez mieux le comprendre en plaçant vos mains sur les côtés de la cage thoracique, en sentant l'expansion des côtes lors de l'inspiration et le rétrécissement lors de l'expiration. »

Je dois préciser, par souci de clarté, que ce mouvement tridimensionnel de la cage thoracique ne peut se produire et être ressenti que s'il n'y a pas de tissu cicatriciel dans cette zone. Certains points entre les côtes peuvent présenter des adhérences causées par des traumatismes passés, ou même par des mouvements latéraux limités chez certaines personnes, comme les patients alités ou les personnes âgées. Je pense donc que ce type de message doit être utilisé avec prudence.

Quels sont les avantages d'une telle respiration ? La respiration profonde stimule profondément diverses activités internes, dont la fonction cardiaque. Lorsque le muscle cardiaque fonctionne de manière optimale, il peut pomper du sang frais et propre dans tout le corps humain, facilitant ainsi la distribution des nutriments là où cela est nécessaire et facilitant l'élimination de diverses toxines. *Un apport accru en oxygène entraîne de nombreux avantages : d'un effet thermogénique, brûlant plus de calories, à une production d'énergie améliorée et rapide, grâce à une synergie des organes internes bien coordonnée.*

Comment respirer profondément par la bouche correctement – conseils utiles

Compte tenu de l'importance d'une bonne respiration lors d'une séance de Pilates, il arrive souvent que même les meilleurs instructeurs dictent une respiration si précise et sans faille dans leurs cours que cela semble crucial et impératif. Mais est-ce correct ?

Un jour, je me suis rendu compte que les gens ne bougeaient plus en pensant au mouvement, mais surtout à leur respiration, au point qu'ils l'avaient mémorisé et parfois même corrigé le moniteur !

S'il est vrai que la respiration peut jouer un rôle important dans la concentration – à tel point que dans certains cas, un certain type de respiration est nécessaire à la méditation et à la relaxation – il est également vrai qu'une respiration de type « *militaire* » *peut, à long terme, inhiber le même type de respiration. les muscles que nous ciblons, les muscles abdominaux mentionnés plus haut qui sont situés sur notre tronc, attachés au diaphragme.*

Une autre observation très importante doit être faite, c'est que lors d'un cours de Pilates, une respiration forcée et continue pourrait être contre-productive pour l'efficacité des contractions musculaires qui s'attachent à la cage thoracique.

En appliquant les techniques modernes de kinésiologie appliquée que Lester Ponce et moi utilisons en tant que thérapeutes, nous avons pu tester ce qui se passe au niveau des muscles abdominaux après avoir maintenu longtemps une respiration de type militaire.

Malheureusement, les avantages mentionnés concernant la capacité de contraction musculaire sont annulés en raison d'une réaction en chaîne d'effets qui se produisent entre les membranes entourant la moelle épinière et traversant la colonne vertébrale. Disons que le cerveau utilise toujours des astuces pour éviter les dépenses inutiles et décide ce qui vaut la peine d'être éteint et ce qu'il faut garder. Ce processus stratégique a toujours lieu... ou presque, du moins lorsque tout fonctionne normalement.

En outre, il est important d'ajouter que souvent l'une des plus grandes distorsions professionnelles des entraîneurs de Pilates est de dire à leurs clients et étudiants de respirer profondément par le nez mais en même temps de « ne pas impliquer les épaules » – ce qui est physiquement impossible puisque les épaules sont ***attachées*** . aux clavicules, qui se trouvent au-dessus des côtes supérieures et se déplacent donc vers le haut lors de l'inspiration. Cette affirmation relève davantage d'une visualisation mentale que d'une réalité physique, visant à diriger l'attention du client vers l'aspect latéral du mouvement d'inspiration plutôt que vers sa verticalité.

Un autre point est le diaphragme, un muscle innervé par le système nerveux autonome, et pour cette raison, lorsqu'il est bloqué, il n'est pas forcément facile de le débloquer de manière autonome. Il convient de noter que de nombreuses personnes ont divers problèmes au niveau des organes internes situés au bord du diaphragme, comme le foie, l'estomac, le côlon... pour ne citer que quelques exemples. Dans ces cas, il ne suffit pas de dire continuellement « inspirez, expirez » à une personne pour qu'elle « libère » le diaphragme des adhérences probables et/ou des problèmes liés ou non aux organes.

Il est certain que quelques conseils sur la façon dont nous devrions respirer par la bouche peuvent avoir un effet positif sur la conscience corporelle.

2. Concentration

Joseph H. Pilates disait :

"Chaque fois que vous faites de l'exercice, concentrez-vous sur la bonne exécution du mouvement pour éviter une mauvaise exécution, perdant ainsi tous les bénéfices qui en découlent."

Le Pilates demande un effort mental constant. Le mouvement provient du cortex cérébral ; par conséquent, pour effectuer les exercices de manière optimale et recycler les muscles pour un fonctionnement correct, il faut toujours rester attentif à ce qu'ils font.

Dans l'entraînement Pilates, les muscles profonds sont partiellement stimulés (souvent négligés). Grâce au Pilates et à ses exercices, vous apprenez des mouvements qui peuvent être nouveaux et inhabituels. Cela implique de déplacer des articulations vertébrales individuelles. Cependant, la concentration entre en jeu : le mental. *Exécuter correctement chaque exercice Pilates nécessite une concentration ininterrompue sur votre propre corps, sans être influencé par des facteurs externes tels que le bruit, les notifications du téléphone portable, les personnes à proximité, la chaleur ou le froid.*

Le sport du Pilates vise à créer une harmonie holistique qui englobe non seulement le corps mais aussi l'esprit, en réalisant une coordination à la fois physique et mentale.

Le but n'est pas l'excès mais l'équilibre. Grâce au Pilates, une connexion complète entre les mouvements de l'esprit et du corps est obtenue, conduisant à une conscience accrue.

Se concentrer sur le corps conduit également à s'éloigner de tout ce qui n'a aucun rapport avec l'objet d'attention et diminue les pensées, les problèmes, le stress, les tensions et les soucis quotidiens.

3. Fluidité

En Pilates, le mouvement ne doit pas être exécuté de manière rigide ou restreinte, ni trop rapidement ni trop lentement. Au lieu de cela, il doit être caractérisé par l'harmonie, la grâce et la fluidité avec un contrôle précis du mouvement lui-même. *La fluidité, en plus d'assurer la santé et la mobilité, favorise l'équilibre musculaire en réduisant les mouvements compensatoires incorrects.*

Au fil du temps et avec la pratique, vous aurez tendance à réaliser les exercices de manière fluide et naturelle. Dans chaque geste, il doit y avoir de l'harmonie, de la grâce et de la fluidité, alliées à la maîtrise du corps. Selon le Pilates, la fluidité des mouvements est également liée à la force et à la fluidité du centre de masse.

4. Posture et alignement

Exemples de posture

En observant la figure frontale du corps, du haut de la tête en passant par le centre jusqu'au tapis, le nez, le menton, le sternum, le nombril et le bassin apparaissent tous alignés.

Les lignes horizontales sur la figure montrent les épaules détendues et dans leur position naturelle, indiquée par une ligne parallèle au tapis, et le bassin dans sa position naturelle indiquée par la ligne horizontale passant par les hanches. Il en va de même lorsque l'on prend le corps d'un point de vue latéral. Notez que l'oreille, l'épaule, le coude, la hanche, le genou et la cheville sont sur la même ligne. Ces marqueurs externes indiquent qu'en interne le corps est aligné. Lorsque le corps est correctement aligné, il est plus flexible, plus efficace, et l'équilibre et la coordination sont améliorés. Nous devrions être capables de maintenir une bonne posture aussi bien en position assise que debout, ainsi que lorsque nous pratiquons des activités ou un sport.

Une mauvaise posture est le résultat d'un manque d'activité physique, d'une structure musculaire affaiblie et d'une résilience réduite. Les muscles de la poitrine sont raccourcis et les épaules voûtées, forçant les hanches à se déplacer vers l'avant.

Une posture correcte se caractérise par une colonne vertébrale saine et robuste et une ligne droite qui traverse tout le corps et se termine devant les chevilles. Dans ce cas, la poitrine reste droite et les épaules ne sont pas arrondies, permettant au bas du corps de s'aligner parfaitement avec le haut du corps.

L'amélioration en termes de posture est très importante. Pilates se concentre sur le maintien des courbes naturelles tout en travaillant dans une position neutre. De plus, les exercices symétriques aident à réduire les déséquilibres posturaux causés par un tonus musculaire différent dans les muscles qui soutiennent la colonne vertébrale.

- Posture et alignement de la colonne vertébrale
- Position de la tête et du cou
- Alignement du bassin et de la ceinture scapulaire
- Notion de « position neutre »

Posture et alignement de la colonne vertébrale

Nous reconnaissons tous une bonne posture lorsque nous la voyons (généralement chez d'autres personnes), mais que signifie réellement « se tenir droit » ?

La vie fait des ravages sur le corps. *Jour après jour, nous devenons plus courbés et déséquilibrés. Nous utilisons principalement notre main droite ou, si nous sommes gauchers, la main gauche : par exemple, nous balançons une raquette de tennis d'un seul côté, ou portons systématiquement un sac sur la même épaule, etc. Nos habitudes nous amènent à abuser de certains muscles et à n'en solliciter pratiquement pas d'autres.*

L'un des principaux objectifs du programme Pilates est d'améliorer la posture. Une mauvaise posture peut entraîner une surcharge de certains groupes musculaires au détriment d'autres, entraînant des mouvements compensatoires dysfonctionnels. En corrigeant la posture, vous pouvez soulager la douleur et adopter une nouvelle position debout plus saine qui profite à toute la structure du corps. La « bonne posture » fait référence au bon alignement vertical du corps.

Posture physiologique

- Position des pieds : *appui 3 points.*
- Répartissez le poids du corps sur le talon, la voûte externe et l'avant-pied.
- Gardez les genoux et les pieds alignés.
- Position des jambes : jambes écartées à la largeur des hanches ; les genoux restent légèrement fléchis.
- Position bassin et dos : Maintenir le bassin en position neutre tout en respectant les trois courbures physiologiques : cervicale, thoracique, lombaire. Tirez le nombril vers la colonne vertébrale, en engageant les muscles abdominaux et pelviens.

- Position des épaules et de la tête : Détendez les épaules sur le tapis, en gardant la tête dans le prolongement de la colonne vertébrale.
- La colonne vertébrale sert de support à l'ensemble du corps : reliant le crâne au bassin et soutenant la musculature. Il protège le système nerveux central en connectant le cerveau, la moelle épinière et le système nerveux autonome, contrôlant ainsi les processus automatiques tels que la respiration, le rythme cardiaque et la digestion.
- La colonne vertébrale est un « tube » semi-rigide composé de 33 anneaux osseux, appelés vertèbres. En partant du haut, il y a 7 vertèbres cervicales, 12 vertèbres thoraciques (ou dorsales), 5 vertèbres lombaires, 5 vertèbres sacrées et 4 vertèbres coccygiennes.
- Les vertèbres sont reliées par des disques amortisseurs : les disques intervertébraux.
- Le disque intervertébral est constitué d'une partie centrale, le noyau pulpeux, et d'une partie périphérique, l'anneau fibreux. Le noyau pulpeux est composé d'une substance gélatineuse qui agit comme un amortisseur.
- À l'intérieur de ce « tube » se trouve la moelle épinière, un tissu nerveux très similaire à la matière cérébrale du crâne (et donc extrêmement délicat et précieux).
- À partir de la moelle épinière, les racines nerveuses se ramifient pour innerver tout le corps, impliquant la colonne vertébrale dans tous les mouvements des membres, soit directement, comme lors de la flexion en avant, de la rotation du torse et de la rotation de la tête, soit indirectement en fournissant un soutien et une stabilisation.

Courbes de la colonne vertébrale

Les soi-disant « courbures » de la colonne vertébrale sont fondamentales pour la santé du dos. *Ces courbes comprennent la lordose cervicale, la cyphose thoracique, la lordose lombaire et la cyphose sacrée. Ces quatre courbes alternées sont principalement responsables de la flexibilité et de la stabilité de la colonne vertébrale.*

Lorsqu'elles sont jeunes, ces structures sont très élastiques : même un disque intervertébral qui glisse hors de sa position revient à sa place et continue de bien fonctionner. En vieillissant, non seulement la force de gravité et le poids de la vie pèsent sur nous (physiquement et psychologiquement), mais les structures vertébrales deviennent moins élastiques et moins capables de faire face à des traumatismes ou à des tensions musculaires excessives.

Les disques intervertébraux s'amincissent et peuvent dépasser de leur position (hernie discale) voire se rompre ; les os perdent de leur densité et deviennent plus cassants. En fait, c'est toute la structure qui devient plus vulnérable.

Ces changements peuvent affecter la posture, mais la posture elle-même peut être un facteur important pour les prévenir.

Le Pilates aide à retrouver une bonne posture en corrigeant les déséquilibres musculaires, en améliorant la mobilité articulaire, en augmentant la flexibilité et en renforçant les muscles posturaux.

Les muscles travaillent par paires et le Pilates est conçu pour développer les muscles de manière symétrique afin qu'ils puissent se renforcer de manière équilibrée.

Les groupes musculaires majeurs et mineurs sont entraînés, ce qui leur permet de travailler ensemble efficacement.

La flexibilité musculaire est également cruciale pour maintenir une bonne posture et soutenir le dos, qu'il soit à l'arrêt ou en mouvement.

Le mouvement devient limité sans flexibilité.

Les exercices Pilates étirent les muscles du dos, de l'abdomen, des hanches et des membres .

Les articulations doivent être à la fois flexibles et solides pour pouvoir bouger tout en conservant leur alignement. La réalisation d'exercices Pilates améliore la mobilité des articulations en renforçant les muscles qui les soutiennent.

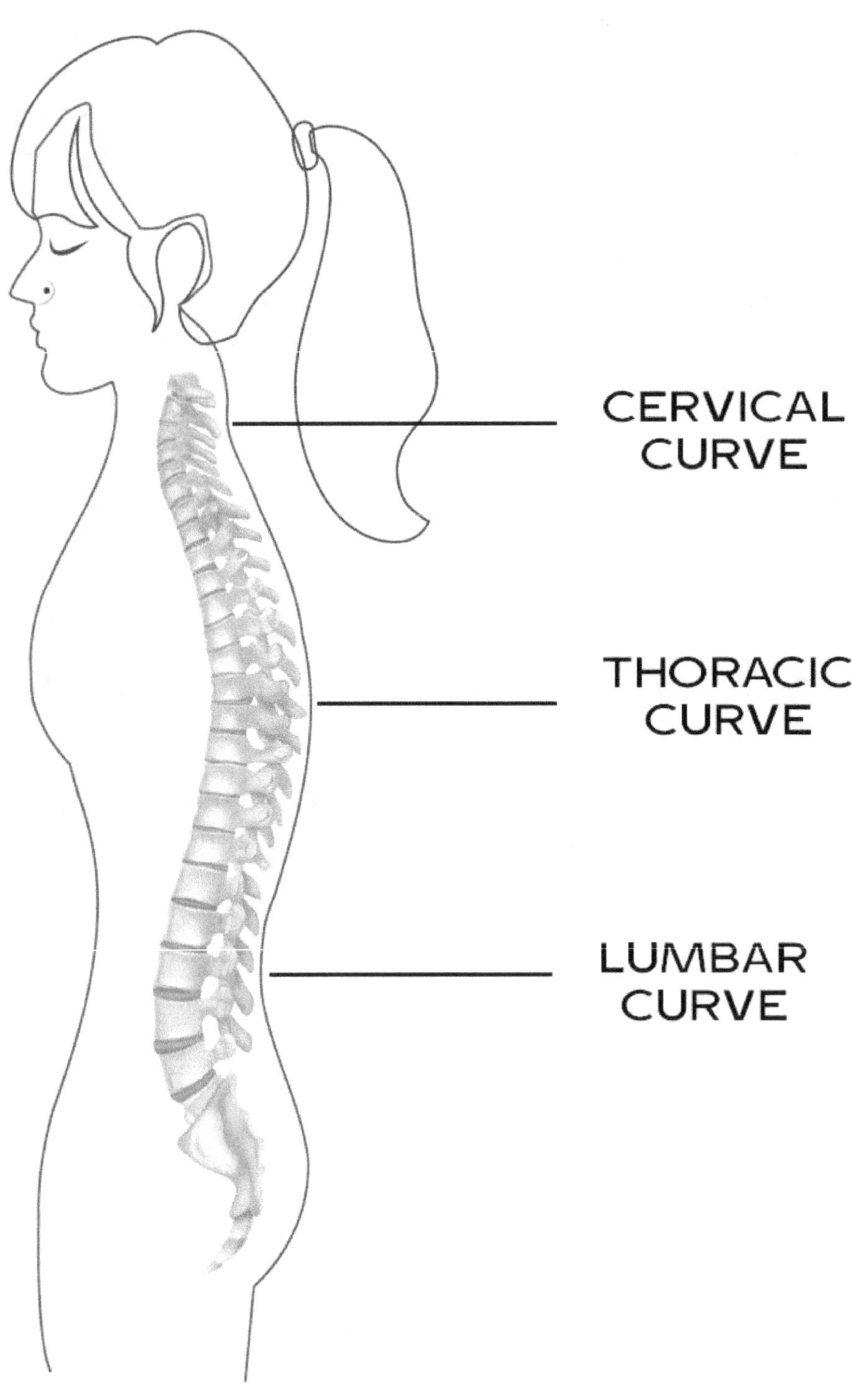

Alignement de la colonne vertébrale

La technique Pilates est particulièrement utile non seulement parce qu'elle renforce les muscles paravertébraux mais aussi parce qu'elle travaille tout en maintenant l'alignement de la colonne vertébrale. Par le terme « alignement », nous entendons maintenir la position neutre du bassin tout en respectant les courbes naturelles de légère lordose cervicale, de lordose lombaire et de légère cyphose dorsale.

La position neutre est cruciale lors de l'exécution de tous les exercices qui sollicitent les muscles du dos, du bassin et de l'abdomen.

Un autre aspect sur lequel se concentrer est la respiration, qui renforce les muscles les plus profonds, généralement moins sollicités et donc plus faibles. Il est important de noter que l'inspiration par le nez facilite le mouvement d'extension de la colonne vertébrale, tandis que lors de l'expiration, la colonne vertébrale se stabilise en contrecarrant sa tendance naturelle et en exécutant une flexion des hanches ou des épaules.

Si elle est effectuée correctement, la respiration thoracique permet à la cage thoracique de mobiliser les côtes, favorisant le mouvement coordonné des vertèbres connectées.

Pour faciliter l'alignement de la colonne vertébrale, la méthode Pilates fait souvent référence à des visualisations, c'est-à-dire à la traduction d'un concept en images.

<u>Voici les visualisations les plus courantes :</u>

- Imaginez pousser le nombril vers la colonne vertébrale.
- Imaginez la colonne vertébrale comme un élastique qui s'étire, ancré à la tête d'un côté et au bassin de l'autre.
- Allongez-vous sur le dos et imaginez laisser passer un rayon de soleil sous les dernières vertèbres lombaires .

Position de la tête et du cou

La position de la tête et du cou dépend également de la posture générale.

Une courbure thoracique excessive, par exemple, entraîne une rotation vers l'avant du haut du dos, des épaules rigides et une tête saillante.

Les muscles du cou deviennent raides et ceux des épaules se tendent. Les mouvements de la tête sont limités et lorsque la personne est allongée, la tête est inclinée vers l'arrière dans une position inconfortable.

Dans de tels cas, *il suffit de placer un oreiller sous la tête et de le réaligner avec le reste de la colonne vertébrale.*

Parfois, les muscles d'un côté du cou sont plus raides que ceux de l'autre côté, ou les muscles antérieurs du cou se raccourcissent, tirant la tête vers l'avant. Divers exercices peuvent être réalisés pour résoudre ces problèmes. La méthode la plus simple consiste à étirer les principaux muscles du cou dans toutes les directions (avant, arrière, gauche, droite et rotation).

"UN MUSCLE EXCESSIVEMENT ÉTIRÉ EST AUSSI FAIBLE QUE CELUI QUI EST TROP CONTRACTÉ."

Alignement du bassin et de la ceinture scapulaire

De nombreux problèmes de dos proviennent soit des épaules, soit de la région pelvienne et sont causés par une instabilité présente dans ces deux zones. Par conséquent, apprendre à maintenir la stabilité des épaules et du bassin est extrêmement important et est au cœur de tous les exercices de Pilates.

Le poids du corps doit être réparti sur les trois points de contact du pied : sur le métatarsien du gros orteil, sur le métatarsien du petit orteil et sur les deux côtés du talon. Une posture correcte permet aux muscles des pieds et des chevilles de travailler efficacement. Si le poids n'est pas correctement réparti, même un petit déséquilibre peut avoir des effets permanents sur les ligaments.

La voûte plantaire peut souvent s'effondrer (pieds plats ?), ce qui signifie que le principal soutien du corps devient inefficace. En conséquence, les genoux et les chevilles peuvent pivoter vers l'intérieur ou vers l'extérieur, provoquant des problèmes d'alignement des jambes, des hanches et du dos. Le renforcement des pieds et des chevilles peut améliorer considérablement la posture et soulager les douleurs aux hanches, aux genoux et aux chevilles.

Une fois la stabilité des pieds atteinte, l'attention se porte sur le positionnement des épaules. L'accent est mis sur les omoplates, en les imaginant se déplacer vers les fessiers, en abaissant les épaules vers le tapis et en imaginant marcher le bout des doigts vers les talons tout en sentant les épaules s'éloigner des oreilles et le cou s'allonger. Cette approche permet de réduire les tensions dans le cou.

Notion de « Position neutre »

Dans le monde du Pilates, on parle beaucoup de « colonne vertébrale neutre », qui fait référence à la position où la colonne vertébrale est au repos.

Ce concept est étroitement lié au bon alignement du bassin et des épaules. En position allongée sur le tapis, les points de répartition du poids du corps comprennent: l'arrière de la tête, la ceinture scapulaire, la cage thoracique et le sacrum.

Les parties cervicales et lombaires de la colonne vertébrale doivent toucher le tapis, mais ce ne sont pas de véritables points d'appui.

Le degré de courbure du bas du dos varie d'un individu à l'autre, mais l'angle entre la vertèbre lombaire la plus basse (L5) et la vertèbre sacrée la plus haute (S1-S2) est à peu près le même pour tout le monde; il en va de même pour l'angle entre les régions thoracique et lombaire.

Pour obtenir une position neutre du bassin, les os de la hanche et l'os pubien doivent former un triangle horizontal (en vue inversée, avec le sommet pointant vers l'os pubien et la base vers les crêtes iliaques).

En d'autres termes, vous devriez pouvoir équilibrer une tasse pleine entre les hanches et l'os pubien sans la renverser.

La courbure de la zone lombaire est également influencée par la position de la cage thoracique, car celle-ci doit se détendre vers l'arrière et s'ouvrir afin de stabiliser le centre du dos.

Avant de commencer les exercices, il convient de consacrer un temps important à trouver la position neutre.

Rechercher la position neutre

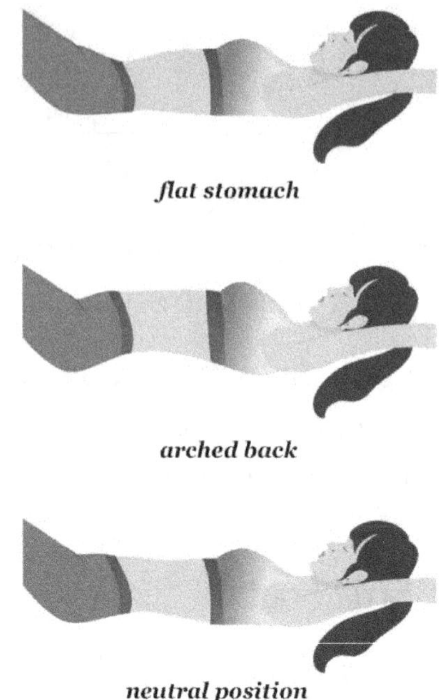

Étapes pour trouver la position neutre :

Bassin incliné vers l'arrière. "Position d'empreinte" en Pilates

Position couchée avec les jambes pliées.

Appuyez la colonne lombaire vers le tapis en imaginant laisser une empreinte des fessiers au sol.

Dans cette position, le bassin est légèrement incliné vers l'arrière et la colonne vertébrale s'allonge sur le tapis.

Inclinaison pelvienne antérieure

Position couchée avec les jambes pliées

Soulevez la zone lombaire du sol tout en gardant les fesses et le haut du dos en contact avec le tapis, en imaginant le passage d'un objet relativement petit sous le dos.

Comment atteindre la position « colonne vertébrale neutre » de la colonne vertébrale

Position couchée avec les jambes pliées. Gardez le haut du dos légèrement soulevé du tapis, créant suffisamment d'espace pour glisser un petit doigt en dessous. Cette position permet de maintenir le bon alignement des vertèbres lombaires et une répartition uniforme de la charge de travail sur tous les disques intervertébraux. Une colonne vertébrale bien alignée assure un mouvement optimal des muscles centraux.

5. Détente

La connexion entre l'esprit et le corps est d'une grande importance.

Il est nécessaire de réduire les tensions afin de concentrer l'attention sur l'exercice en cours.

La relaxation n'est pas considérée comme synonyme d'un « état d'abandon », mais comme le juste équilibre entre détente et concentration.

Pratiquer le Pilates, c'est prendre une pause mentale face à l'anxiété et au stress, avec des bienfaits similaires à ceux de la méditation. Souvent, les gens commencent à pratiquer le Pilates pour obtenir une bonne posture et rendre les mouvements fluides et harmonieux, sans se rendre compte à quel point cette discipline peut également améliorer la maîtrise de soi d'un point de vue émotionnel.

Il est désormais prouvé que le mouvement aide à retrouver l'équilibre intérieur, surtout s'il s'agit d'une discipline capable d'apporter de la souplesse, d'éliminer les contractions musculaires et de détendre l'esprit. Découvrez comment et pourquoi la méthode développée par Joseph Pilates peut vous aider à gérer divers troubles psychosomatiques, à mieux gérer les états d'anxiété et à évacuer le stress.

En tant que pratique physique et mentale visant à développer la conscience de soi, de son corps et de son esprit, le Pilates peut être un antidote efficace contre les problèmes psychologiques comme l'anxiété et le stress.

La concentration, essentielle pour réaliser correctement les exercices de Pilates, conduit à focaliser l'attention sur les mouvements et la respiration, détachant ainsi l'esprit des pensées et des soucis.

Cette relaxation du corps et de l'esprit renforce les défenses individuelles contre les émotions limitantes, contribuant ainsi à créer une sorte de bouclier contre l'anxiété et le stress.

6. Contrôle

Cette méthode apprend à avoir le contrôle total de son corps grâce à la concentration afin de prévenir les blessures. En Pilates, rien n'est aléatoire : *il faut garder sous contrôle le mouvement de l'articulation impliquée dans l'exercice en cours, ainsi que la position de la tête, du cou, des membres supérieurs, etc.*

La maîtrise des mouvements dans les exercices nous amène à mieux comprendre notre corps. En effet, pour réaliser certains mouvements, on va découvrir des muscles qu'on ignorait avoir ! Souvent, ce ne sont pas les gros muscles qui sont utilisés dans la salle de sport avec des poids lourds, mais les muscles plus petits mais incroyablement importants qui soutiennent les plus gros. Sans les développer, notre corps, notamment nos articulations, n'aura pas la stabilité nécessaire pour réaliser correctement les exercices et nous pourrions risquer des blessures.

En faisant du Pilates, nous apprenons progressivement qu'il ne s'agit pas seulement de ce que nous faisons ou de combien nous le faisons, mais surtout de la manière dont nous le faisons ! Après un certain temps de pratique, nous réaliserons peut-être comment le contrôle acquis grâce aux exercices se traduit dans les mouvements et les actions quotidiennes, de la simple marche à la course, en passant par le transport des sacs d'épicerie au supermarché. Cela peut même conduire à une sorte d'« élégance » dans le mouvement.

Exécuter correctement n'importe quel exercice de Pilates sans contrôle est impossible, depuis les exercices de base jusqu'aux plus avancés, et c'est précisément dans cet aspect que réside une grande partie de l'efficacité de la méthode.

Le débutant du premier cours, ainsi que l'expert, doivent porter la même attention à l'exercice qu'ils effectuent, et chacun obtiendra son propre résultat, quels que soient son niveau, son âge ou ses caractéristiques physiques.

Chaque exercice devient un défi, et il est toujours possible d'y ajouter de nouveaux détails pour le perfectionner et mieux contrôler chaque phase, même après des années!

Dans ce court article, j'ai voulu souligner l'une des principales caractéristiques de la méthode Pilates. Dans les prochains articles, j'approfondirai bien d'autres aspects, montrant comment divers exercices peuvent développer la force, la flexibilité et mobiliser notre corps.

7. Précision

Selon JH Pilates, la fluidité des mouvements découle de la force du centre de gravité. C'est un autre aspect fondamental qui découle du contrôle. De la précision des mouvements naît l'équilibre du tonus des différentes régions musculaires, qui se traduit par la grâce et l'efficacité du mouvement au quotidien.

La précision est un autre aspect fondamental de la méthode Pilates. Plus nous effectuons un exercice avec précision, plus nous en retirerons de bénéfices. Un exercice simple et basique ne signifie pas nécessairement qu'il a un impact moindre sur la préparation sportive par rapport à une série d'exercices complexes et exigeants mentalement.

Un exercice simple exécuté avec précision et concentration dans toutes ses étapes nécessite déjà un haut niveau d'engagement.

L'équilibre du tonus musculaire des différentes régions résulte de la précision des mouvements, qui se traduit par la grâce et l'efficacité du mouvement. Ce n'est que grâce à l'exécution précise et exacte d'une tâche qu'il est possible d'accomplir les actions de la vie quotidienne avec grâce et efficacité.

8. Centrage

« La centrale électrique », ou le centre de force, est un concept clé du Pilates. C'est la zone située entre la cage thoracique inférieure et le bassin.

En vue frontale, cette région englobe le droit de l'abdomen, les muscles obliques et l'abdomen transversal, tandis qu'à l'arrière, elle implique le grand dorsal, le quadratus lumborum et les fessiers. Un noyau robuste permet la stabilisation du tronc et l'exécution sécurisée de divers mouvements.

Une « maison de force » bien entraînée améliore la santé : à mesure que les courbures de la colonne vertébrale deviennent plus prononcées, la colonne vertébrale devient moins efficace pour supporter le poids, ce qui entraîne un stress accru et une dégénérescence structurelle plus rapide. Dotés d'une forte puissance, les membres sont également bien stabilisés et capables d'exercer une plus grande force.

En Pilates, il existe deux catégories d'exercices : la première comprend des exercices visant uniquement à créer une forte puissance en ciblant directement les muscles concernés, tandis que la seconde implique des exercices où une autre partie du corps bouge mais nécessite en même temps une stabilisation importante des muscles centraux. (comme l'exercice Cent).

Quel que soit le type d'exercice effectué, l'instructeur de Pilates se concentre toujours sur le maintien de la posture correcte de la « maison de la force », sur le contrôle des mouvements et sur la respiration fluide du client.

Lorsqu'elle est exécutée correctement, la méthode Pilates permet d'obtenir une colonne vertébrale allongée, forte et flexible.

Statut légal

Le Pilates n'est pas réglementé professionnellement.

Le Pilates est une approche d'entraînement physique qui vise à améliorer la force, la flexibilité et le contrôle du corps grâce à une série d'exercices impliquant à la fois le corps et l'esprit. Bien que le Pilates soit devenu populaire en tant que méthode de remise en forme et de bien-être, il comporte également des implications juridiques concernant la pratique, l'enseignement et la responsabilité des professionnels impliqués.

En octobre 2000, le terme « Pilates » a été légalement défini par un tribunal fédéral des États-Unis comme un terme générique, le rendant ainsi disponible pour une utilisation sans restriction. À la suite de cette décision, la « Pilates Method Alliance » a été créée en tant qu'association professionnelle.

Son objectif était de créer une organisation internationale reliant des instructeurs, des éducateurs avancés, des studios et des installations dédiées à la préservation et à l'amélioration de l'héritage de Joseph H. Pilates et de sa méthode d'exercice par la standardisation.

D'un point de vue juridique, le Pilates est généralement considéré comme une activité de fitness. Cependant, il est important de noter que les réglementations légales peuvent varier selon les juridictions. Dans de nombreux pays, l'enseignement du Pilates est considéré comme une activité physique non réglementée, ce qui signifie qu'aucune licence ou certification spécifique n'est requise pour enseigner le Pilates.

Néanmoins, de nombreuses personnes choisissent d'obtenir des certifications reconnues pour démontrer leurs compétences et leurs connaissances en enseignement du Pilates.

Les instructeurs de Pilates qui optent pour une certification suivent souvent des formations agréées par des organismes reconnus dans le domaine. Ces organisations établissent des normes d'enseignement, une éthique professionnelle et des lignes directrices pour un enseignement du Pilates sûr et efficace.

Les professionnels certifiés sont souvent tenus d'adhérer à des codes d'éthique et de suivre une formation continue pour conserver leur certification active.

En termes de responsabilité juridique, les instructeurs de Pilates doivent être conscients des risques associés à la pratique et à l'enseignement des exercices. *Bien que le Pilates soit généralement considéré comme une méthode à faible impact, des blessures peuvent survenir si les exercices sont effectués de manière incorrecte ou sans supervision adéquate.*

Les instructeurs doivent être bien informés des limitations physiques de leurs élèves et adapter les exercices en conséquence. En outre, ils doivent clairement communiquer les risques potentiels et souligner l'importance d'une pratique sûre.

Dans certains cas, des litiges juridiques peuvent survenir concernant des blessures subies lors de la pratique du Pilates. Les instructeurs peuvent faire l'objet de poursuites judiciaires s'il est prouvé qu'ils ont négligé la sécurité de leurs élèves ou ont fourni des instructions inadéquates entraînant des blessures physiques.

Il est donc essentiel que les instructeurs soient adéquatement formés, au courant des meilleures pratiques pédagogiques et qu'ils souscrivent une assurance responsabilité professionnelle pour se protéger contre d'éventuelles poursuites judiciaires.

En conclusion, même si le Pilates sert avant tout de méthode de remise en forme et de bien-être, il existe des implications juridiques à prendre en compte tant pour les instructeurs que pour les étudiants. La certification et une formation appropriée sont essentielles pour garantir un enseignement Pilates sûr et efficace.

Les instructeurs doivent être conscients des risques potentiels et adopter des pratiques qui minimisent les risques de blessure.

Exercices d'entraînement

Voyons maintenant quelques exercices de base du Pilates et leur exécution.

Ces exercices impliquent plusieurs groupes musculaires simultanément et peuvent augmenter le tonus général du corps. La plus grande charge est exercée sur les muscles abdominaux (qui sont systématiquement sollicités dans la pratique du Pilates), ainsi que sur les membres inférieurs et supérieurs.

La méthode Pilates est essentiellement un programme d'exercices qui se concentre sur les muscles posturaux, ces muscles qui aident à maintenir l'équilibre et sont essentiels au soutien de la colonne vertébrale.

Les exercices ont l'avantage de s'adapter facilement aux capacités et limitations physiques de chacun.

Surtout en cas de problèmes musculaires ou de maux de dos, il est important de pratiquer sous la direction d'un instructeur expérimenté qui pourra vous recommander les meilleurs exercices à suivre.

1. ÉTIREMENT DE LA Colonne Vertébrale (étirement)

Cet exercice vise à réaliser une décompression de la **colonne vertébrale** et à relâcher les tensions dans le **haut, le milieu et le bas du dos** . Il favorise l'étirement des muscles de l' **arrière des cuisses et du bas du dos** . Cet exercice est crucial pour améliorer la posture.

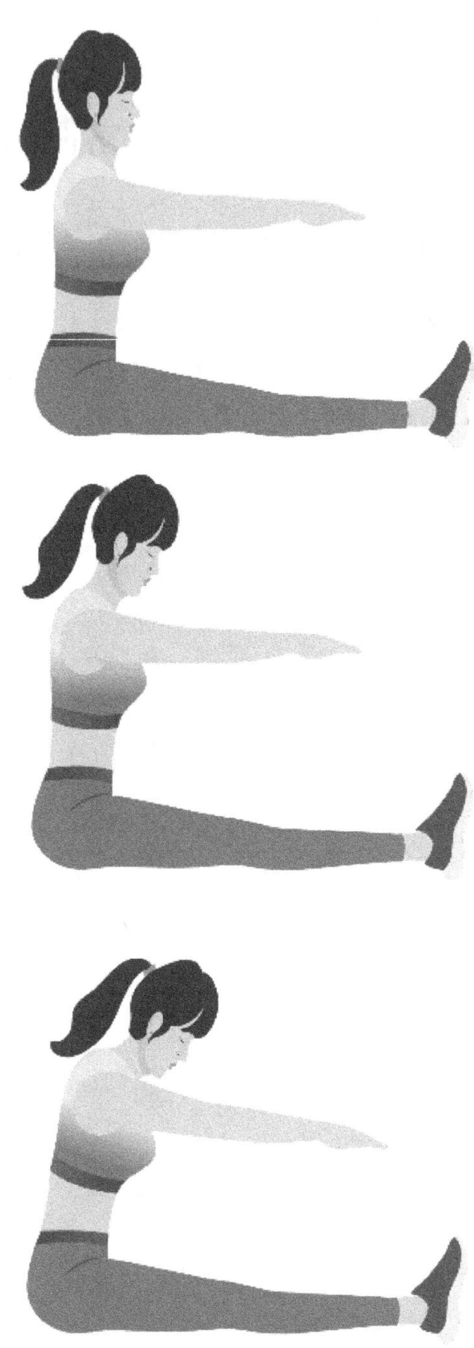

POSITION DE DÉPART

- ➢ Position couchée
- ➢ Bras étendus sur les côtés
- ➢ Paumes des mains face au tapis

EXÉCUTION DE L'EXERCICE :

- ➢ Inspirez par le nez.
- ➢ Placez-vous en position assise perpendiculairement au tapis.
- ➢ Levez les bras en position frontale avec le bout des doigts étendus et les paumes tournées vers le bas.
- ➢ Pliez la tête et le cou, puis la colonne vertébrale supérieure. Expirez par la bouche pendant le mouvement.

IMPORTANT!!!

PENDANT L'EXERCICE, GARDEZ LES ABDOMINAUX CONTRACTÉS.

- ➢ Inspirez par le nez.
- ➢ Répétez depuis le début pour les répétitions prévues.
- ➢ Le temps de récupération entre chaque répétition doit être égal au temps nécessaire pour effectuer chaque répétition elle-même.

2. ÉTIREMENT DE LA Colonne Vertébrale VERS L'AVANT (étirement)

Le Spine Stretch est un exercice de Pilates qui permet d'allonger la **colonne vertébrale** et de solliciter tous les **muscles du dos** ; il s'avère particulièrement utile dans les cas où des maux de dos fréquents sont ressentis, car il **aide à relâcher toute tension au niveau du cou et des épaules** .

Les zones du corps qui bénéficient le plus de la pratique de cet exercice sont la **zone cervicale** (notamment en cas de douleurs cervicales) et la **zone lombaire** (en cas de douleurs lombaires).

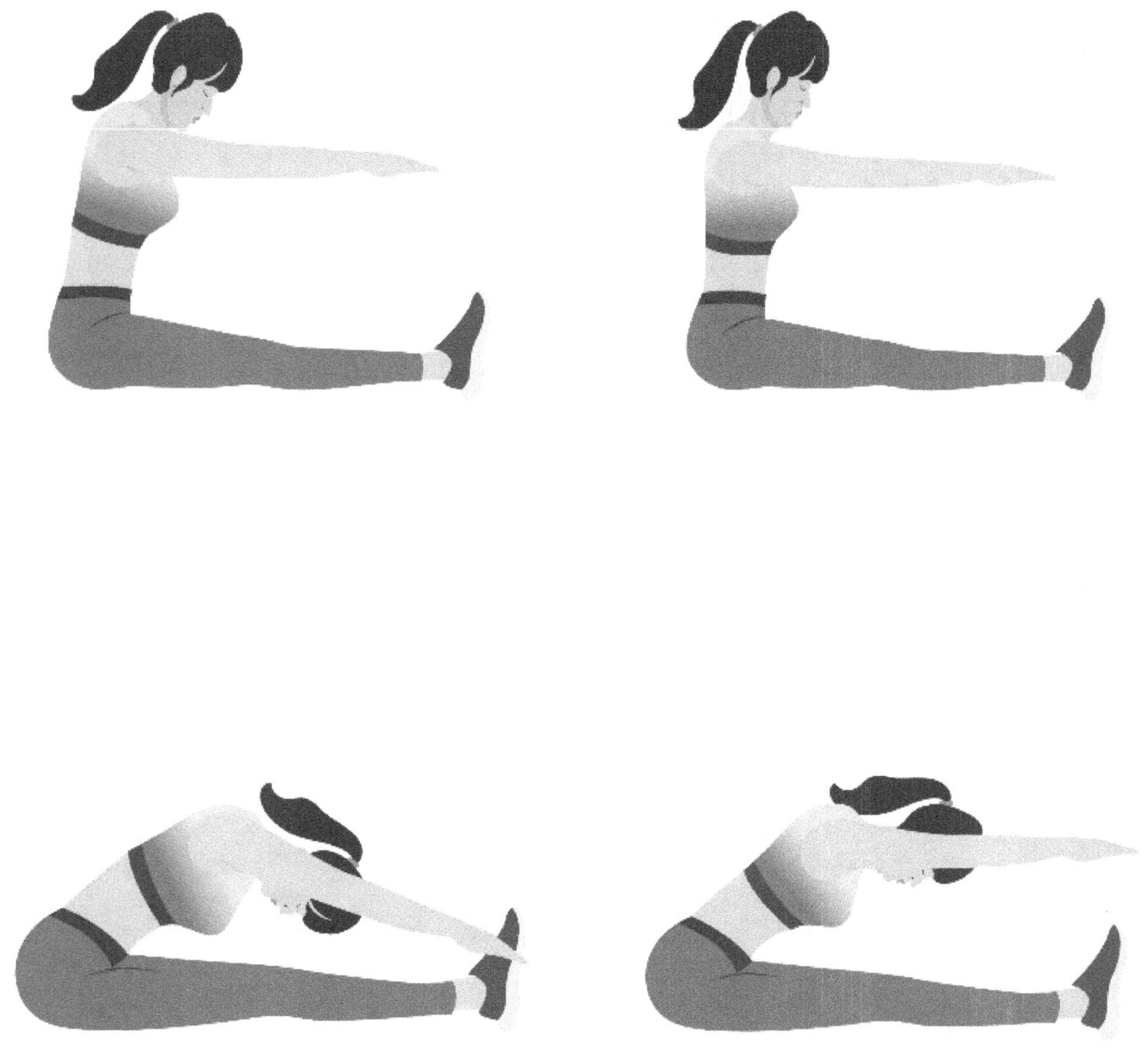

POSITION DE DÉPART:

- ➢ Jambes légèrement étendues et écartées
- ➢ Directement en arrière
- ➢ Tête relevée - cou détendu
- ➢ Regard vers l'avant
- ➢ Bras tendus vers l'avant et parallèles au tapis

EXÉCUTION DE L'EXERCICE :

- ➢ Inspirez par le nez.
- ➢ Étendez le torse vers l'avant - abaissez simultanément la tête au niveau des bras - visez une extension maximale. Expirez par la bouche pendant le mouvement (maintenez la position pendant 5 secondes).
- ➢ Inspirez par le nez.
- ➢ Revenez à la position de départ.
- ➢ Inspirez par le nez.
- ➢ Répétez depuis le début.
- ➢ Répétez depuis le début pour les répétitions prévues.
- ➢ Le temps de récupération entre chaque répétition doit être égal au temps nécessaire pour effectuer chaque répétition elle-même.

IMPORTANT!!!

NE PAS SURCROCHER LE DOS, MAIS GARDEZ-LE DROIT, CAR TROP DE COURBURE POURRAIT PROVOQUER OU AGGRAVER DES CONTRACTIONS.

3. NECK ROLL (étirement, renforcement et tonification)

Le tour de cou est un exercice d'étirement dynamique qui détend et étire les **muscles du cou** et de la **colonne cervicale** . Cet exercice peut aider à soulager tout inconfort ou raideur associé à la tension du cou et peut aider à prévenir les blessures et les douleurs au cou. Renforcez la **colonne vertébrale, le siège** et **les muscles abdominaux** . Étire les muscles abdominaux et augmente la mobilité du **cou** . Ouvre la poitrine et favorise **une bonne posture** . Inverse les effets d'une position assise prolongée.

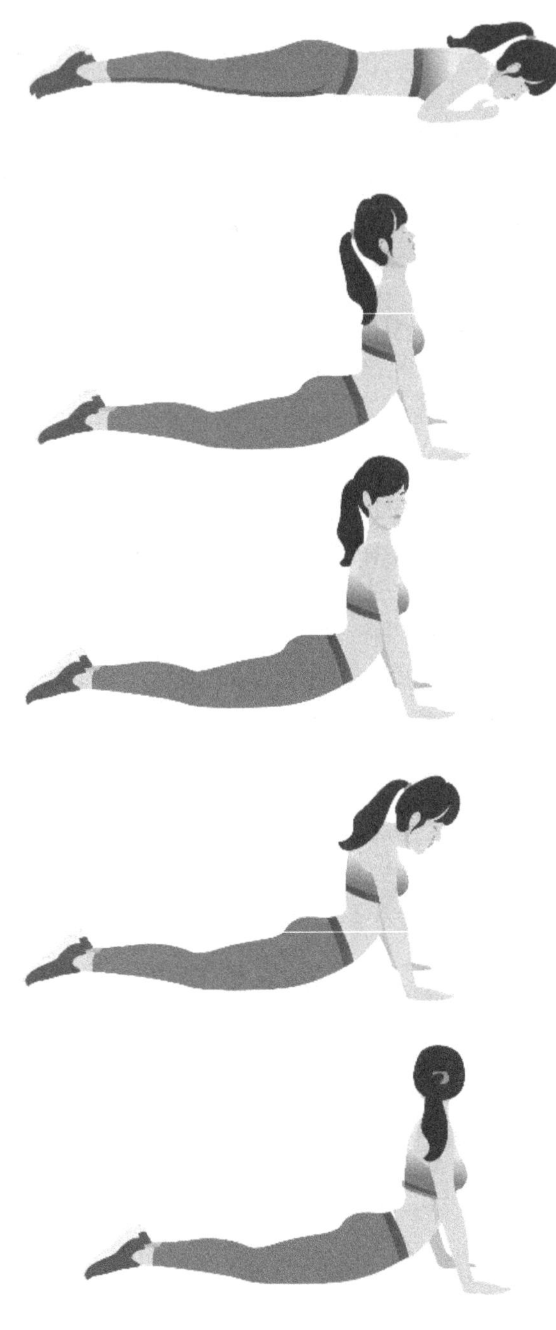

POSITION DE DÉPART:

- ➢ Position couchée
- ➢ Placez les bras étendus sur les côtés avec les paumes face au tapis.
- ➢ Gardez les jambes et les pieds posés sur le tapis.

EXÉCUTION DE L'EXERCICE :

- ➢ Inspirez par le nez.
- ➢ Positionnez les coudes à hauteur d'épaule avec les avant-bras posés au sol et les paumes des mains posées au sol (ou les poings).
- ➢ Les pieds sont étendus et reposent sur le tapis.

IMPORTANT!!!

LE BASSIN ET LES MEMBRES INFÉRIEURS DOIVENT RESTER EN APPUI SUR LE TAPIS.

- ➢ Soulevez le haut du corps pour qu'il s'appuie sur les avant-bras.
- ➢ Gardez le regard vers le bas ou légèrement vers l'avant afin que le cou soit une longue extension de la colonne vertébrale.
- ➢ Maintenez les coudes sous les épaules, les épaules et les omoplates basses et la poitrine large.
- ➢ Gardez les paumes des mains posées sur le tapis.
- ➢ Faites pivoter le cou et la tête vers la droite, en gardant le regard vers l'avant. Expirez par la bouche pendant le mouvement.
- ➢ Inspirez par le nez.
- ➢ Faites pivoter le cou et la tête vers la gauche, en gardant le regard vers l'avant. Expirez par la bouche pendant le mouvement.
- ➢ Répétez depuis le début pour les répétitions prévues.
- ➢ Le temps de récupération entre chaque répétition doit être égal au temps nécessaire pour effectuer chaque répétition elle-même.

4. COUP DE PIED SUR UNE JAMBE (étirement)

Cet exercice vise à étirer les **muscles des cuisses** et **les muscles abdominaux** . Il renforce le **haut du dos** et **les triceps** et soulève le haut du corps. Il renforce **la stabilité des hanches**

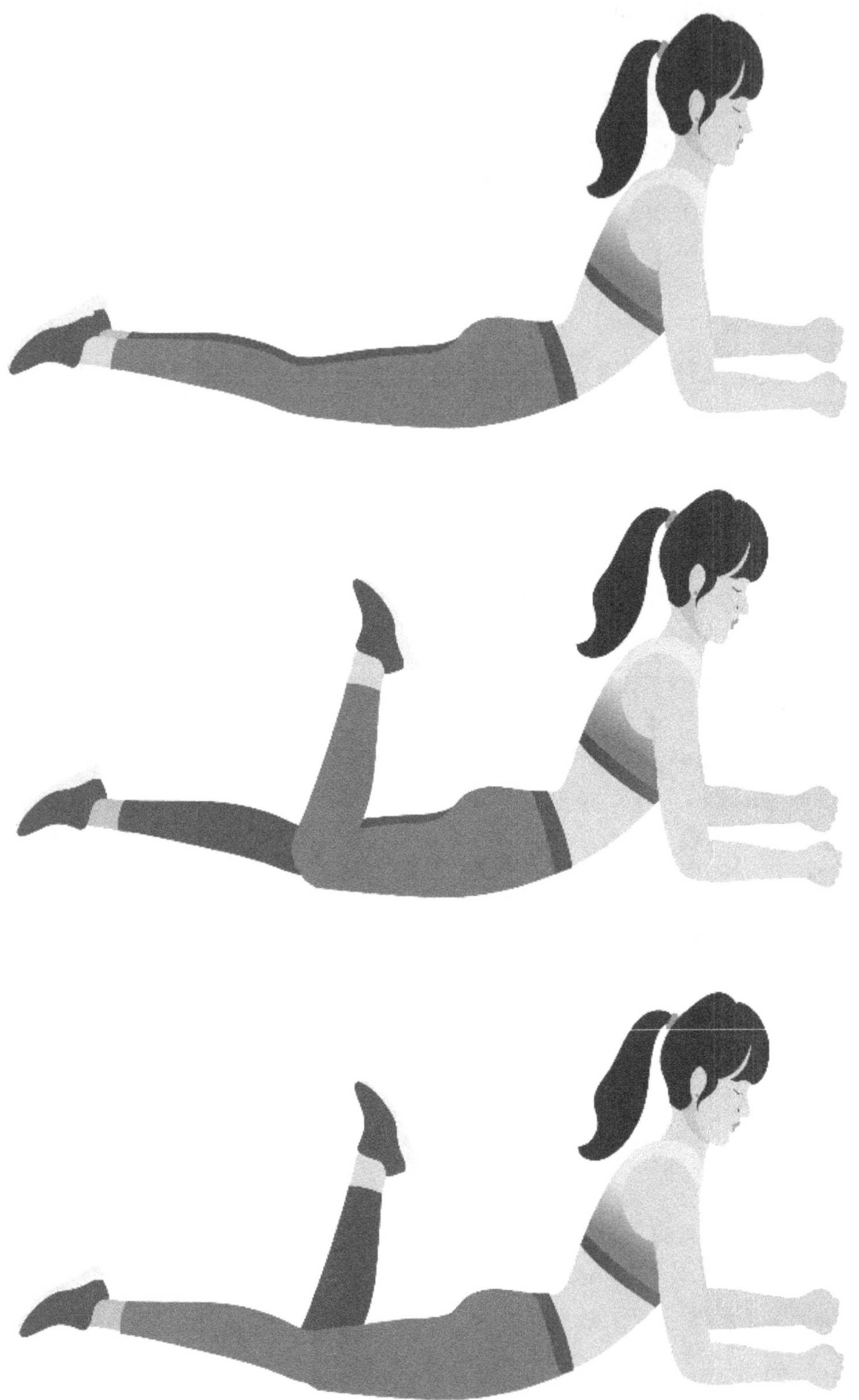

. *COUP DE PIED SUR UNE JAMBE (étirement)*

Cet exercice vise à étirer les **muscles des cuisses** et **les muscles abdominaux** . Il renforce

POSITION DE DÉPART:

> Position couchée
> Placez les bras étendus sur les côtés avec les paumes face au tapis.
> Gardez les jambes et les pieds posés sur le tapis.

EXÉCUTION DE L'EXERCICE :

> Inspirez par le nez.
> Positionnez les coudes à hauteur d'épaule avec les avant-bras posés au sol et les paumes des mains posées au sol (ou les poings).
> Gardez les jambes et les pieds posés sur le tapis.

IMPORTANT!!!

LE BASSIN ET LES MEMBRES INFÉRIEURS DOIVENT RESTER EN APPUI SUR LE TAPIS

> Soulevez le haut du corps pour qu'il s'appuie sur les avant-bras.
> Gardez le regard vers le bas ou légèrement vers l'avant afin que le cou soit une longue extension de la colonne vertébrale.
> Maintenez les coudes sous les épaules, les épaules et les omoplates basses et la poitrine large.
> Gardez les paumes des mains posées sur le tapis.
> Pliez la jambe droite à un angle de 90 degrés - pliez-la deux fois vers les fesses avec le pied allongé. Expirez par la bouche pendant le mouvement.
> Inspirez par le nez.
> Revenez à la position de départ.
> Inspirez par le nez.
> Pliez la jambe gauche à un angle de 90 degrés - pliez-la deux fois vers les fesses avec le pied allongé. Expirez par la bouche pendant le mouvement.
> Inspirez par le nez.
> Répétez depuis le début pour les répétitions prévues.
> Le temps de récupération entre chaque répétition doit être égal au temps nécessaire pour effectuer chaque répétition elle-même.

5. étirement d'une seule jambe (étirement et tonification)

Le Single Leg Stretch est un exercice d'étirement qui sert également à définir et tonifier les **membres inférieurs** et **les muscles abdominaux** , contribuant ainsi à **réduire l'apparence de la cellulite** .

Ses principaux bienfaits résident dans la réduction de la stagnation lymphatique, qui entraîne souvent **des gonflements inconfortables et des sensations de lourdeur au niveau des membres inférieurs** .

L'exercice consiste à alterner les positions des jambes de manière fluide.

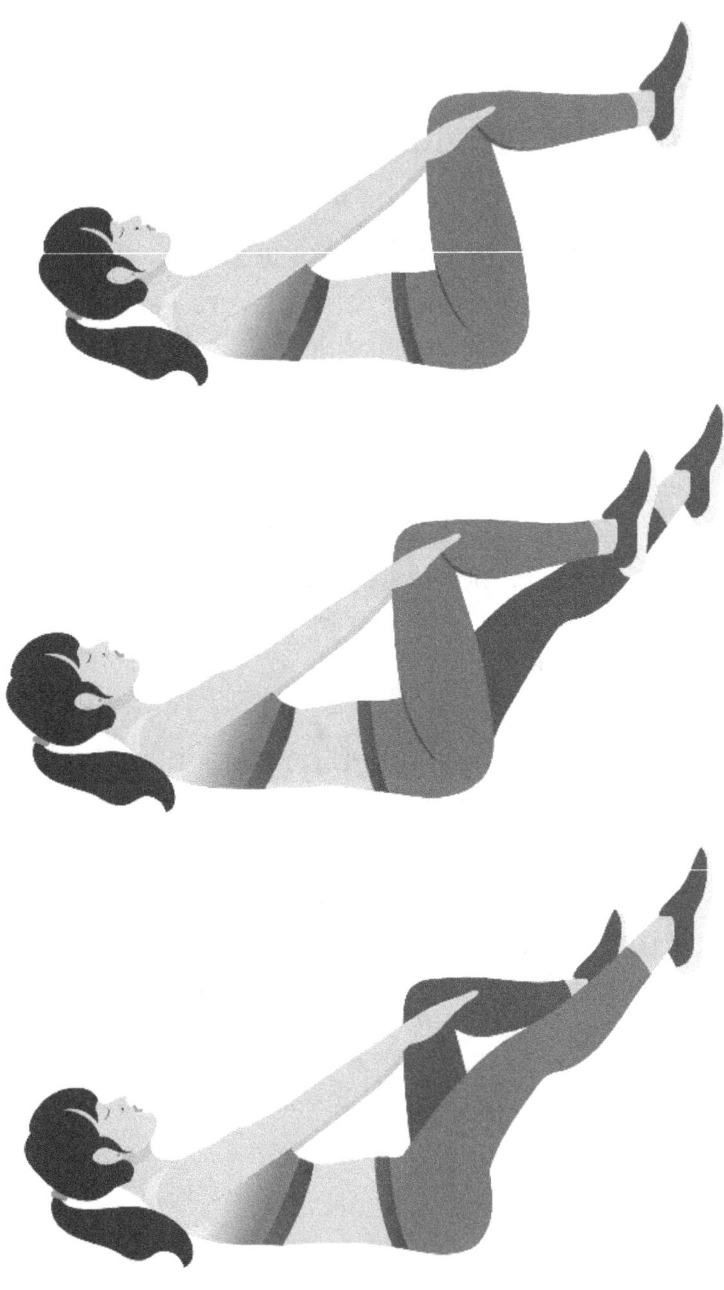

POSITION DE DÉPART:

- ➤ Position couchée
- ➤ Bras parallèles au corps
- ➤ Paumes des mains face au tapis

EXÉCUTION DE L'EXERCICE :

- ➤ Inspirez par le nez.
- ➤ Soulevez doucement la tête du tapis.
- ➤ Pliez le genou droit perpendiculairement au tapis - la jambe gauche doit être étendue et le pied droit soulevé du sol d'environ 30/40 cm avec le pied fléchi. Expirez par la bouche pendant le mouvement (maintenez la position pendant 5 secondes).
- ➤ Inspirez par le nez.
- ➤ Revenez à la position de départ.
- ➤ Répétez l'exercice avec la jambe gauche.
- ➤ Inspirez par le nez.
- ➤ Répétez depuis le début pour les répétitions prévues.
- ➤ Le temps de récupération entre chaque répétition doit être égal au temps nécessaire pour effectuer chaque répétition elle-même.

IMPORTANT!!!

GARDEZ LE DOS COMPLÈTEMENT REPOSÉ SUR LE TAPIS.

6. NECK PULL (étirement, renforcement et tonification)

Le Neck pull est un exercice qui implique l'engagement de plusieurs muscles, notamment les **fléchisseurs des jambes** , **les muscles abdominaux** et **les quadriceps** .

Les avantages de cet exercice comprennent l'étirement des muscles du haut du dos et de l'arrière des jambes grâce au redressement de la colonne vertébrale. Il permet également de travailler les abdominaux en position contractée et allongée.

Son action première est celle de la tonification et de l'allongement.

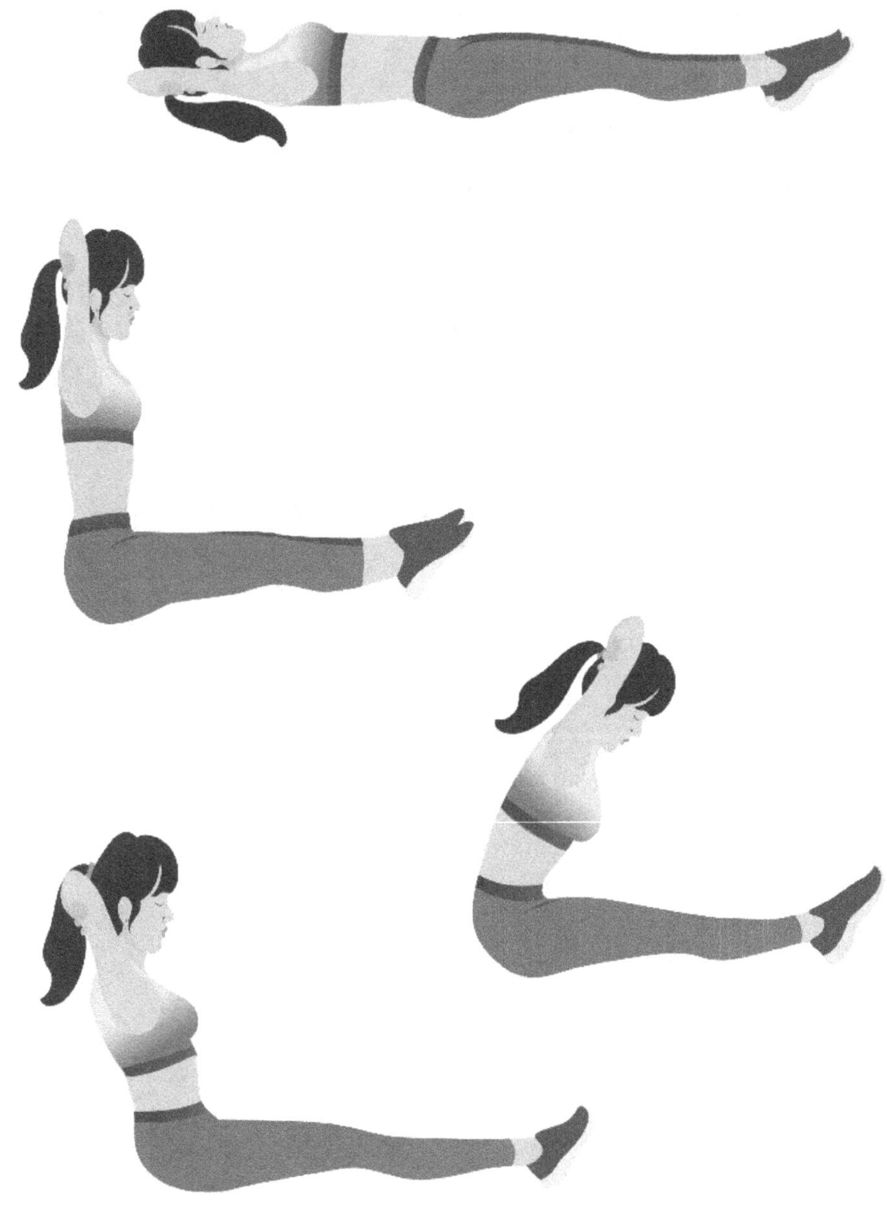

POSITION DE DÉPART:

- ➢ Position couchée
- ➢ Les bras doivent être fléchis, les mains touchant l'arrière de la tête.
- ➢ Les jambes doivent être légèrement écartées et reposer sur le tapis.
- ➢ Tête posée sur les mains et regard dirigé vers le haut.

EXÉCUTION DE L'EXERCICE :

- ➢ Inspirez par le nez.
- ➢ Soulevez lentement le torse perpendiculairement au tapis. Expirez par la bouche pendant le mouvement. Maintenez la position pendant 5 secondes.
- ➢ Inspirez par le nez.
- ➢ Rapprochez le torse des jambes (fermeture comme un livre). Expirez par la bouche pendant le mouvement. Maintenez la position pendant 5 secondes.
- ➢ Inspirez par le nez.
- ➢ Revenez en position assise. Expirez par la bouche pendant le mouvement. Maintenez la position pendant 5 secondes.
- ➢ Inspirez par le nez.
- ➢ Revenez à la position de départ. Expirez par la bouche pendant le mouvement. Maintenez la position pendant 5 secondes.
- ➢ Répétez depuis le début pour les répétitions prévues.
- ➢ Le temps de récupération entre chaque répétition doit être égal au temps nécessaire pour effectuer chaque répétition elle-même.

7. CERCLE DES HANCHES (étirement, renforcement et tonification)

L'exercice Hips Circle a ses effets bénéfiques sur les **cuisses** et **les muscles abdominaux** , car il peut les rendre plus définis. Cela affecte également les épaules et la poitrine, qui deviendront plus toniques avec la répétition de cet exercice.

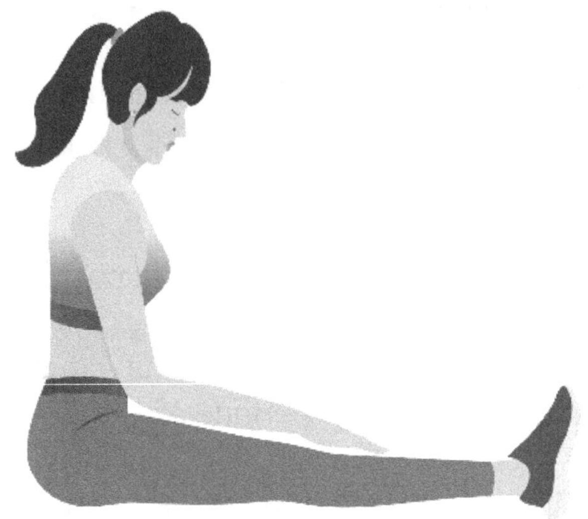

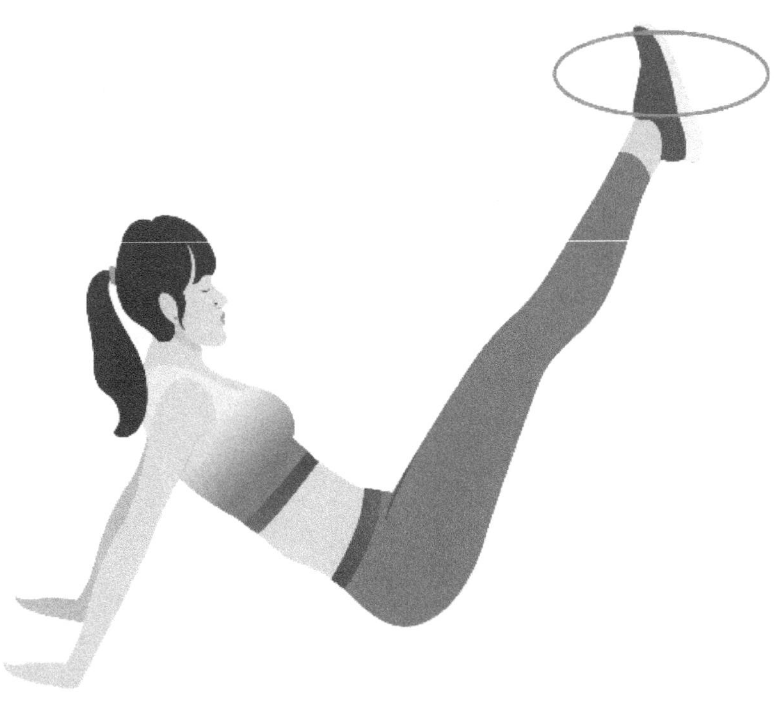

POSITION DE DÉPART:

- ➢ Bras étendus vers l'arrière et fléchis
- ➢ Paumes des mains posées sur le tapis avec
- ➢ Torse tendu et incliné vers l'arrière
- ➢ Tête perpendiculaire au sol et regard dirigé vers l'avant

EXÉCUTION DE L'EXERCICE :

- ➢ Inspirez par le nez.
- ➢ Soulevez lentement les jambes à un angle de 45 degrés par rapport au tapis tout en « traçant » simultanément un cercle dans une direction. Expirez par la bouche pendant le mouvement. Maintenez la position pendant 5 secondes.
- ➢ Inspirez par le nez.
- ➢ Ramenez lentement les jambes à la position de départ. Expirez par la bouche pendant le mouvement. Maintenez la position pendant 5 secondes.
- ➢ Inspirez par le nez.
- ➢ Soulevez lentement les jambes à un angle de 45 degrés par rapport au tapis tout en « traçant » simultanément un cercle dans la direction opposée au précédent. Expirez par la bouche pendant le mouvement. Maintenez la position pendant 5 secondes.
- ➢ Inspirez par le nez.
- ➢ Ramenez lentement les jambes à la position de départ. Expirez par la bouche pendant le mouvement. Maintenez la position pendant 5 secondes.
- ➢ Répétez depuis le début pour les répétitions prévues.
- ➢ Le temps de récupération entre chaque répétition doit être égal au temps nécessaire pour effectuer chaque répétition elle-même.

8. HIP DIP (étirement, renforcement et tonification)

Le Hip Dip est un exercice qui non seulement renforce les muscles mais aide également à relâcher les tensions au niveau des hanches et du bas du dos .

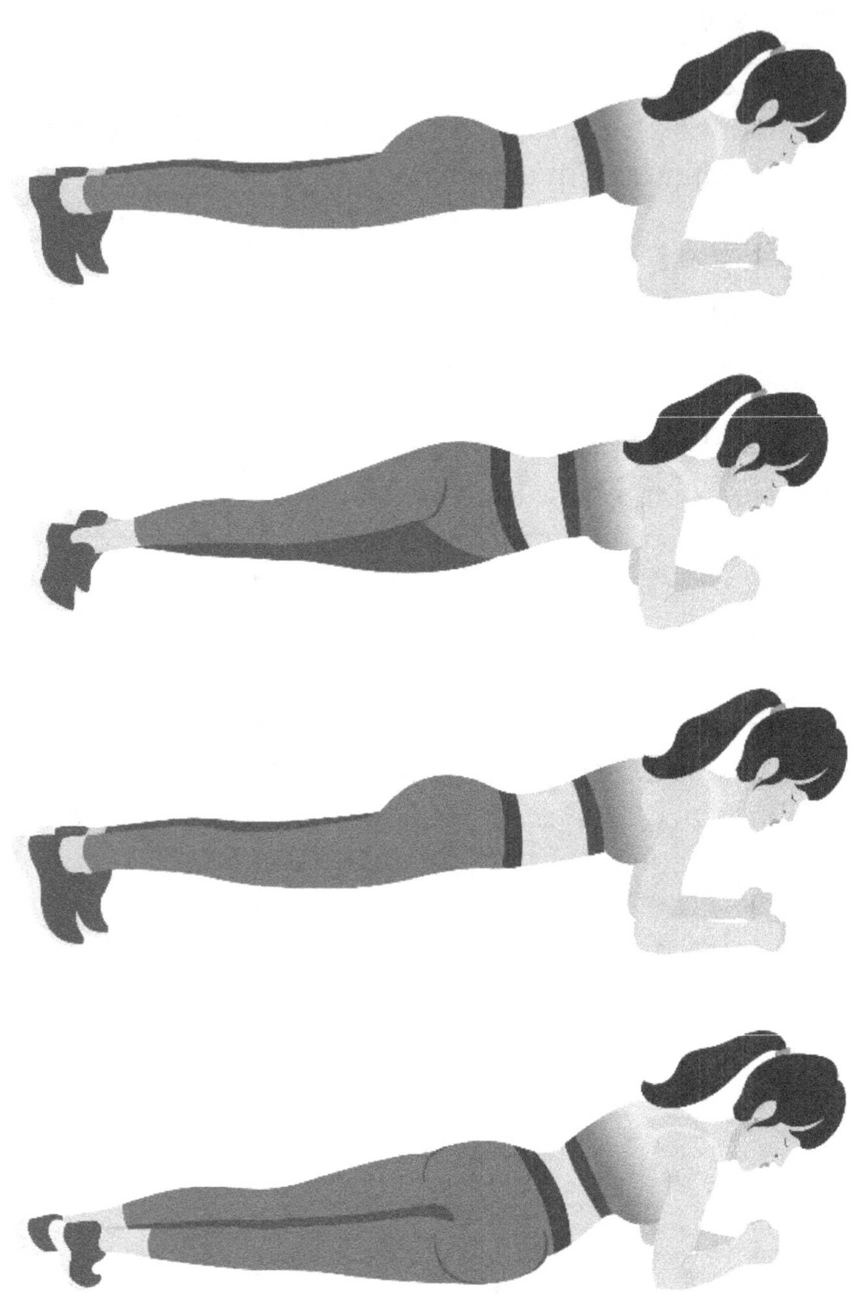

POSITION DE DÉPART :

> Position couchée
> Placez les bras étendus sur les côtés avec les paumes face au tapis.
> Gardez les jambes et les pieds posés sur le tapis.

EXÉCUTION DE L'EXERCICE :

> Inspirez par le nez.
> Positionnez les coudes à hauteur d'épaule avec les avant-bras posés au sol et les paumes des mains posées au sol.
> Placez le bout des orteils (toe tip) pointé sur le tapis et gardez les membres inférieurs bien tendus et soulevés du tapis.

IMPORTANT!!!

LES MEMBRES INFÉRIEURS ET LE TRONC DOIVENT ÊTRE SUR UNE SEULE LIGNE.

Depuis cette position :

> Faites pivoter les hanches vers la droite et revenez à la POSITION DE DÉPART tout en gardant l'équilibre.
> Répétez au moins dix fois avant de changer de côté. Pendant l'exercice, inspirez par le nez et expirez par la bouche en rythme.

POUR MAINTENIR L'ÉQUILIBRE, GARDEZ VOS ABDOMINAUX, FESIERS ET QUADRICEPS CONTRACTÉS PENDANT TOUTE LA DURÉE DE L'EXERCICE .

> Effectuez le même exercice en faisant pivoter les hanches vers la gauche tout en gardant l'équilibre.
> Répétez au moins dix fois avant de changer de côté. Pendant l'exercice, inspirez par le nez et expirez par la bouche en rythme.
> Revenez à la POSITION DE DÉPART.
> Répétez depuis le début pour les répétitions prévues.
> Le temps de récupération entre chaque répétition doit être égal au temps nécessaire pour effectuer chaque répétition elle-même.

9. CHEST LIFT *(étirements et tonification)*

C'est un exercice souvent pratiqué pour définir et tonifier les **muscles abdominaux** , mais il apporte également des bienfaits au **dos** , notamment dans la **partie inférieure** .

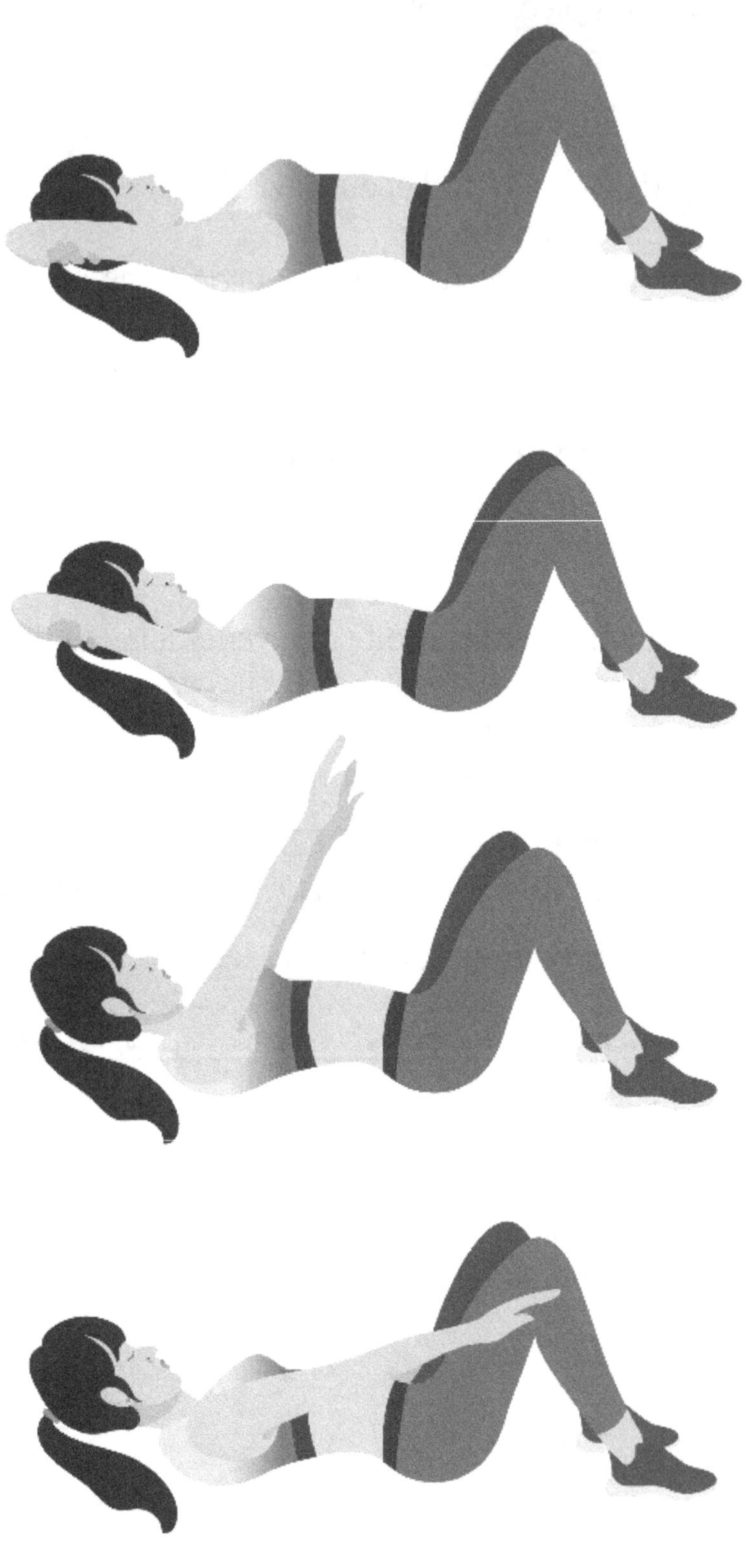

POSITION DE DÉPART:

- ➢ Position couchée
- ➢ Bras étendus sur les côtés
- ➢ Paumes des mains face au tapis

EXÉCUTION DE L'EXERCICE :

- ➢ Inspirez par le nez.
- ➢ Posez l'arrière de la tête sur les mains, les coudes écartés et le regard dirigé vers le haut.
- ➢ Soulevez doucement la tête du tapis.
- ➢ Pliez les jambes à un angle de 45 degrés par rapport au tapis, en gardant la plante des pieds au sol et les mains derrière la tête avec des coudes larges.
- ➢ Soulevez simultanément les bras vers le haut tout en gardant la tête légèrement relevée. Expirez par la bouche pendant le mouvement. Maintenez la position pendant 5 secondes.
- ➢ Abaissez les bras le long des côtés jusqu'à la position de départ.
- ➢ Inspirez par le nez en baissant la tête.

PENDANT L'EXÉCUTION DE L'EXERCICE, LE TORSE RESTE CONSTAMMENT APPUYÉ CONTRE LE TAPIS.

- ➢ Répétez depuis le début pour les répétitions prévues.
- ➢ Le temps de récupération entre chaque répétition doit être égal au temps nécessaire pour effectuer chaque répétition elle-même.

10. ROLL UP (étirement, renforcement et tonification)

Cet exercice présente des bénéfices significatifs pour le renforcement des **muscles abdominaux** et de la centrale électrique (powerhouse) ainsi que pour les **articulations de la colonne vertébrale** . Il allonge et renforce la colonne vertébrale, allonge les tendons, renforce la force et décompresse le **bas du dos** .

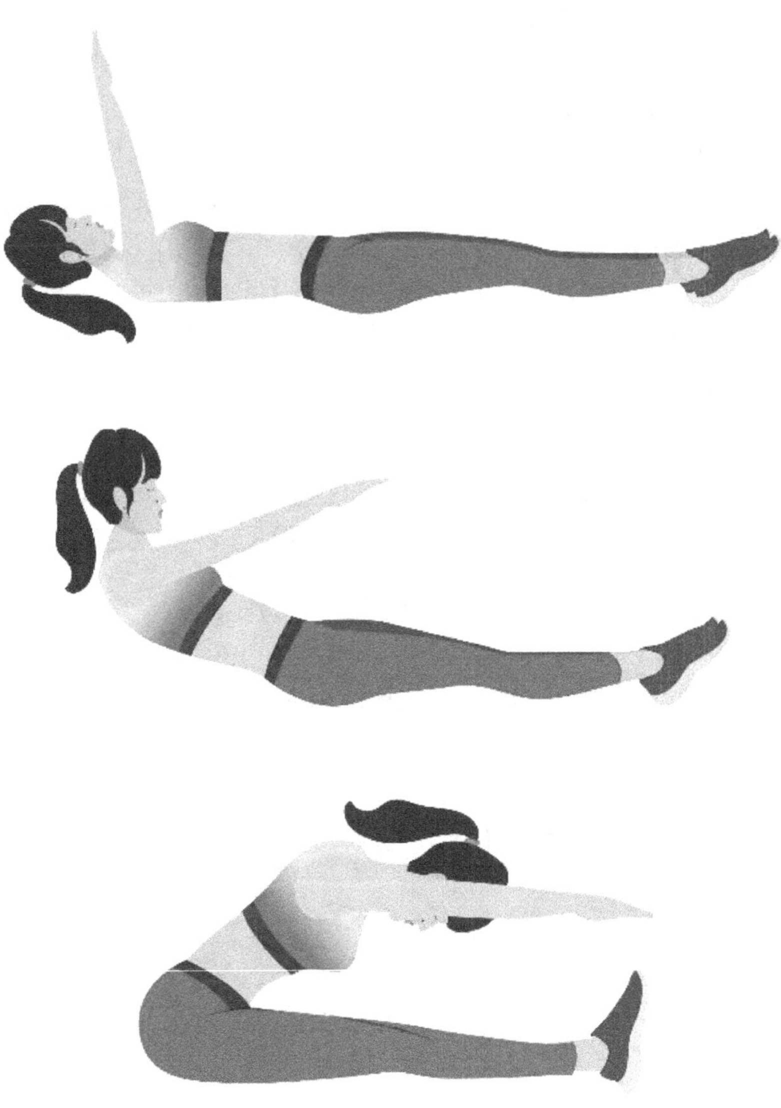

POSITION DE DÉPART:

- ➢ Position couchée
- ➢ Bras étendus sur les côtés
- ➢ Paumes des mains face au tapis
- ➢ Pieds en position fléchie

EXÉCUTION DE L'EXERCICE :

- ➢ Inspirez par le nez.
- ➢ Levez les bras vers l'arrière au-delà de la tête, les paumes tournées vers le haut.
- ➢ Inspirez par le nez.
- ➢ Avancez lentement les bras au niveau des yeux, perpendiculairement au corps.
- ➢ Soulevez le torse du tapis.
- ➢ Amenez le menton vers la poitrine, en engageant les muscles abdominaux, et atteignez une position assise.
- ➢ Continuez à vous pencher en avant avec les bras tendus autant que possible jusqu'à ce que vous atteigniez vos pieds.
- ➢ La tête touche les jambes et les mains dépassent les pieds. Expirez par la bouche pendant le mouvement. Maintenez la position pendant 5 secondes.

LES PREMIÈRES FOIS QUE L'EXERCICE EST EFFECTUÉ, IL EST NORMAL D'EXPÉRIENCER DES DIFFICULTÉS D'ÉTIREMENT ; AVEC LA PRATIQUE, VOUS GAGNEZ EN FLUIDITÉ DANS LE MOUVEMENT.

Depuis cette position :

- ➢ Revenez à la position de départ en faisant rouler lentement le dos jusqu'à ce qu'il repose à nouveau sur le tapis.
- ➢ Le temps de récupération entre chaque répétition doit être égal au temps nécessaire pour effectuer chaque répétition elle-même.

11. SPINE TWIST *(étirement et tonification)*

Dans cet exercice, vous pratiquez la torsion de la colonne vertébrale dans le but d'augmenter le mouvement de torsion du haut du corps dans la partie supérieure. Cela entraîne le tronc (**abdominaux, muscles du dos et bas du dos**) à tourner en spirale le long de l'axe vertical central tout en maintenant le soutien d'un bassin stable.

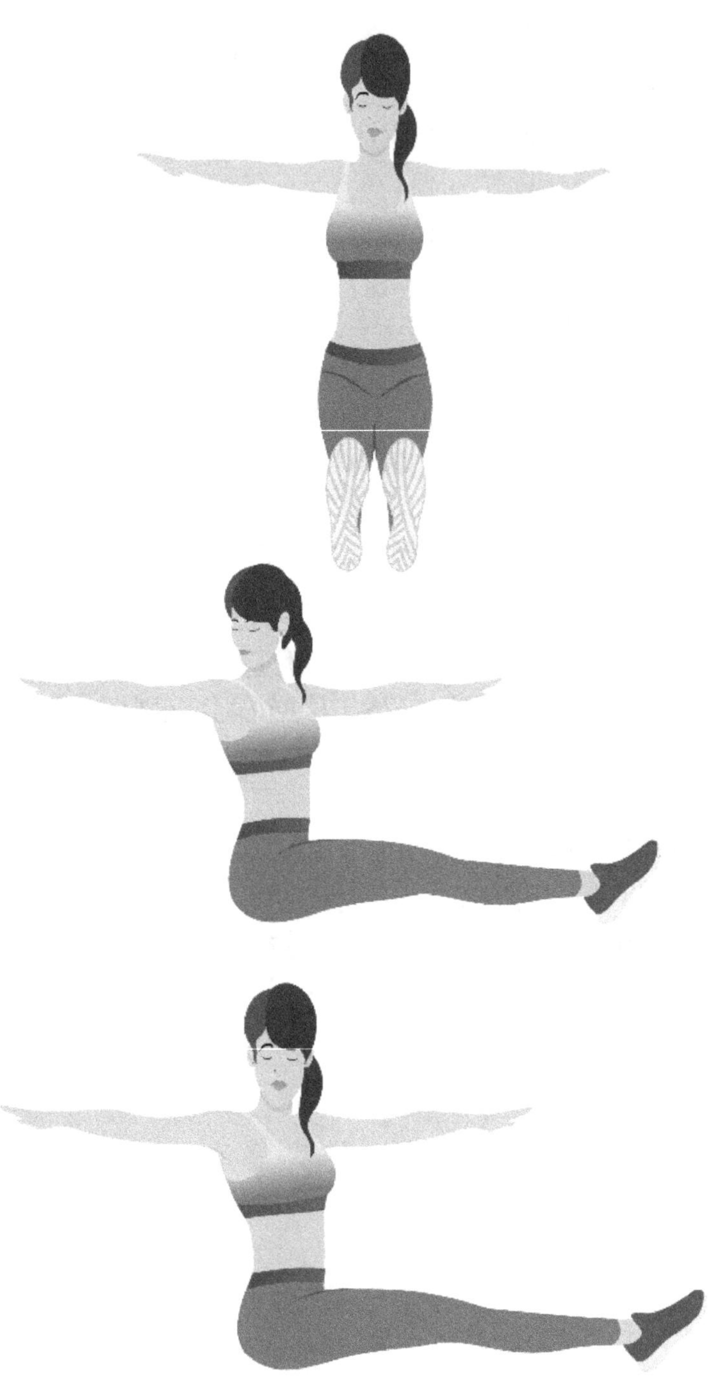

POSITION DE DÉPART:

> - Position couchée
> - Bras étendus sur les côtés
> - Paumes des mains face au tapis

EXÉCUTION DE L'EXERCICE :

> - Inspirez par le nez.
> - Mettez-vous en position assise.
> - Levez les bras parallèlement au sol (à hauteur d'épaules) avec les paumes tournées vers le bas en position « T ». Expirez par la bouche pendant le mouvement.
> - Inspirez par le nez.
> - Faites pivoter les bras puis la colonne vertébrale vers la droite. Expirez par la bouche pendant le mouvement.
> - Inspirez par le nez.
> - Faites pivoter les bras puis la colonne vertébrale vers la gauche. Expirez par la bouche pendant le mouvement.
> - Inspirez par le nez.
> - Répétez depuis le début pour les répétitions prévues.

POUR MAINTENIR L'ÉQUILIBRE, GARDEZ VOS ABDOMINAUX ET VOTRE BASE CONTRACTÉS PENDANT TOUTE LA DURÉE DE L'EXERCICE.

> - Le temps de récupération entre chaque répétition doit être égal au temps nécessaire pour effectuer chaque répétition elle-même.

12. CENT (renforcement et tonification)

Le Cent est un exercice qui sert de base à tous les exercices en décubitus dorsal.

La Centaine est le premier exercice réalisé lorsqu'on aborde pour la première fois cette discipline ; c'est le premier mouvement au poids du corps et donc le plus connu.

Il s'agit d'un exercice d'échauffement qui favorise la coordination entre le mouvement et la respiration, car cette dernière stimule la circulation et l'endurance en renforçant les **muscles abdominaux** et des membres inférieurs , améliorant ainsi la stabilité du tronc.

De nombreux muscles sont sollicités dans cet exercice, notamment le **droit de l'abdomen** , l'abdomen transversal, le plancher pelvien, les muscles obliques, les fléchisseurs iliaques, les stabilisateurs scapulaires, les adducteurs, les quadriceps isométriques, les **fléchisseurs du cou** et **les muscles des bras** .

L'exercice est nommé « Cent » car il est destiné à être répété 100 fois. Cependant, comme il est conçu pour les débutants, les répétitions requises seront nettement inférieures.

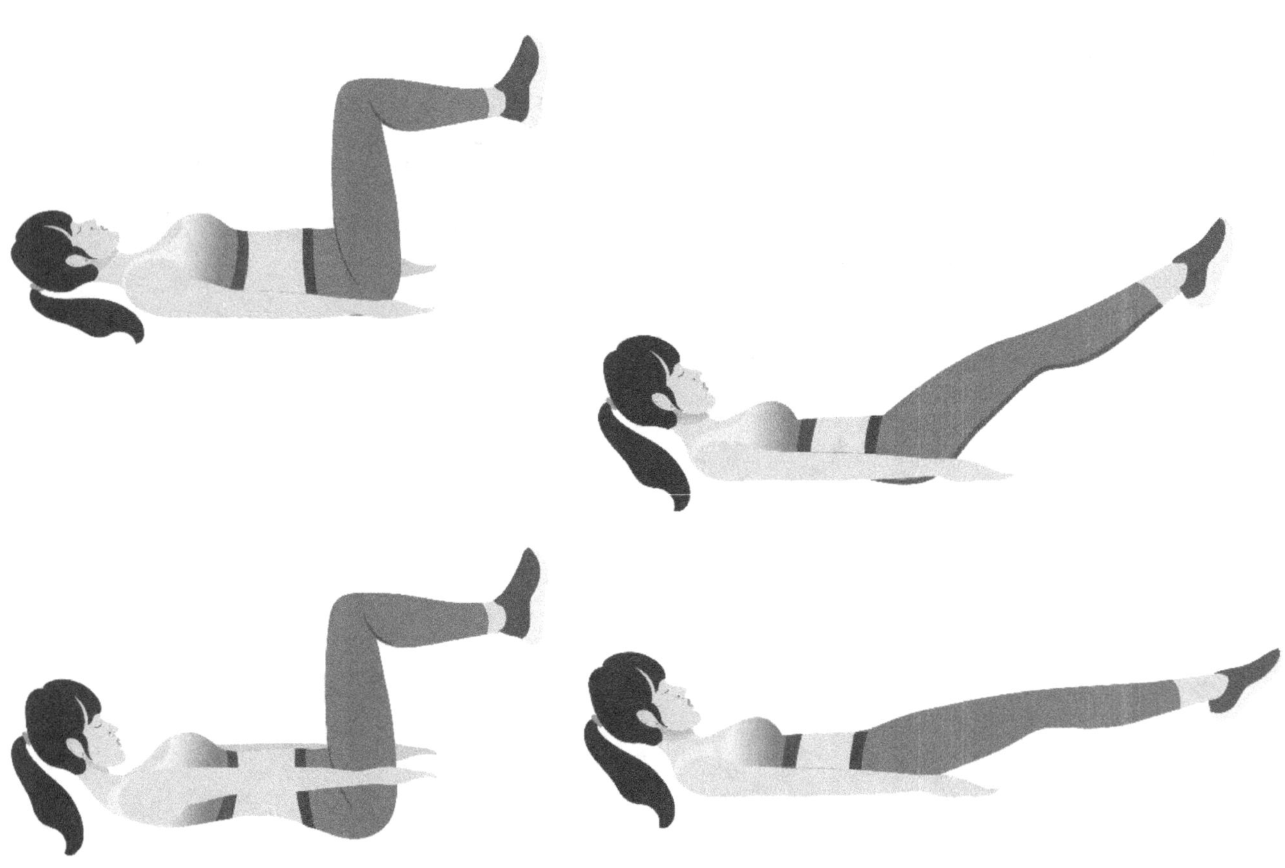

POSITION DE DÉPART:

- ➢ Position couchée
- ➢ Bras étendus sur les côtés
- ➢ Paumes des mains face au tapis

EXÉCUTION DE L'EXERCICE :

- ➢ Inspirez par le nez.
- ➢ Pliez les jambes vers la poitrine à un angle de 45°. Expirez par la bouche pendant le mouvement. Maintenez la position pendant 5 secondes.
- ➢ Inspirez par le nez.
- ➢ Soulevez la tête et ramenez-la vers la poitrine tout en soulevant simultanément les paumes des mains et les bras du tapis de 5/10 cm (maximum 25 cm). Expirez par la bouche pendant le mouvement. Maintenez la position pendant 5 secondes.
- ➢ Inspirez par le nez.
- ➢ Étendez les jambes à un angle de 45° par rapport au tapis avec le bout des pieds pointé.
- ➢ Descendez presque en touchant le tapis. Expirez par la bouche pendant le mouvement. Maintenez la position pendant 5 secondes.
- ➢ Inspirez par le nez.
- ➢ Répétez depuis le début pour les répétitions prévues.
- ➢ Le temps de récupération entre chaque répétition doit être égal au temps nécessaire pour effectuer chaque répétition elle-même.

LEVEZ ET BAISSEZ VOS BRAS SUPÉRIEURS TOUT EN LES GARDANT DROITS SANS TOUCHER LE SOL. EFFECTUEZ UN MOUVEMENT RAPIDE DE "FLUTTER" (HAUTEUR MAXIMUM 25 CM) UNIQUEMENT AVEC VOS BRAS, TOUT EN MAINTENANT VOTRE TORSE ET LES JAMBES IMMOBILES.

13. CERCLES SUR UNE JAMBE *(renforcement et tonification)*

Les cercles de jambes font partie des exercices Pilates fondamentaux les plus efficaces pour tonifier et définir les **membres inférieurs** et **les muscles abdominaux** . Ils ont également des effets bénéfiques sur la microcirculation locale et peuvent traiter les éventuels gonflements et dépôts adipeux localisés dans cette zone du corps.

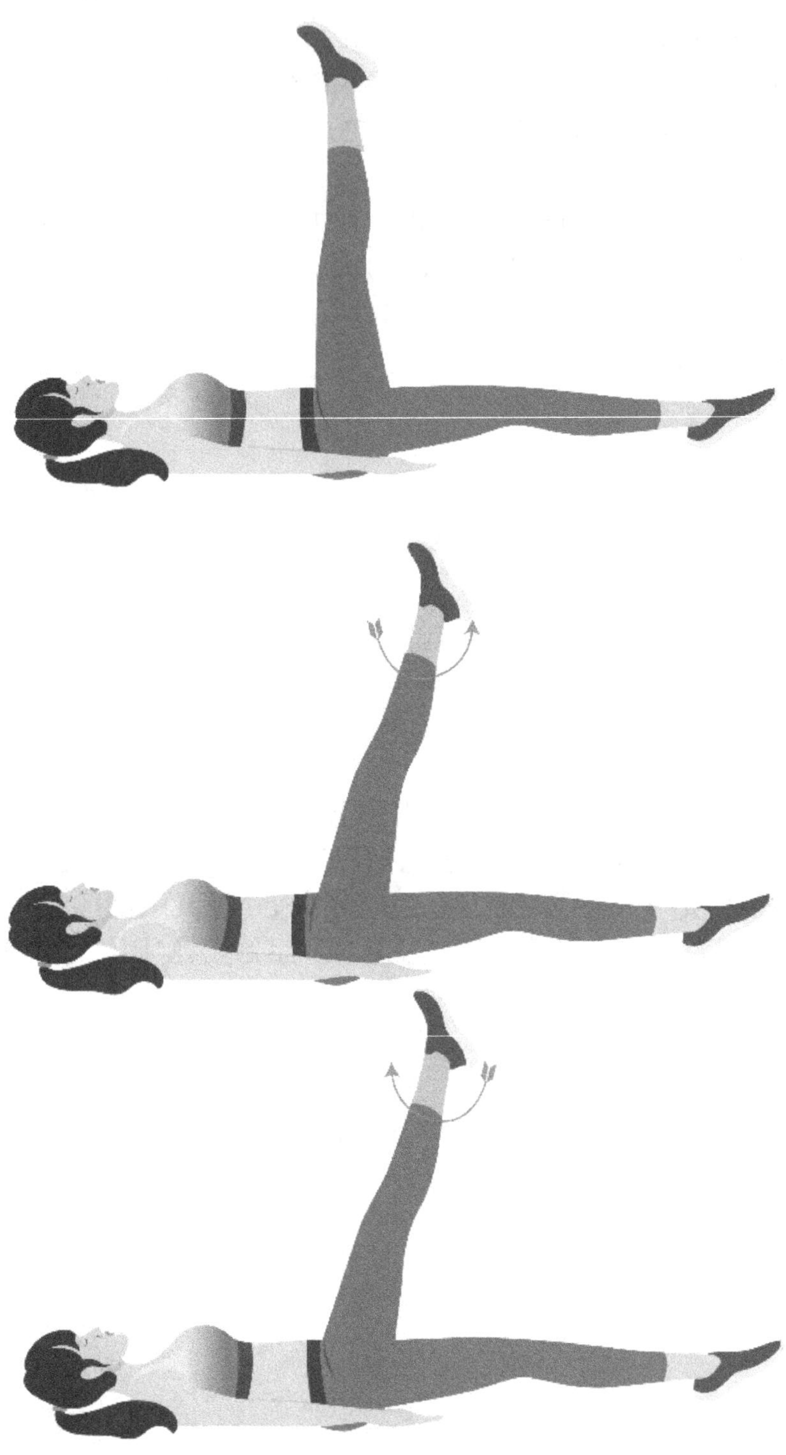

POSITION DE DÉPART:

- Position couchée
- Bras étendus sur les côtés
- Paumes des mains face au tapis
- Jambes étendues au sol avec les pieds en position neutre

EXÉCUTION DE L'EXERCICE :

- Inspirez par le nez
- Soulevez la jambe droite perpendiculairement au tapis avec les orteils pointés - expirez par la bouche pendant le mouvement (maintenez la position 5 secondes)
- Inspirez par le nez
- La jambe levée (jambe droite) doit faire 5 cercles dans le sens des aiguilles d'une montre
- Inspirez par le nez - expirez par la bouche pendant le mouvement - maintenez la position 5 secondes
- Inspirez par le nez
- La jambe levée (jambe droite) doit faire 5 cercles dans le sens inverse des aiguilles d'une montre - inspirez par le nez - expirez par la bouche pendant le mouvement (maintenez la position 5 secondes)
- Inspirez par le nez
- Abaissez doucement la jambe droite au sol
- Inspirez par le nez
- Répétez l'exercice avec la jambe gauche
- Inspirez par le nez
- Répétez la séquence pour les répétitions prescrites
- Le temps de récupération entre les répétitions doit être égal au temps d'exécution de la répétition elle-même

14. TIRE-BOUCHON (renforcement et tonification)

Le Corkscrew est un exercice de Pilates **pour tout le corps** qui cible et tonifie principalement les muscles abdominaux, apportant raffermissement et redéfinition. Le tire-bouchon sollicite divers muscles du corps, notamment :

- des membres supérieurs ;
- des membres inférieurs ;
- abdominaux ;
- Muscles **du dos** .

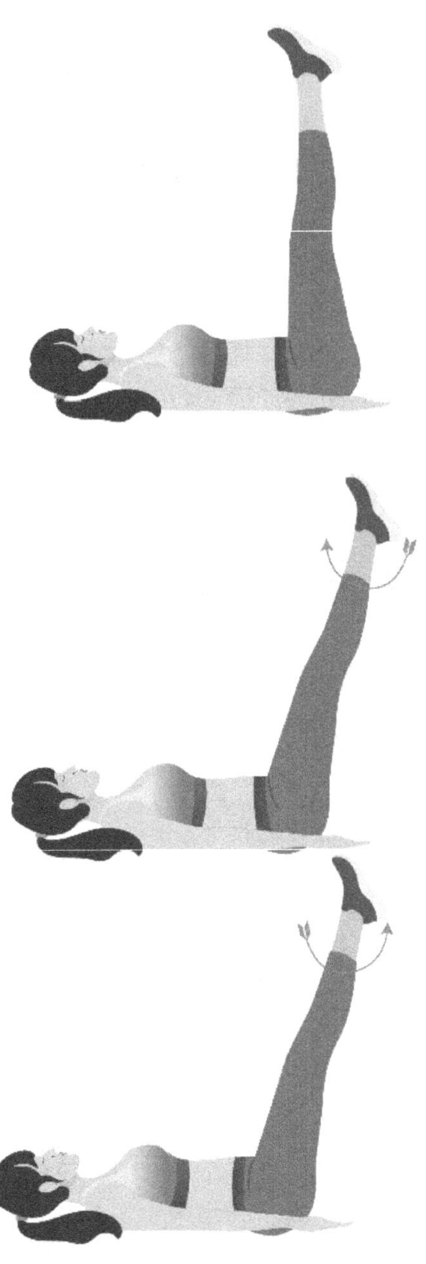

POSITION DE DÉPART:

- ➢ Position couchée
- ➢ Bras étendus sur les côtés
- ➢ Paumes des mains face au tapis
- ➢ Les jambes doivent être jointes et perpendiculaires au tapis
- ➢ Tête posée sur le tapis
- ➢ Regard dirigé vers le haut

EXÉCUTION DE L'EXERCICE :

- ➢ Inspirez par le nez
- ➢ Tout en gardant les talons et les pieds joints, "dessinez" un cercle dans une direction - expirez par la bouche - maintenez la position pendant 5 secondes
- ➢ Inspirez par le nez
- ➢ Tout en gardant les talons et les pieds joints, "dessinez" un cercle dans l'autre sens - expirez par la bouche - maintenez la position 5 secondes
- ➢ Inspirez par le nez
- ➢ Répétez la séquence pour les répétitions prescrites
- ➢ Retour à la position de départ
- ➢ Le temps de repos entre les répétitions doit être égal au temps d'exécution de la répétition elle-même

15. PONT D'ÉPAULE (renforcement et tonification)

Le pont d'épaule est l'un des exercices Pilates les plus pratiqués, car il engage tout le corps et se concentre particulièrement sur les **fessiers** et **les muscles du bas du dos** . De plus, il existe d'innombrables variantes qui peuvent cibler plus efficacement des muscles ou des parties du corps spécifiques.

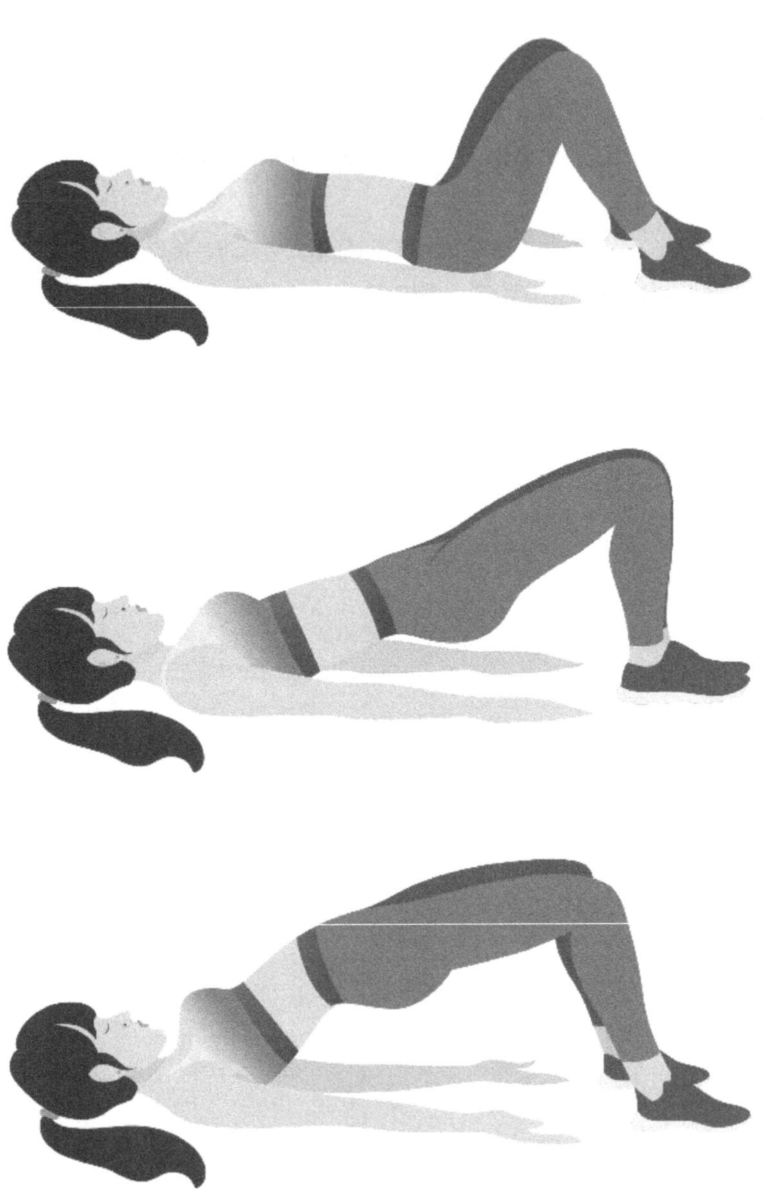

POSITION DE DÉPART :

> - Position couchée
> - Bras étendus sur les côtés
> - Paumes des mains face au tapis

EXÉCUTION DE L'EXERCICE :

> - Inspirez par le nez
> - Pliez les jambes à un angle de 45° par rapport au tapis
> - Soulever le bassin tout en contractant simultanément les fessiers - expirer par la bouche pendant le mouvement - maintenir la position 5 secondes
> - Inspirez par le nez
> - Descendez lentement le bassin jusqu'au tapis avec les jambes à un angle de 45° - expirez par la bouche pendant le mouvement - maintenez la position pendant 5 secondes
> - Inspirez par le nez
> - Répétez depuis le début pour les répétitions prescrites
> - Le temps de repos entre les répétitions doit être égal au temps d'exécution de chaque répétition

ATTENTION!

LES COUDES ET LES Paumes des mains doivent rester en appui sur le tapis et agir comme support pour l'équilibre de tout le corps. SEUL LE HAUT DU DOS DEVRAIT RESTER AU SOL, TANDIS QUE LE RESTE DEVRAIT SOULEVER VERS LE HAUT.

16. LEG PULL FRONT (renforcement et tonification)

Le Leg Pull Front, bien qu'il s'agisse d'un exercice assez statique, présente de nombreux avantages pour le corps, notamment au niveau **de l'abdomen** et des **membres supérieurs et inférieurs et inférieurs** .

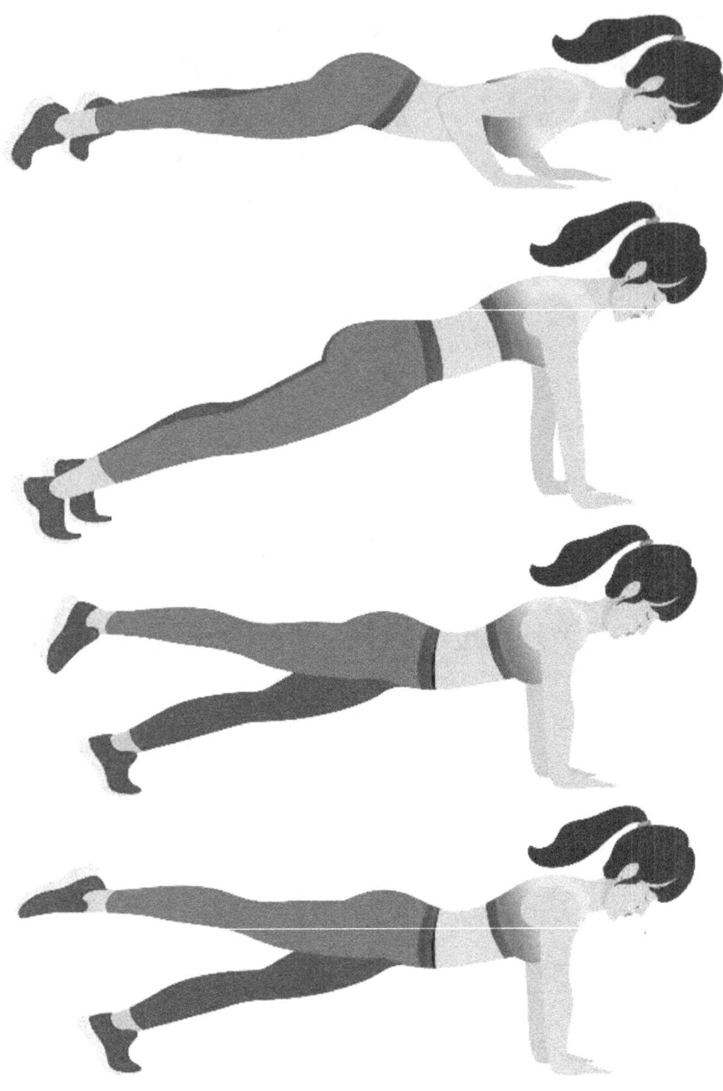

POSITION DE DÉPART:

- ➢ Position planche : orteils et mains posés sur le tapis, bras tendus.
- ➢ Les mains doivent être directement sous les épaules.

EXÉCUTION DE L'EXERCICE :

- ➢ Inspirez par le nez.
- ➢ Soulevez une jambe en la gardant tendue à hauteur de hanches - expirez par la bouche - maintenez la position pendant 5 secondes.
- ➢ Inspirez par le nez.
- ➢ Abaissez la jambe au sol - expirez par la bouche - maintenez la position pendant 5 secondes.
- ➢ Inspirez par le nez.
- ➢ Répétez le mouvement avec l'autre jambe.
- ➢ Inspirez par le nez.
- ➢ Répétez depuis le début pour les répétitions prescrites.
- ➢ Le temps de récupération entre les répétitions doit être égal au temps d'exécution de la répétition elle-même.

17. NATATION (renforcement et tonification)

La natation est un exercice Pilates capable d'améliorer la posture, surtout lorsqu'il est pratiqué de manière lente et contrôlée, permettant aux muscles de s'engager à un niveau plus profond.

Cet exercice procure des bienfaits aux **muscles du dos** , **des fessiers** et du bas du dos en les renforçant.

Des muscles de la colonne vertébrale bien développés et entraînés offrent un meilleur soutien à la colonne vertébrale, réduisant ainsi le risque de développer des courbes physiologiques dans le dos.

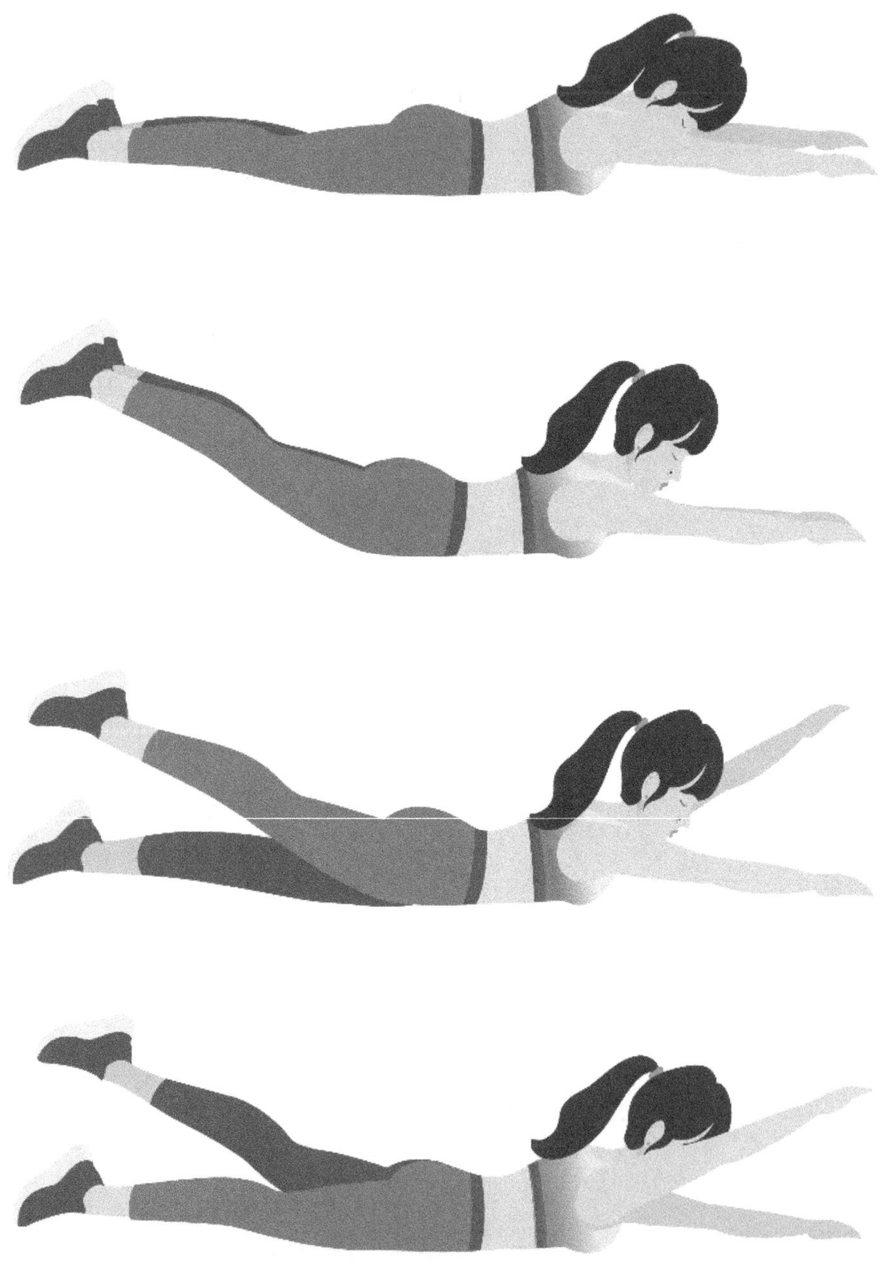

POSITION DE DÉPART:

- ➢ Position couchée
- ➢ Placez les bras tendus au-dessus de la tête avec les paumes face au tapis
- ➢ Gardez les jambes et les pieds reposant sur le tapis

EXÉCUTION DE L'EXERCICE :

- ➢ Inspirez par le nez
- ➢ Soulevez doucement les deux jambes légèrement du tapis
- ➢ Relevez simultanément le bras et la jambe opposés – expirez par la bouche pendant le mouvement – maintenez la position pendant 5 secondes
- ➢ Inspirez par le nez
- ➢ Descendez simultanément le bras et la jambe levés vers le tapis – expirez par la bouche pendant le mouvement – maintenez la position pendant 5 secondes
- ➢ Inspirez par le nez
- ➢ Répétez le mouvement avec l'autre bras et la jambe opposée
- ➢ Inspirez par le nez
- ➢ Répétez la séquence pour les répétitions prescrites
- ➢ Le temps de repos entre les répétitions doit être égal au temps nécessaire pour terminer chaque répétition.

18. PLANCHE (renforcement et tonification)

Tout le monde ne sait pas que la planche est un exercice, ou plutôt une position, typique du Pilates.

La planche est un exercice isométrique qui stabilise le tronc et aide à engager les muscles abdominaux.

La planche renforce les **abdominaux** , **le dos** et **les épaules** . De plus, il engage le corset abdominal impliquant toute la chaîne des fléchisseurs antérieurs (**droit fémoral** , **psoas-iliaque** , **muscles abdominaux**), stimulant également indirectement les **muscles paravertébraux** . Le pratiquer quotidiennement, c'est booster son métabolisme, le maintenir actif de manière constante tout au long de la journée (même la nuit).

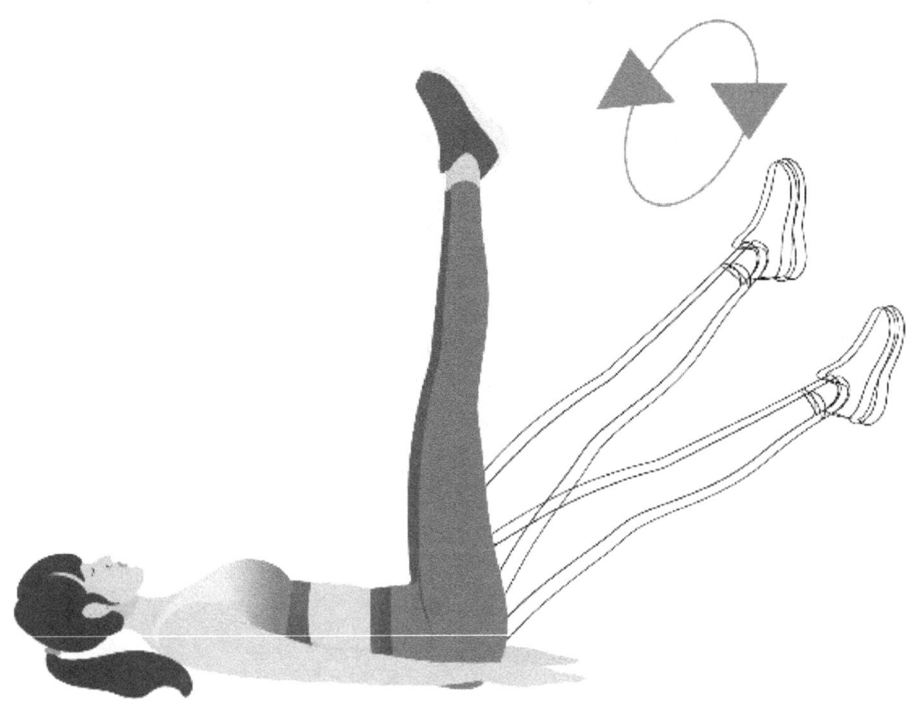

POSITION DE DÉPART:

- ➢ Position couchée
- ➢ Placez vos bras tendus le long de vos côtés, les paumes face au tapis.
- ➢ Gardez vos jambes et vos pieds posés sur le tapis

EXÉCUTION DE L'EXERCICE :

- ➢ Inspirez par le nez
- ➢ Placez vos coudes sous vos épaules avec vos avant-bras posés au sol et les paumes des mains posées sur le tapis
- ➢ Positionnez le bout de vos orteils (pointes des orteils) sur le tapis et gardez vos membres inférieurs étendus et soulevés du tapis.

IMPORTANT!!!

LES MEMBRES INFÉRIEURS ET LE TRONC DOIVENT ÊTRE SUR UNE SEULE LIGNE

- ➢ Maintenez la position pendant la durée d'exercice spécifiée - inspirez par le nez et expirez en rythme par la bouche pendant l'exercice
- ➢ Retour à la position de départ
- ➢ Répétez le processus pour les répétitions prescrites
- ➢ Le temps de repos entre les répétitions doit être égal à la durée de la répétition elle-même

19. PLANK LEG LIFT *(renforcement et tonification)*

Cette forme alternative de planche, le Plank Leg Lift, est idéale pour tonifier et renforcer **tous les muscles du corps** en mettant l'accent sur les **membres inférieurs** .

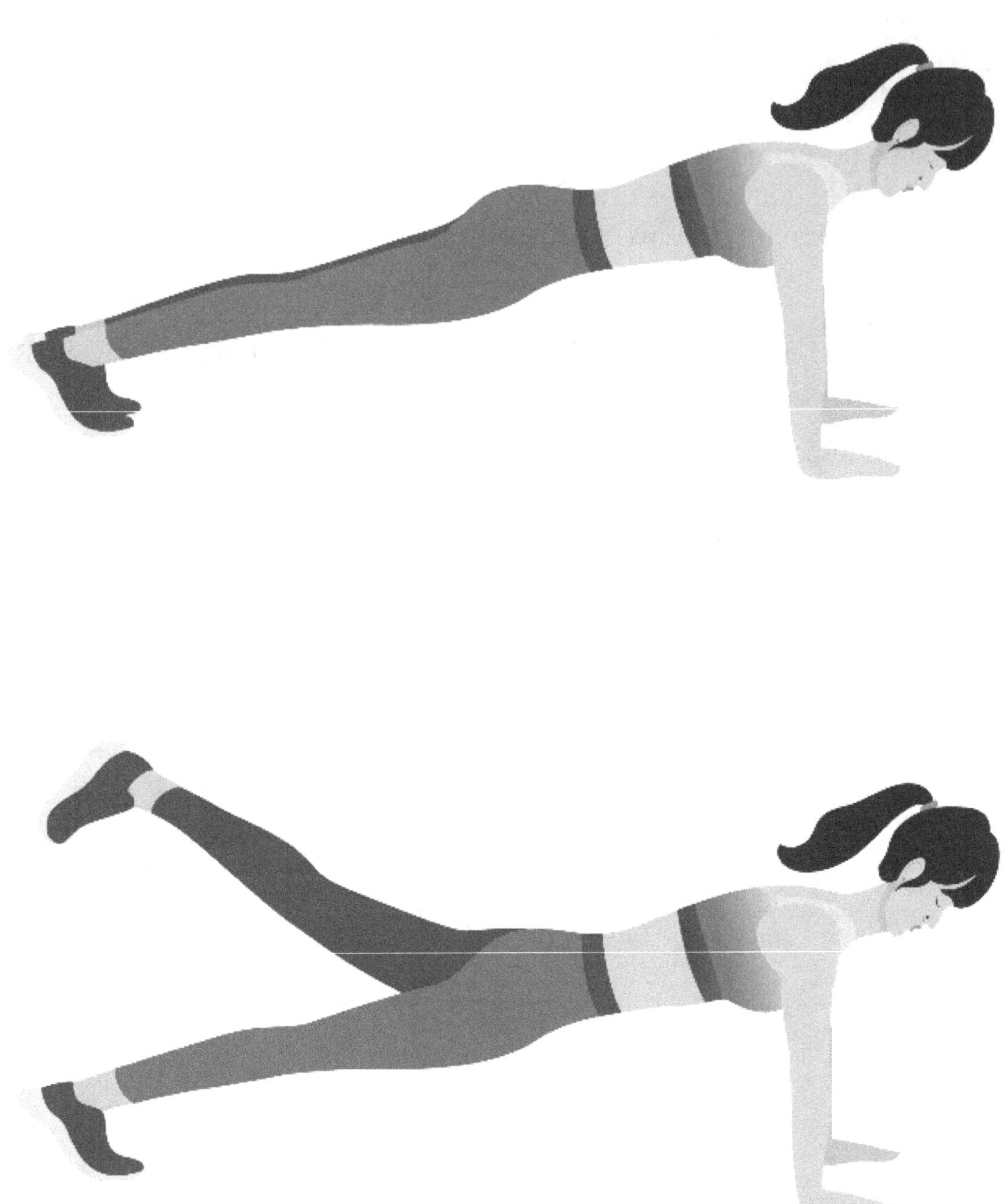

POSITION DE DÉPART:

- ➢ Position couchée
- ➢ Placez vos bras tendus sur les côtés avec les paumes face au tapis
- ➢ Gardez vos jambes et vos pieds posés sur le tapis

EXÉCUTION DE L'EXERCICE :

- ➢ Inspirez par le nez
- ➢ Placez vos coudes à hauteur d'épaule avec vos avant-bras posés sur le sol et les paumes des mains posées également sur le sol.
- ➢ Positionnez le bout de vos orteils (pointes des orteils) pointé sur le tapis et gardez vos membres inférieurs étendus et surélevés du tapis.

IMPORTANT!

LES MEMBRES INFÉRIEURS ET LE TRONC DOIVENT ÊTRE SUR UNE SEULE LIGNE

- ➢ Soulevez une jambe du tapis le plus haut possible sans dépasser la hauteur des épaules - expirez pendant le mouvement - maintenez la position pendant 5 secondes
- ➢ Inspirez par le nez

Alternez les jambes et répétez, en vous assurant que les abdominaux, les fessiers et les quadriceps sont contractés pour éviter la rotation de la hanche.

- ➢ Retour à la position de départ
- ➢ Répétez depuis le début pour les répétitions prescrites
- ➢ Le temps de repos entre les répétitions doit être égal au temps d'exécution de la répétition elle-même

20. PLANK ROCK (renforcement et tonification)

Cette forme alternative de planche, le Plank Leg Lift, est recommandée pour tonifier et renforcer **tous les muscles du corps** , en mettant l'accent sur les **membres inférieurs** .

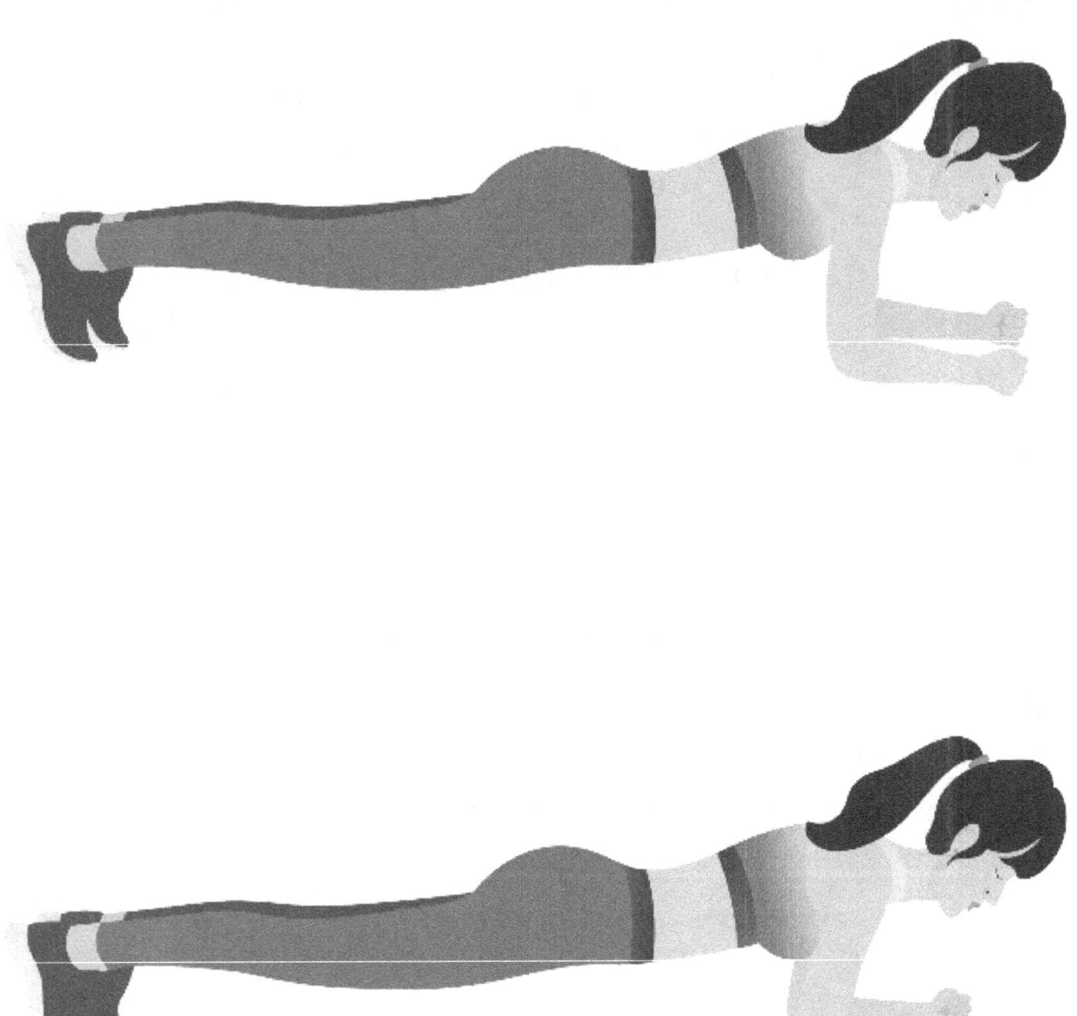

POSITION DE DÉPART:

- ➢ Position couchée
- ➢ Placez vos bras tendus sur les côtés avec les paumes face au tapis
- ➢ Gardez vos jambes et vos pieds posés sur le tapis

EXÉCUTION DE L'EXERCICE :

- ➢ Inspirez par le nez
- ➢ Placez vos coudes à hauteur d'épaule avec vos avant-bras posés au sol et les paumes des mains posées sur le tapis.
- ➢ Placez le bout de vos orteils (chiffres des orteils) pointés sur le tapis et gardez vos membres inférieurs étendus et soulevés du tapis.

IMPORTANT!

LES MEMBRES INFÉRIEURS ET LE TRONC DOIVENT ÊTRE SUR UNE SEULE LIGNE

- ➢ Depuis la position de départ, avancez tout le corps de quelques centimètres puis revenez vers les talons - pendant l'exercice, inspirez par le nez et expirez par la bouche en rythme.

POUR MAINTENIR L'ÉQUILIBRE, GARDEZ LES ABDOMINAUX, LES FESSIERS ET LES QUADRICEPS CONTRACTÉS TOUT AU LONG DE L'EXERCICE

- ➢ Retour à la position de départ
- ➢ Répétez le processus pour les répétitions prescrites
- ➢ Le temps de récupération entre les répétitions doit être égal à la durée de la répétition elle-même

21. GRIMPEUR DE MONTAGNE À MOTION LENTE (renforcement et tonification)

L'exercice connu sous le nom de Climber, ou comme on l'appelle dans son terme technique, Slow Motion Mountain Climber, est un entraînement Pilates qui se concentre sur les **muscles des jambes** et des bras .

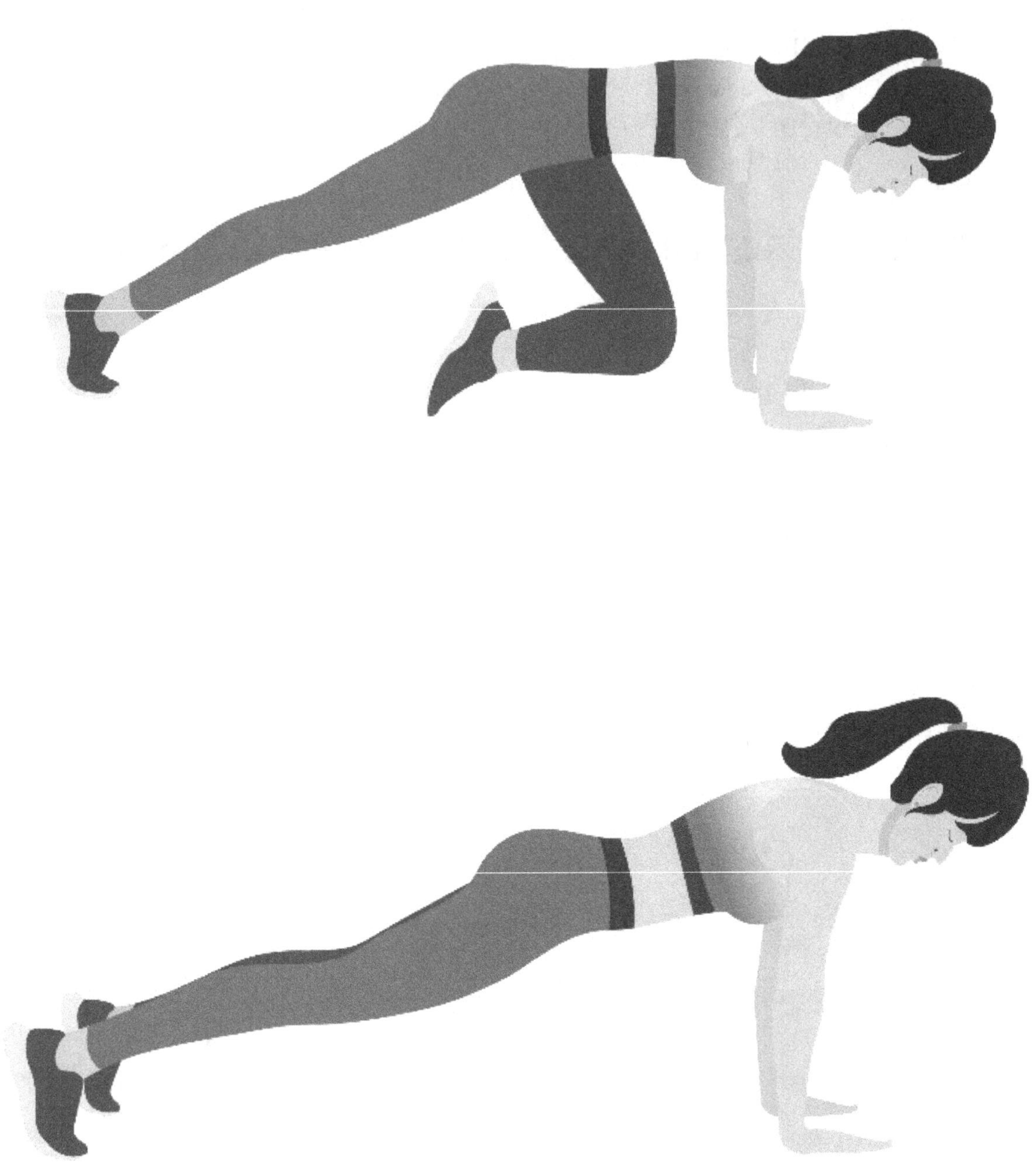

POSITION DE DÉPART:

- ➢ Position couchée
- ➢ Placez vos bras tendus le long de vos côtés, les paumes face au tapis.
- ➢ Gardez vos jambes et vos pieds posés sur le tapis

EXÉCUTION DE L'EXERCICE :

- ➢ Inspirez par le nez
- ➢ Placez vos paumes à la largeur des épaules
- ➢ Positionnez le bout de vos orteils (orteils) pointés sur le tapis et gardez vos membres inférieurs bien tendus et relevés du tapis.

IMPORTANT!

LES MEMBRES INFÉRIEURS ET LE TRONC DOIVENT ÊTRE SUR UNE SEULE LIGNE

- ➢ Ramenez votre genou droit vers votre poitrine
- ➢ Posez le bout de votre pied droit au sol
- ➢ Revenez à la position de départ - pendant l'exercice, inspirez par le nez et expirez par la bouche en rythme
- ➢ Répétez le mouvement avec votre jambe gauche
- ➢ Revenez à la position de départ - pendant l'exercice, inspirez par le nez et expirez par la bouche en rythme

POUR MAINTENIR L'ÉQUILIBRE, GARDEZ VOS ABDOMINAUX, FESIERS ET QUADRICEPS CONTRACTÉS PENDANT TOUT L'EXERCICE

- ➢ Retour à la position de départ
- ➢ Répétez depuis le début pour les répétitions prescrites
- ➢ Le temps de repos entre les répétitions doit être égal à la durée de la répétition elle-même

22. SIDE KICK (tonifiant)

Les side kicks sont des exercices de Pilates qui font travailler les groupes musculaires et les zones du corps souvent sujettes à des problèmes esthétiques ou au laxisme. Plus précisément, ces exercices sont capables de tonifier et **de remodeler les hanches** et **le haut des cuisses** .

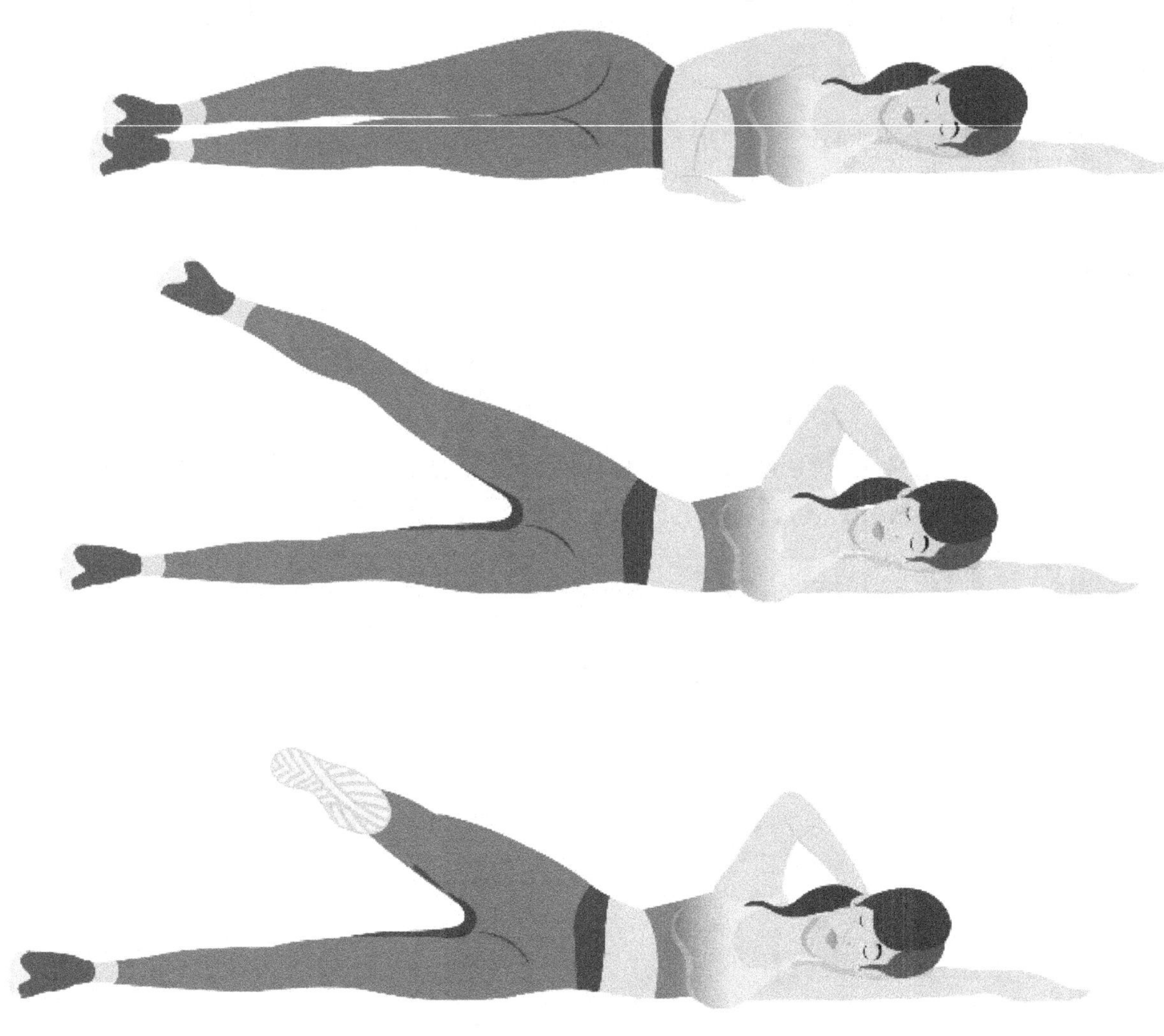

POSITION DE DÉPART:

- ➤ Allongez-vous sur le côté gauche.
- ➤ Levez légèrement la tête.
- ➤ Pliez votre bras gauche et placez votre main sous votre tête avec la paume face à votre visage.
- ➤ Placez votre bras droit au sol devant votre poitrine pour maintenir l'équilibre.
- ➤ Gardez vos jambes étendues sur le tapis avec les pieds en position neutre.

EXÉCUTION DE L'EXERCICE :

- ➤ Inspirez par le nez.
- ➤ Soulevez votre jambe droite perpendiculairement au tapis avec vos orteils pointés. Mouvement supplémentaire : soulevez simultanément votre bras droit en remontant le coude et en plaçant votre main droite près de votre oreille droite avec la paume vers le bas. Expirez par la bouche pendant ce mouvement. (Maintenir la position pendant 5 secondes)
- ➤ Inspirez par le nez.
- ➤ Avancez votre jambe droite perpendiculairement à votre corps. Expirez par la bouche pendant ce mouvement. (Maintenir la position pendant 5 secondes)
- ➤ Inspirez par le nez.
- ➤ Remettez votre jambe droite dans la position initiale. Expirez par la bouche pendant ce mouvement. (Maintenir la position pendant 5 secondes)
- ➤ Inspirez par le nez.
- ➤ Répétez l'exercice avec votre jambe gauche.
- ➤ Inspirez par le nez.
- ➤ Répétez la séquence pour les répétitions prescrites.
- ➤ Le temps de repos entre les répétitions doit être égal au temps d'exécution de chaque répétition.

23. ROLL OVER (Tonifiant)

Le Roll Over consiste en un seul mouvement qui, lorsqu'il est effectué correctement, permet une tonification bien définie des **muscles abdominaux** .

Plus l'exercice est exécuté de manière lente et contrôlée, plus les effets sur le corps peuvent être appréciés.

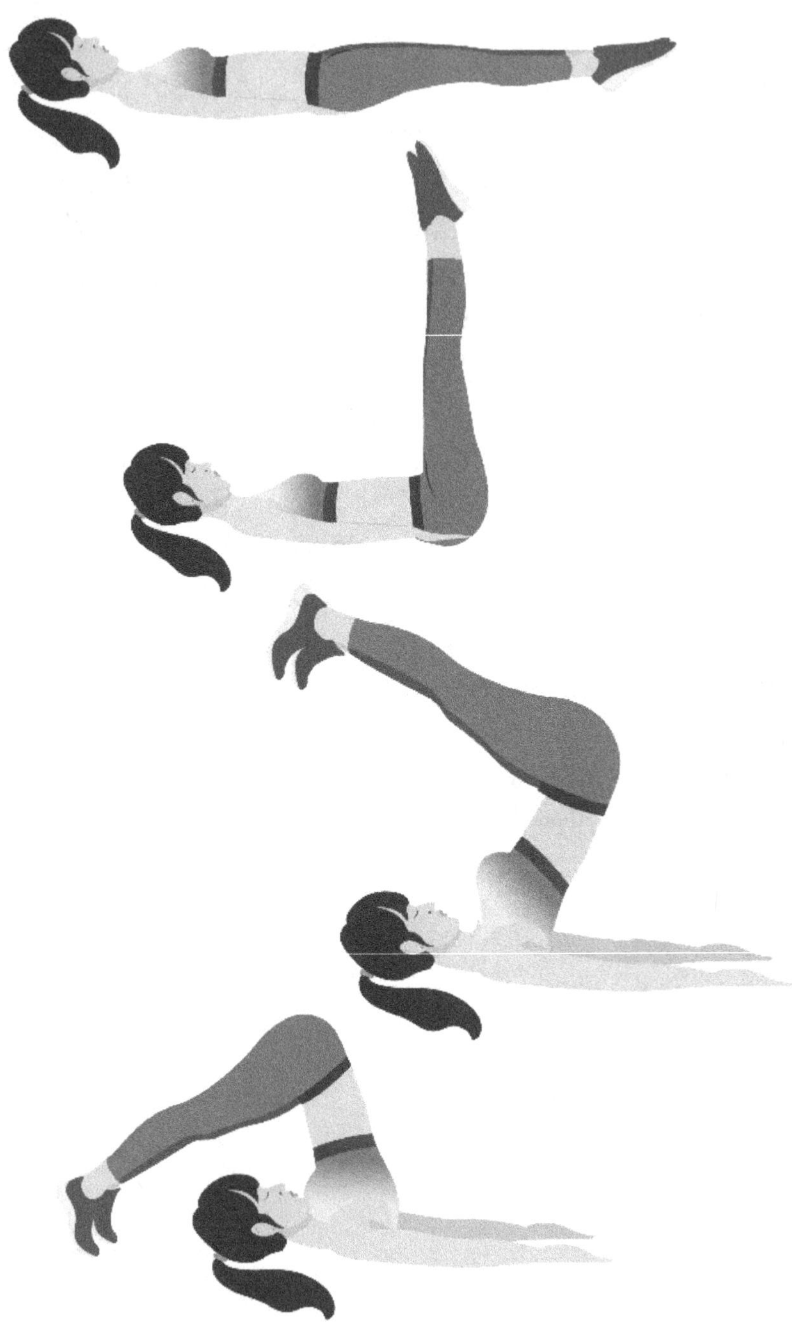

POSITION DE DÉPART:

> ➢ Position couchée
> ➢ Bras parallèles au corps
> ➢ Paumes des mains face au tapis

EXÉCUTION DE L'EXERCICE :

> ➢ Inspirez par le nez.
> ➢ Tout en gardant les pieds joints, soulevez les jambes en position perpendiculaire avec les pieds étendus et les hanches sur le tapis. Expirez par la bouche pendant le mouvement et maintenez la position pendant 5 secondes.
> ➢ Inspirez par le nez.
> ➢ Continuez à reculer les jambes tout en les gardant droites, en soulevant les hanches du tapis et en ramenant lentement les jambes derrière la tête, si possible avec les pieds touchant le tapis. Expirez par la bouche pendant le mouvement et maintenez la position pendant 5 secondes.
> ➢ Inspirez par le nez.
> ➢ Revenez lentement à la position de départ tout en gardant les jambes jointes et en ramenant les pieds en position « pieds dans un marteau ». Expirez par la bouche pendant le mouvement.
> ➢ Inspirez par le nez.
> ➢ Maintenez la position pendant 5 secondes.
> ➢ Répétez l'exercice pour les répétitions spécifiées.
> ➢ Le temps de repos entre les répétitions doit être égal à la durée de chaque répétition.

Défi Pilates de 30 jours

Bienvenue dans le programme d'exercices Pilates de 30 jours ! Ce livre a été conçu dans le but de vous guider dans un voyage visant à améliorer votre bien-être physique et mental grâce à l'art du Pilates. Avant de vous lancer dans ce voyage, il est crucial de souligner l'importance d'effectuer les exercices avec diligence, attention et un profond respect pour votre corps.

Le Pilates est bien plus qu'un simple entraînement. C'est l'occasion de vous connecter avec votre corps, d'augmenter votre conscience du mouvement et d'améliorer votre force, votre flexibilité et votre contrôle. Cependant, pour en profiter pleinement, il est essentiel d'exécuter chaque mouvement avec précision et attention.

<u>Durant les premiers jours, je vous encourage à effectuer chaque mouvement lentement, en vous concentrant sur la qualité du mouvement plutôt que sur la quantité.</u> Prenez le temps de comprendre ce que ressent votre corps lors de chaque exercice. Cette première approche vous aidera à établir des bases solides et à développer une compréhension approfondie des mouvements fondamentaux du Pilates.

Au fur et à mesure que vous vous familiariserez avec les exercices, vous pourrez progressivement augmenter le rythme tout en conservant précision et concentration. Chaque jour vous fera faire un pas en avant dans votre cheminement vers une amélioration physique et mentale .

N'oubliez pas que le Pilates ne consiste pas seulement à effectuer des mouvements, mais également à établir une connexion corps-esprit. Soyez attentif aux sensations qui surviennent à chaque mouvement et écoutez votre corps. Si vous ressentez une douleur ou un inconfort, arrêtez-vous et consultez un professionnel qualifié.

Avant de commencer ce programme, il est important d'auto-évaluer votre condition physique et de vous assurer que vous êtes apte à réaliser les exercices proposés. De plus, consultez toujours votre médecin avant de commencer tout nouveau programme d'exercice, surtout si vous avez des problèmes de santé préexistants.

Soyez patient avec vous-même pendant ce voyage. Le progrès vient avec du temps et de la cohérence. Soyez conscient de vos limites et travaillez vers des objectifs réalistes. Avec du dévouement et de l'engagement, le Pilates peut devenir un élément précieux de votre routine de bien-être.

Maintenant, sans plus attendre, préparez-vous à vous lancer dans ce programme de 30 jours. Exécutez chaque exercice avec soin, dévouement et joie, et laissez le Pilates vous guider vers une meilleure santé et vitalité.

"Après dix séances, vous ressentirez la différence, après vingt, la différence sera visible, après trente, votre corps sera complètement changé."

Joseph H.Pilates

"Le corps réalise ce que l'esprit croit."

JOUR 1

Jour 1

1° EXERCICE

1. SPINE STRECH (étirement) – page n. 30

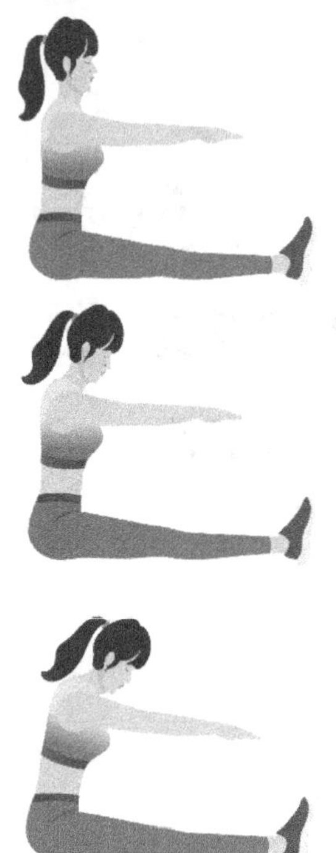

Effectuer 10 répétitions

2° EXERCICE

5. ÉTIREMENT D'UNE JAMBE (Étirement et tonification) – page n. 38

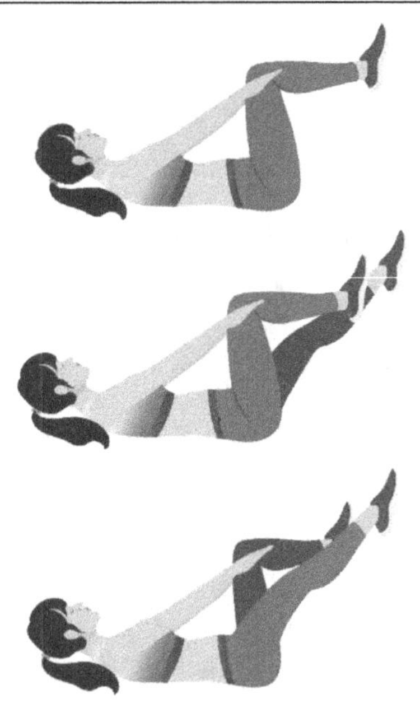

Effectuer 10 répétitions

JOUR 1

3° EXERCICE

9. CHEST LIFT (étirements et tonification) – page n. 46

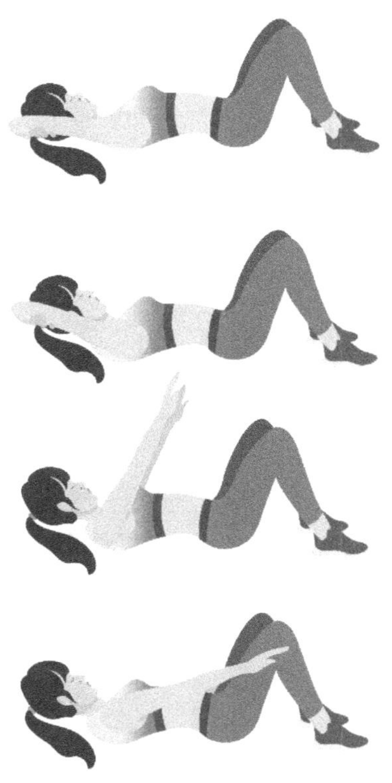

Effectuer 10 répétitions

4° EXERCICE

14. TIRE-BOUCHON (renforcement et tonification) – page n. 56

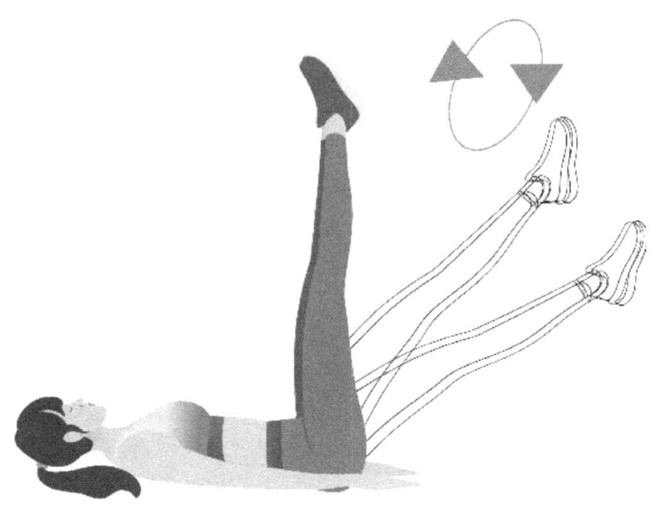

Effectuer 20 répétitions

JOUR 1

5° EXERCICE

18. PLANCHE (renforcement et tonification) – page n. 64

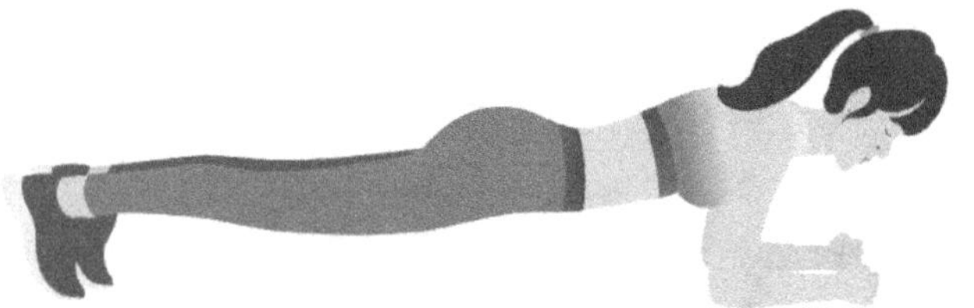

Effectuer pendant 1 minute

6° EXERCICE

20. PLANK ROCK (renforcement et tonification) – page n. 68

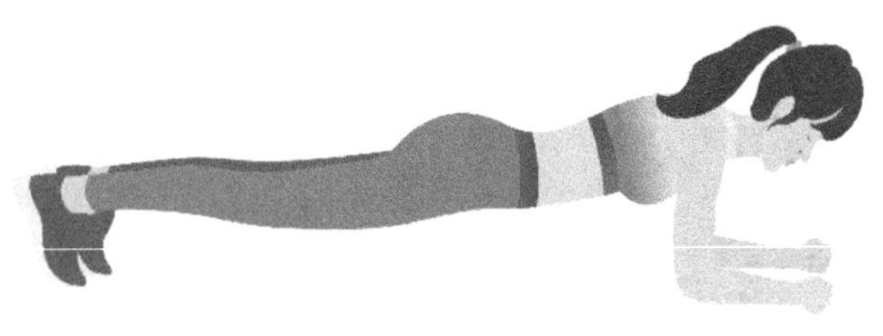

Effectuez 20 répétitions en 2 minutes

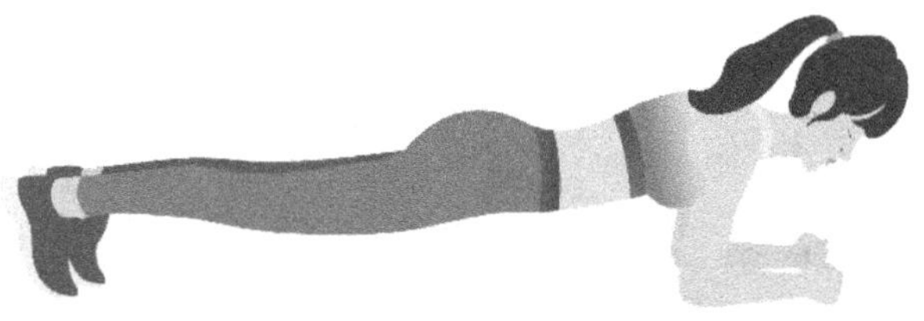

JOUR 1

22. SIDE KICK (tonifiant) – page n. 74

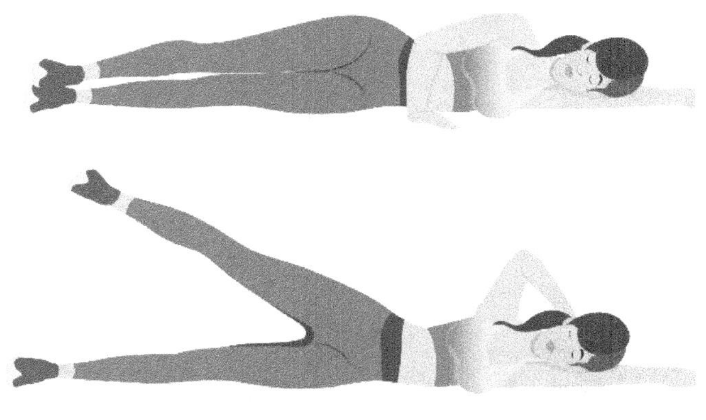

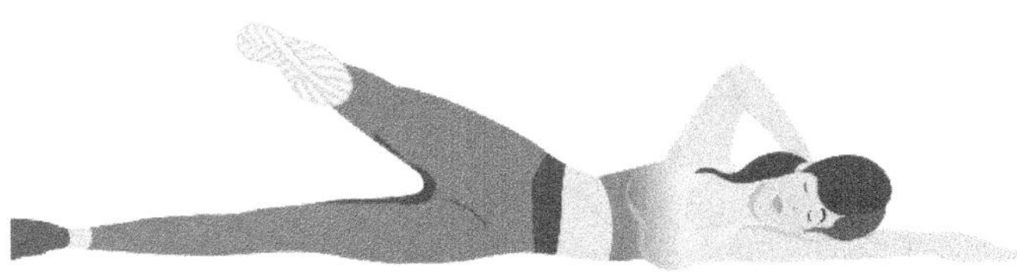

Effectuer 20 répétitions

8° EXERCICE

2. ÉTIREMENT DE LA Colonne Vertébrale VERS L'AVANT (étirement) – page n. 32

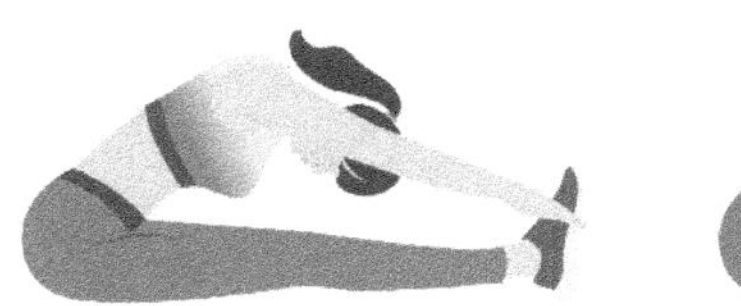 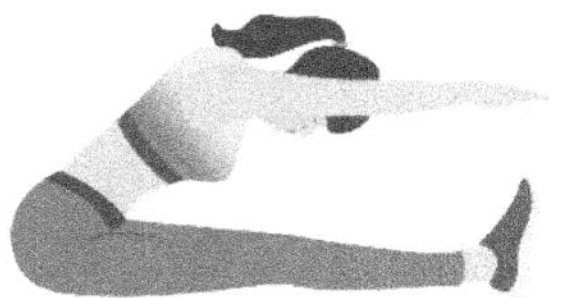

Effectuer 10 répétitions

JOUR 2

Jour 2

1° EXERCICE

2. ÉTIREMENT DE LA Colonne Vertébrale VERS L'AVANT (étirement) – pag. 32

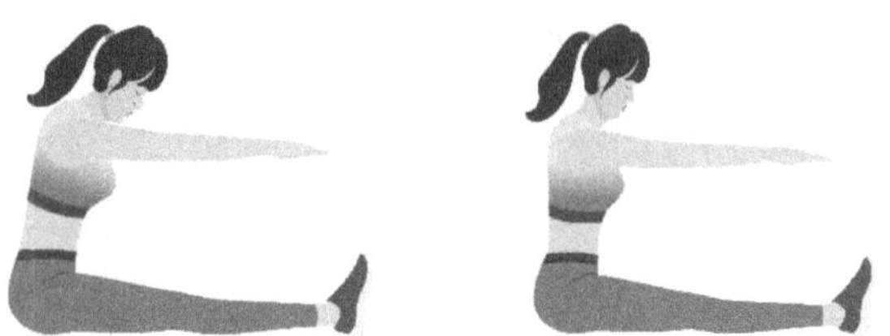

Effectuer 10 répétitions

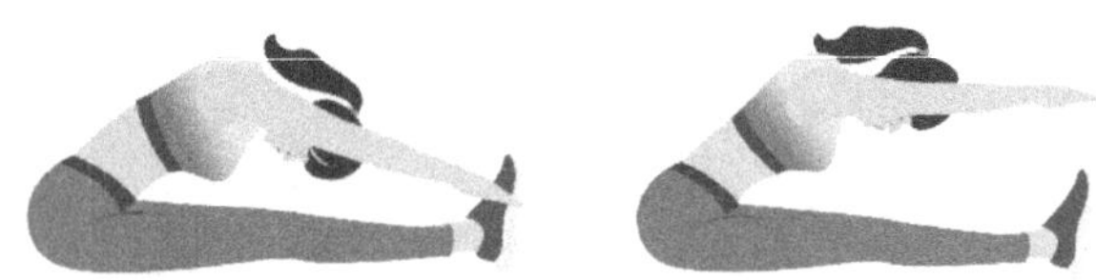

2 °EXERCICE

6. NECK PULL (étirements, renforcement et tonification) – page n. 40

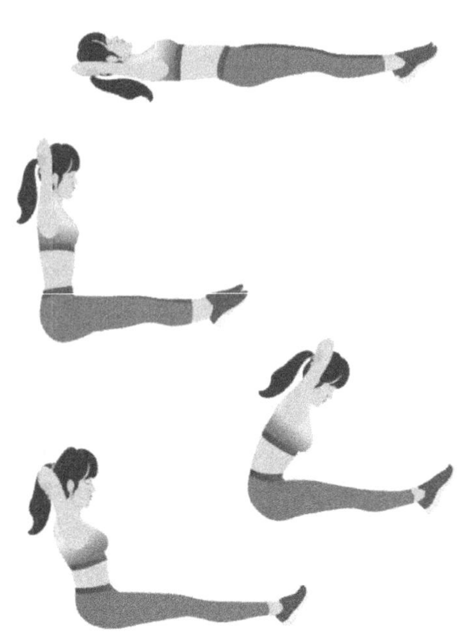

Effectuer 10 répétitions

JOUR 2

3 ° EXERCICE

10. ROLL UP (étirements, renforcement et tonification) – page n. 48

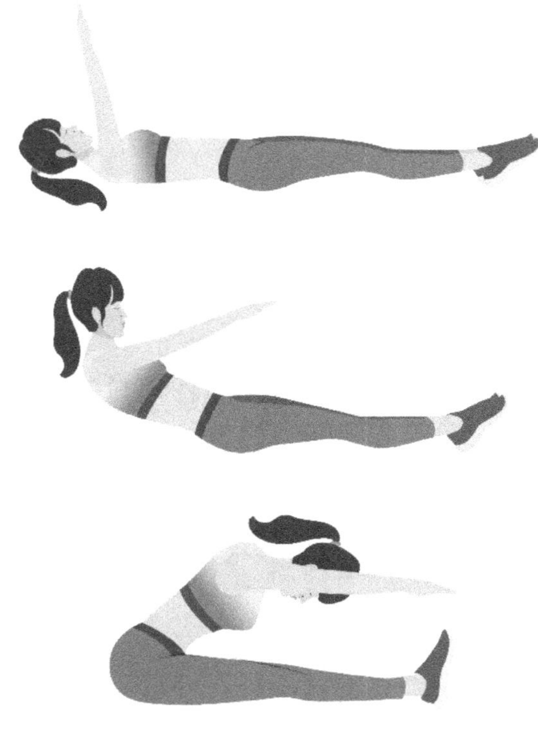

Effectuer 10 répétitions

4 ° EXERCICE

15. PONT D'ÉPAULE (renforcement et tonification) – page n. 58

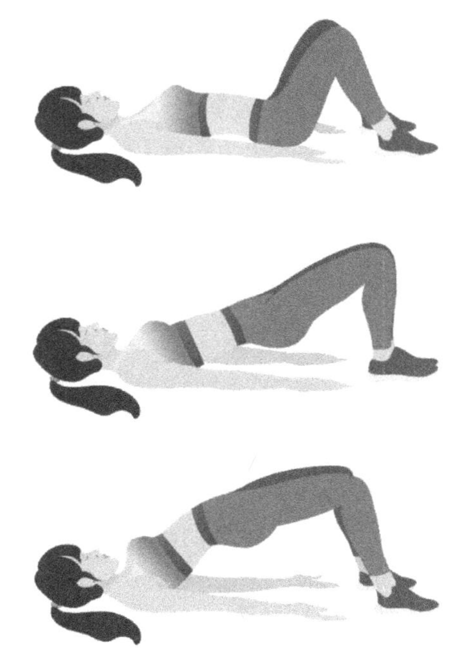

Effectuer 20 répétitions

JOUR 2

5 ° EXERCICE

19. PLANK LEG LIFT (renforcement et tonification) – page n. 66

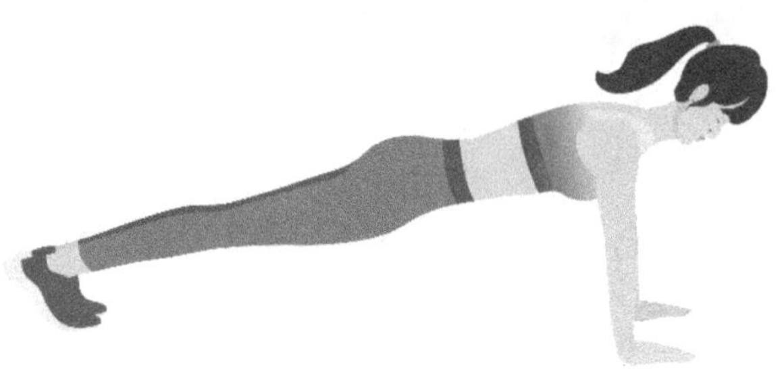

Effectuer 20 répétitions

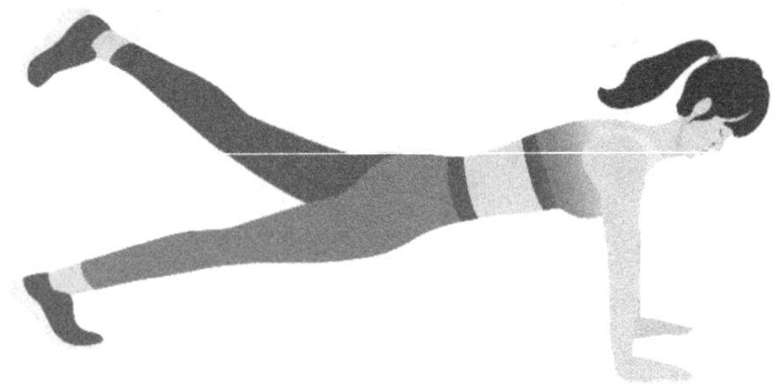

6 ° EXERCICE

21. GRIMPEUR DE MONTAGNE À MOTION LENTE (renforcement et tonification) – page n. 70

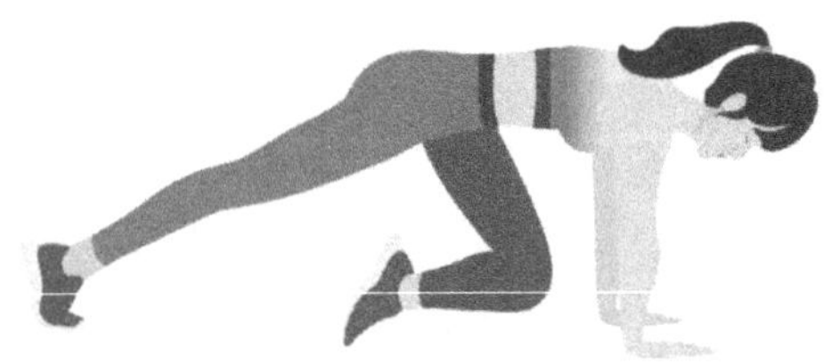

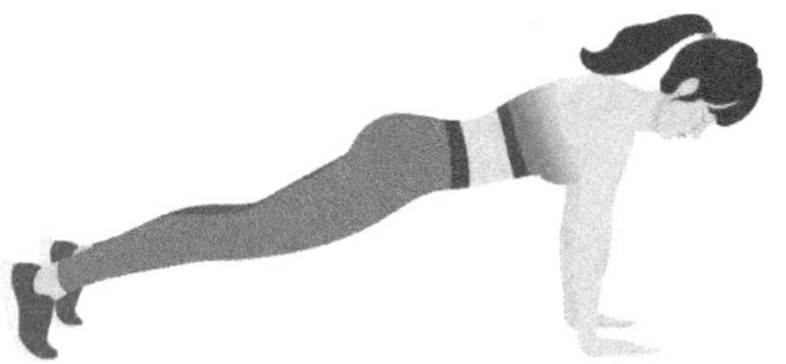

Effectuez 10 répétitions pendant 1 minute

JOUR 2

7 ° EXERCICE

23. ROLL OVER (Tonique) – page n. 74

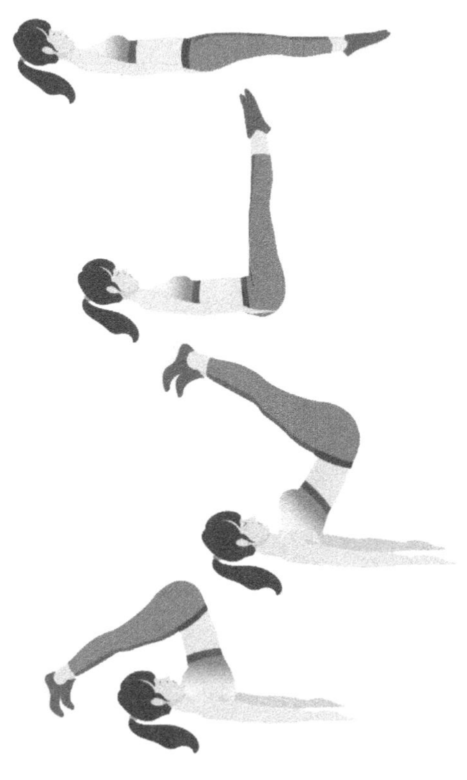

Effectuer 10 répétitions

8 ° EXERCICE

3. NECK ROLL (étirements, renforcement et tonification) – page n. 34

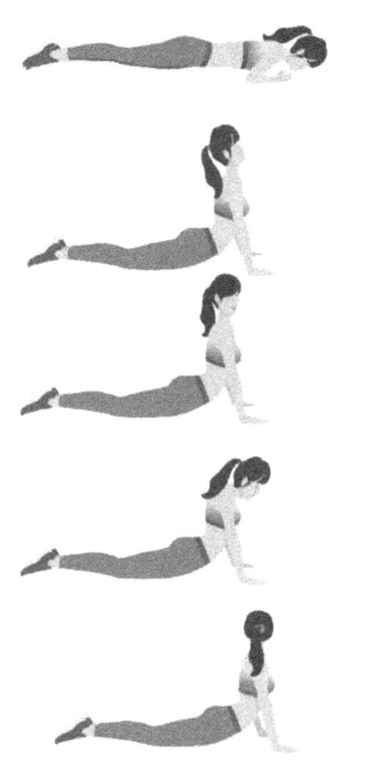

Effectuer 10 répétitions

JOUR 3

Jour-3

1° EXERCICE

3. NECK ROLL (étirements, renforcement et tonification) – page n. 34

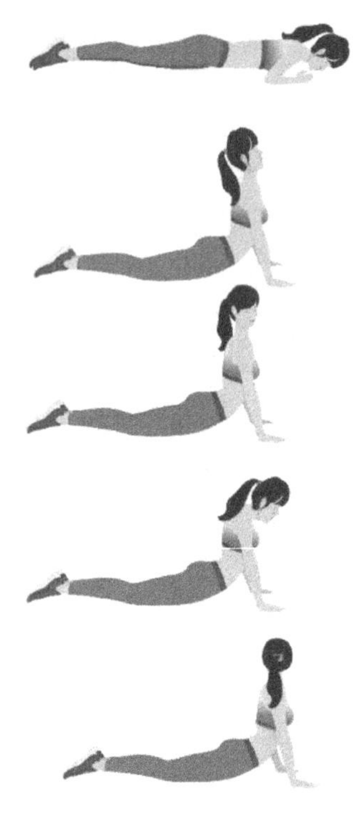

Effectuer 10 répétitions

2 °EXERCICE

7. CERCLE DES HANCHES (étirements, renforcement et tonification) – page n. 42

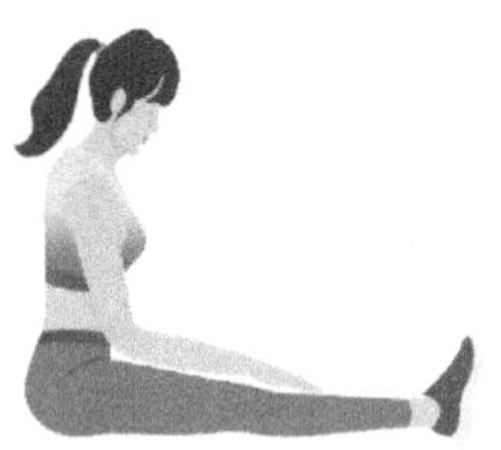

Effectuer 10 répétitions

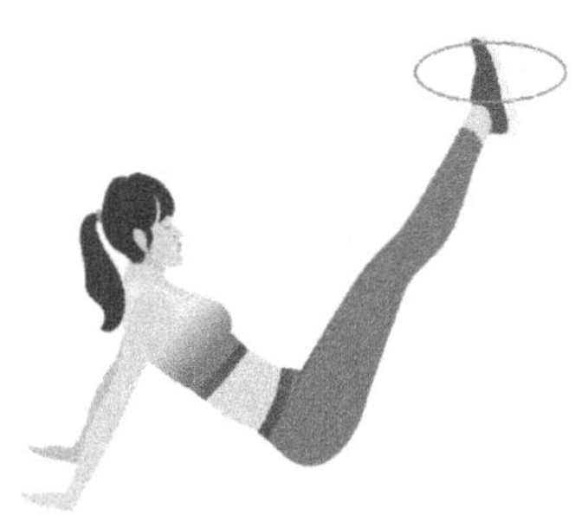

JOUR 3

3 ° EXERCICE

11. SPINE TWIST (étirements et tonification) – page n. 50

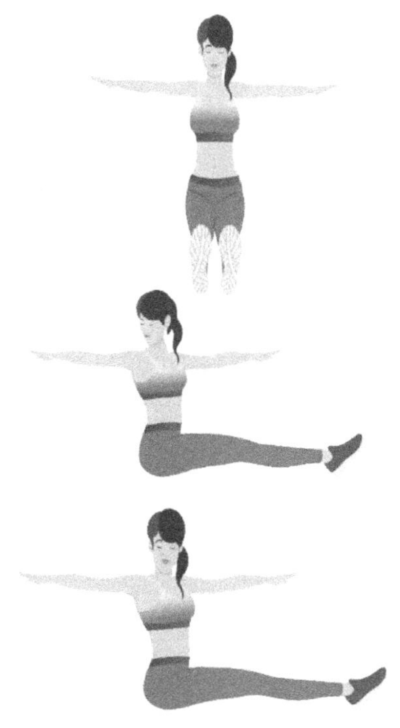

Effectuer 20 répétitions

4° EXERCICE

13. CERCLES SUR UNE JAMBE (renforcement et tonification) – page n. 54

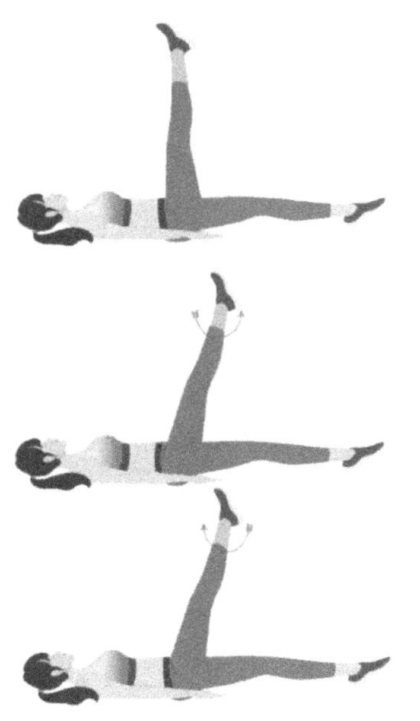

Effectuer 10 répétitions

JOUR 3

5 ° EXERCICE

16. LEG PULL FRONT (renforcement et tonification) – page n. 60

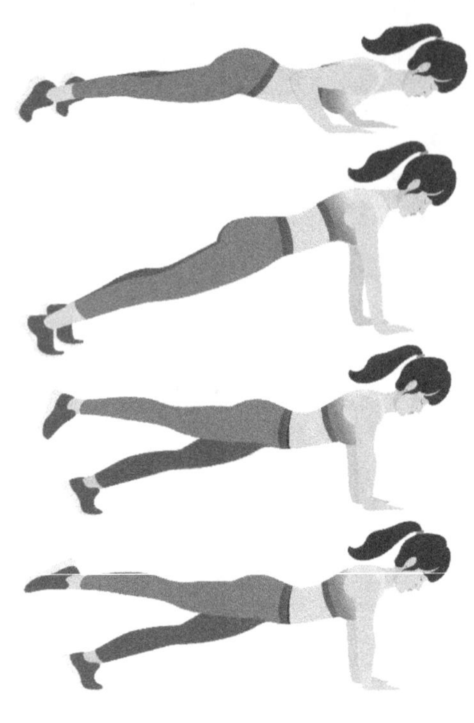

Effectuer 10 répétitions

6° EXERCICE

20. PLANK ROCK (renforcement et tonification) – page n. 68

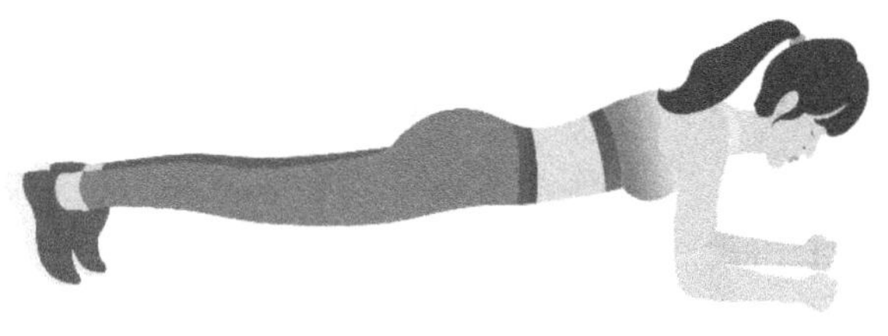

Effectuez 20 répétitions pendant 2 minutes

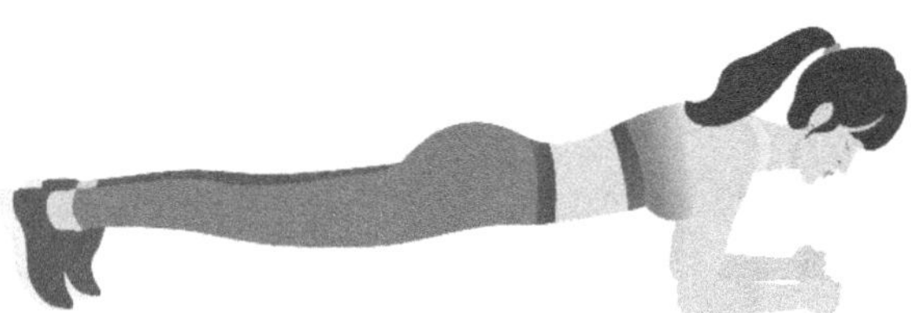

JOUR 3

22. SIDE KICK (tonification) – page n. 72

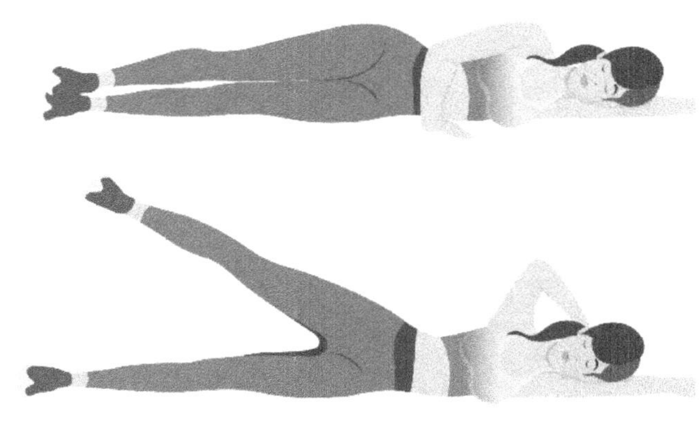

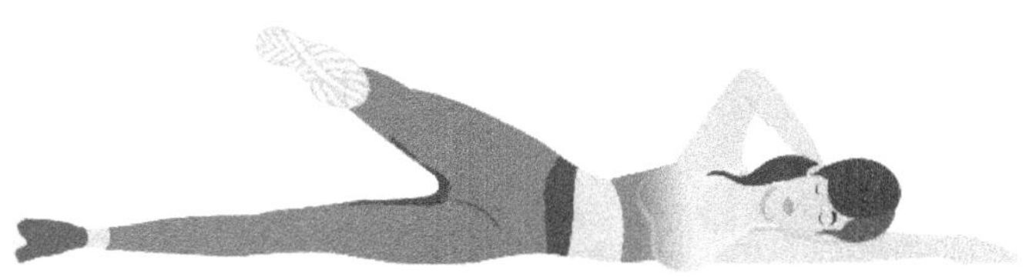

Effectuer 20 répétitions

8° EXERCICE

4. COUP DE PIED SUR UNE JAMBE (étirements) – page n. 36

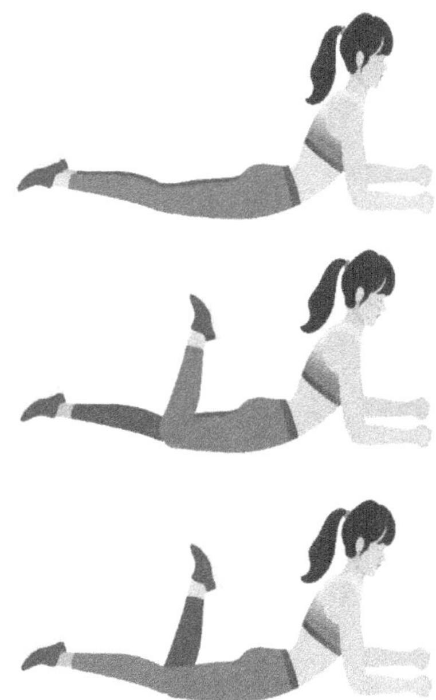

Effectuer 10 répétitions

JOUR 4

Jour 4

1° EXERCICE

4. COUP DE PIED SUR UNE JAMBE (étirements) – page n. 36

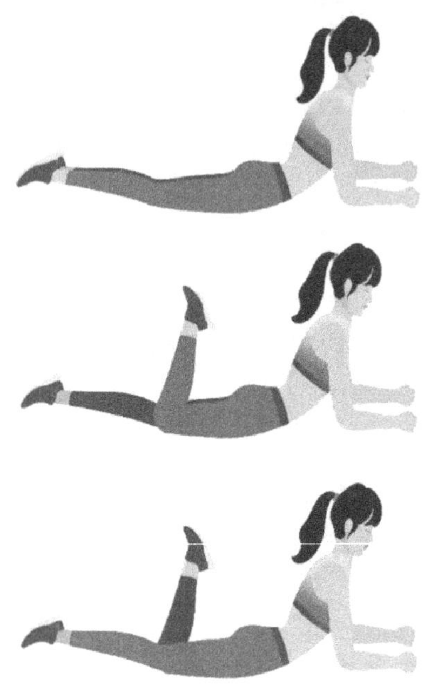

Effectuer 10 répétitions

2° EXERCICE

8. HIP DIP (étirements, renforcement et tonification) – page n. 44

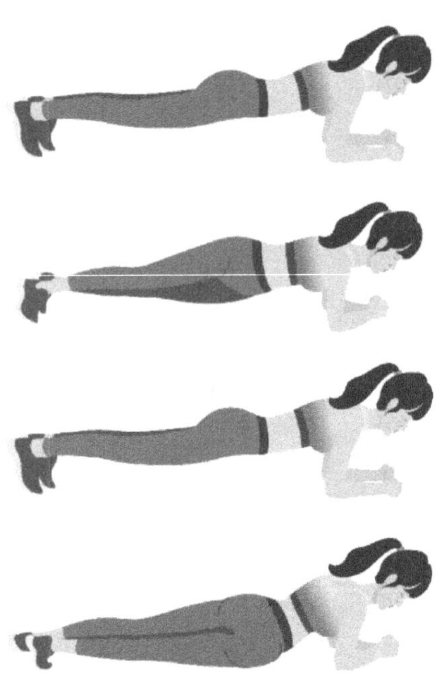

Effectuer 10 répétitions

JOUR 4

3 ° EXERCICE

12. CENT (renforcement et tonification) – page n. 52

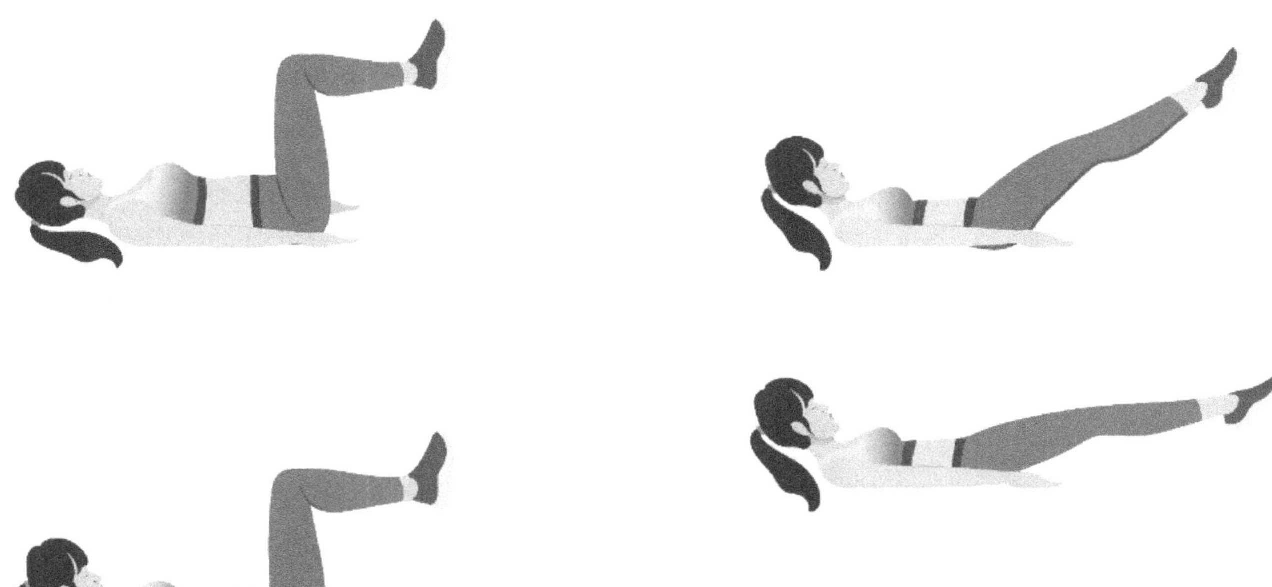

Effectuer 20 répétitions

4° EXERCICE

17. NATATION (renforcement et tonification) – page n. 62

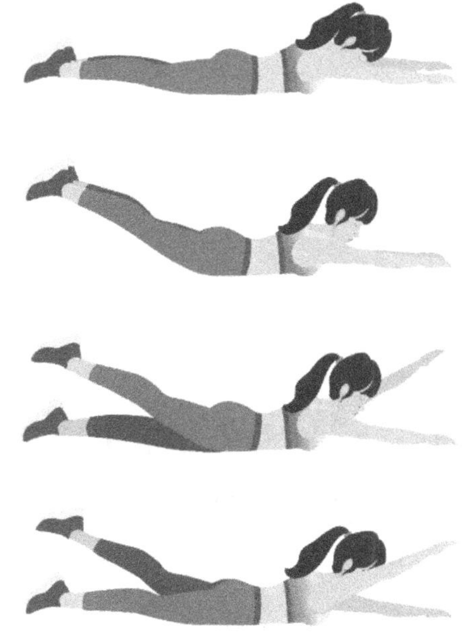

Effectuer 10 répétitions

JOUR 4

5 ° EXERCICE

19. PLANK LEG LIFT (renforcement et tonification) – page n. 66

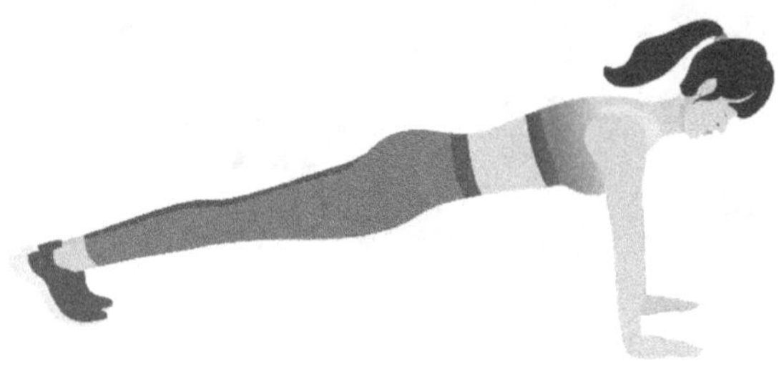

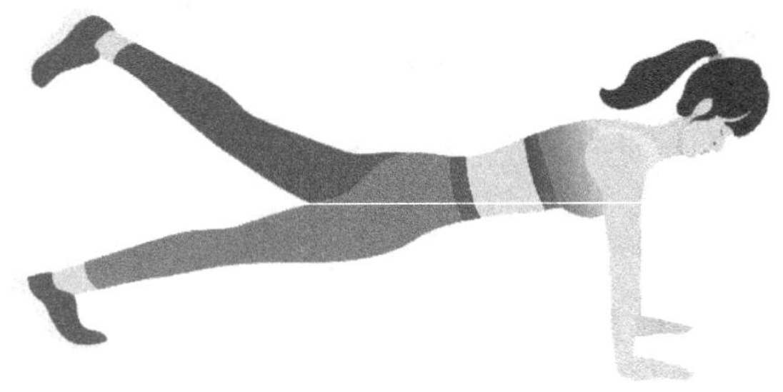

Effectuer 20 répétitions

6° EXERCICE

21. GRIMPEUR DE MONTAGNE À MOTION LENTE (renforcement et tonification) – page n. 70

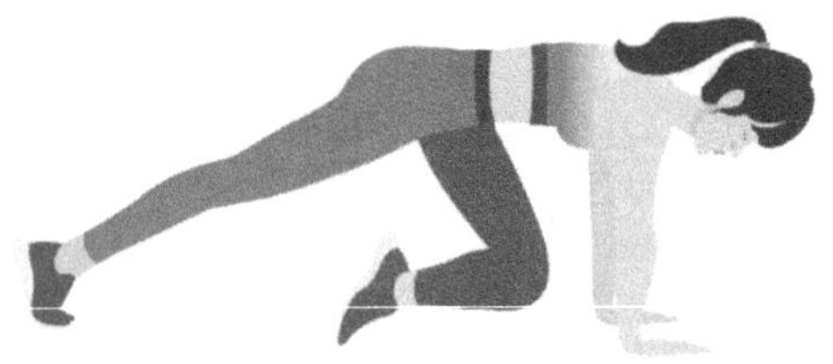

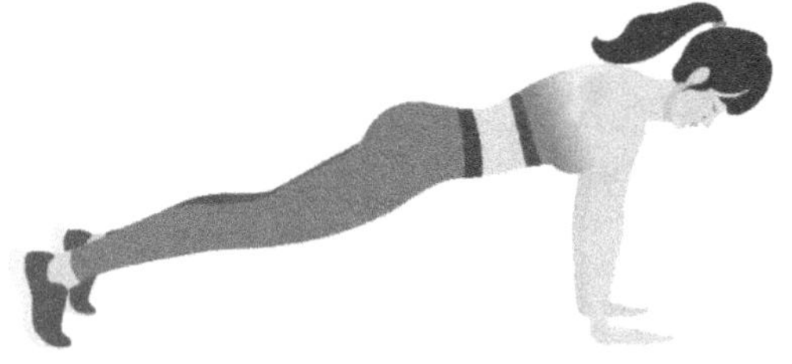

Effectuez 10 répétitions pendant 1 minute

JOUR 4

7 ° EXERCICE

23. ROLL OVER (Tonifiant)

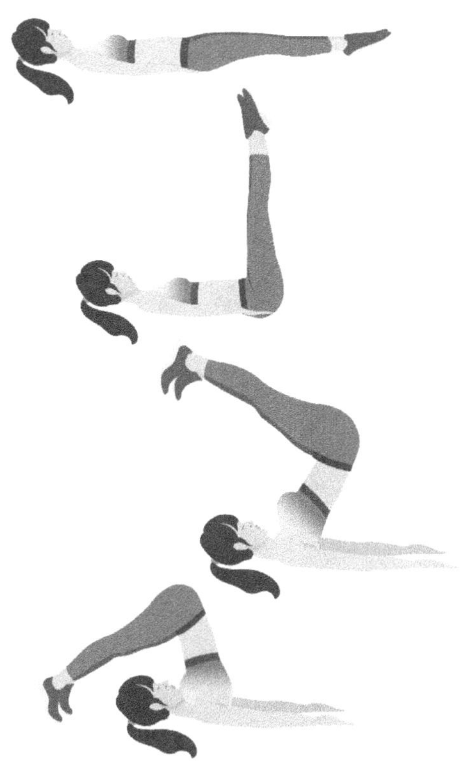

Effectuer 10 répétitions

8 ° EXERCICE

5. étirement d'une seule jambe (étirement et tonification)

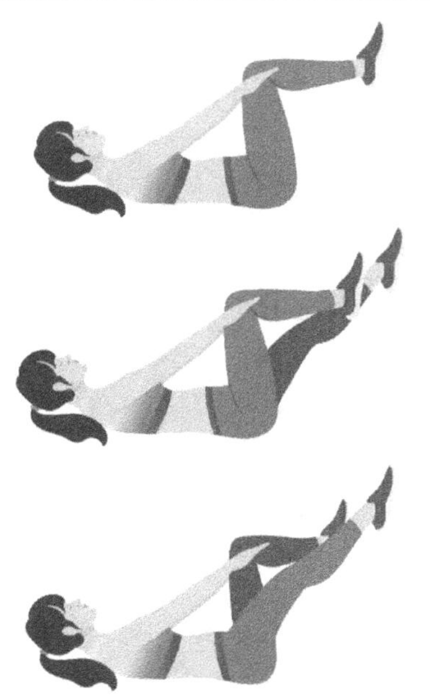

Effectuer 10 répétitions

JOUR 5

Jour 5

1° EXERCICE

1. SPINE STRECH (étirement) – page n. 30

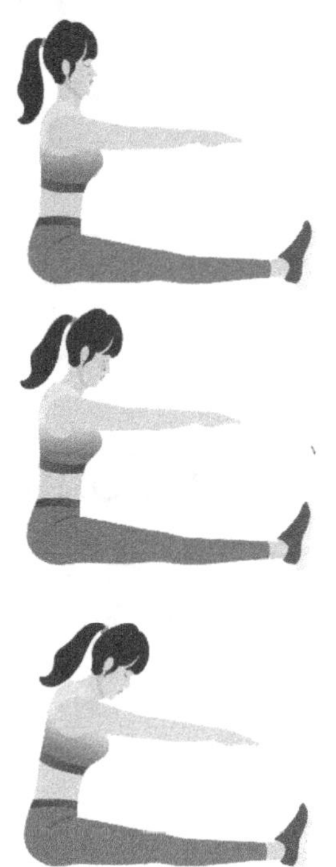

Effectuer 10 répétitions

2° EXERCICE

5. ÉTIREMENT D'UNE JAMBE (Étirement et tonification) – page n. 38

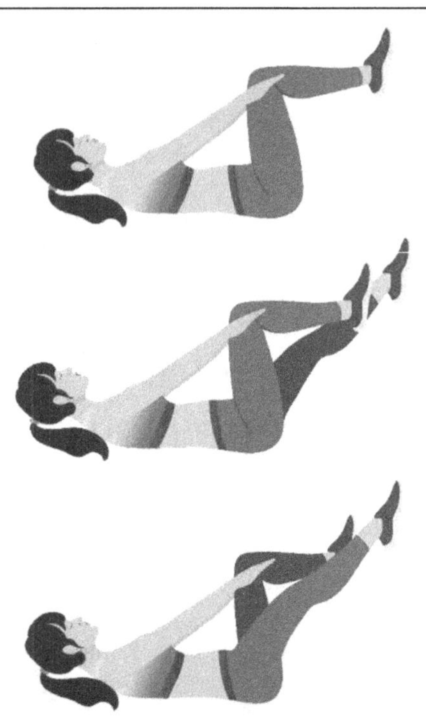

Effectuer 10 répétitions

JOUR 5

3° EXERCICE

9. CHEST LIFT (étirements et tonification) – page n. 46

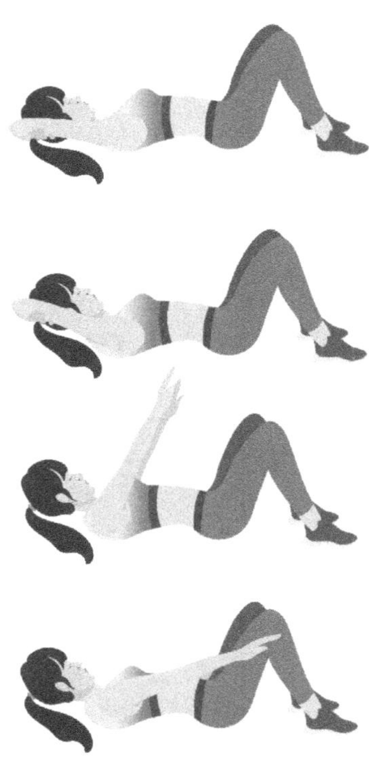

Effectuer 10 répétitions

4° EXERCICE

14. TIRE-BOUCHON (renforcement et tonification) – page n. 56

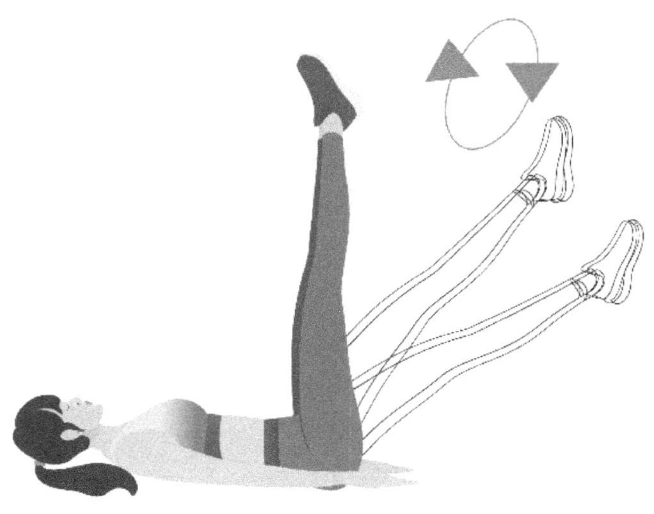

Effectuer 20 répétitions

JOUR 5

5° EXERCICE

<u>18. PLANCHE (renforcement et tonification) – page n. 64</u>

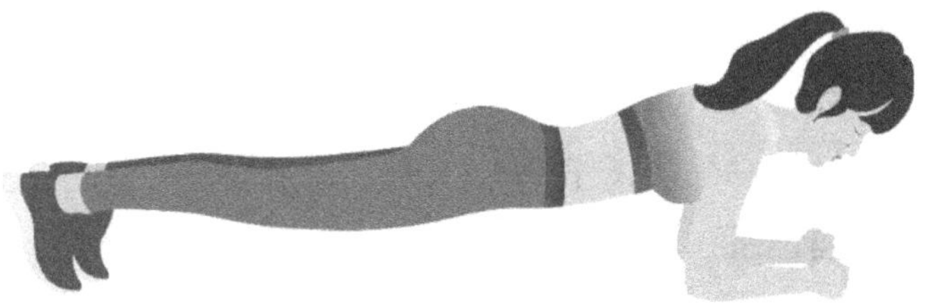

Effectuer pendant 1 minute

6° EXERCICE

<u>20. PLANK ROCK (renforcement et tonification) – page n. 68</u>

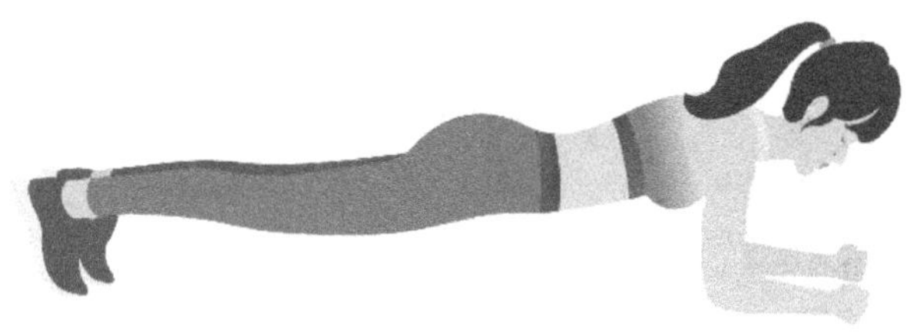

Effectuez 20 répétitions en 2 minutes

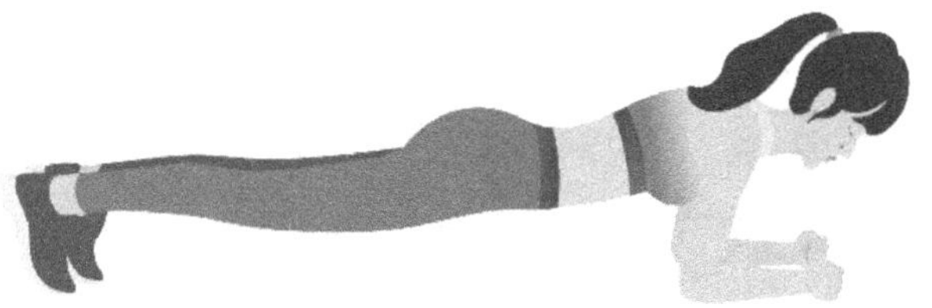

JOUR 5

7° EXERCICE

22. SIDE KICK (tonifiant) – page n. 74

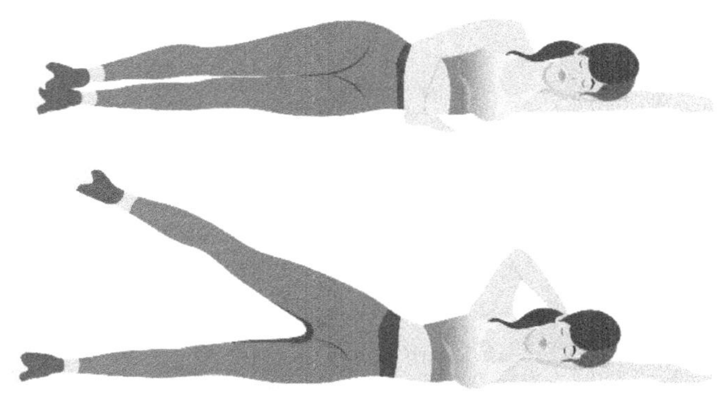

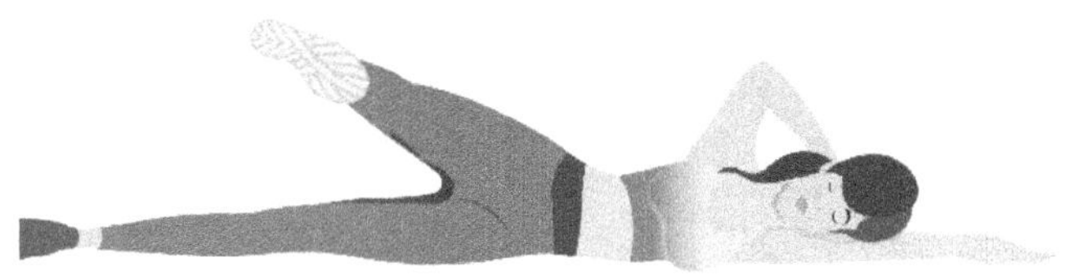

Effectuer 20 répétitions

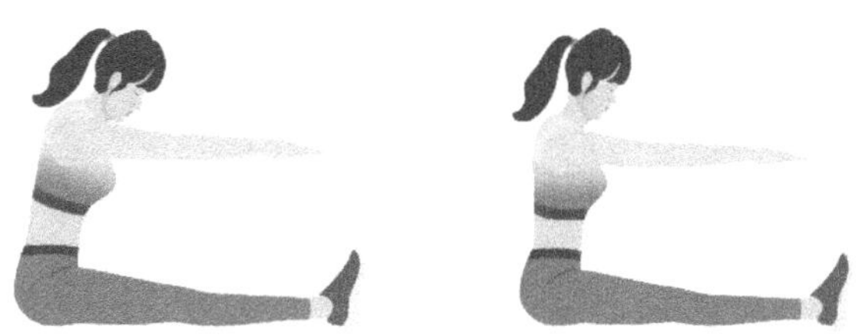

8° EXERCICE

2. ÉTIREMENT DE LA Colonne Vertébrale VERS L'AVANT (étirement) – page n. 32

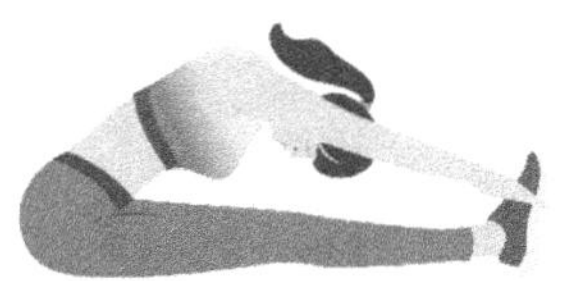 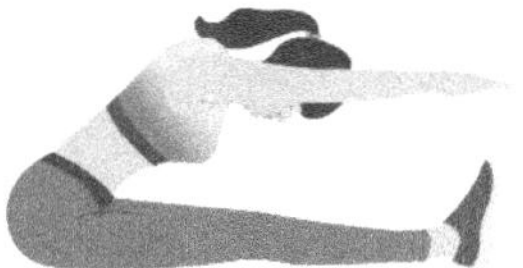

Effectuer 10 répétitions

JOUR 6

Jour-6

1° EXERCICE

2. ÉTIREMENT DE LA Colonne Vertébrale VERS L'AVANT (étirement) – pag. 32

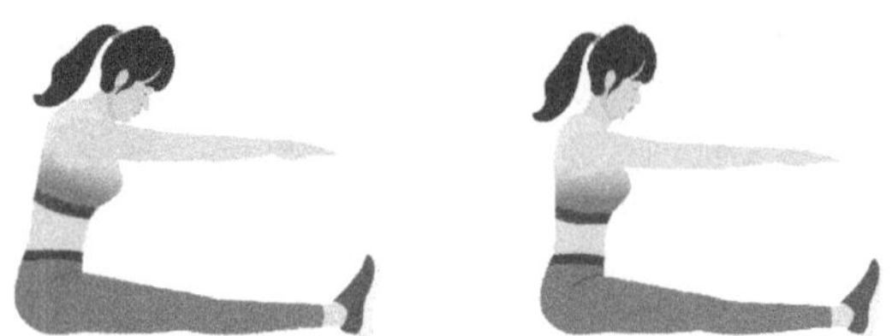

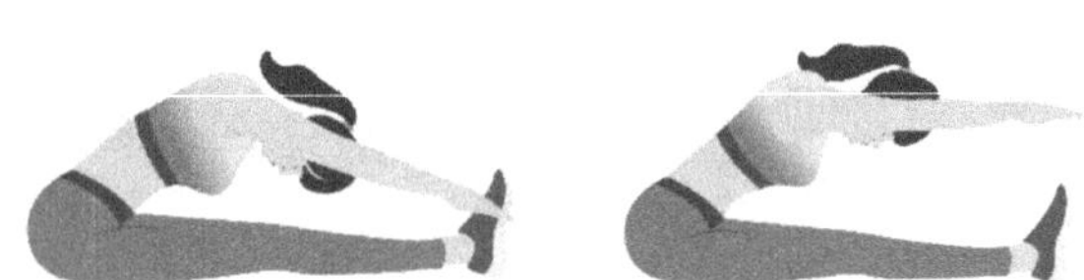

Effectuer 10 répétitions

2° EXERCICE

6. NECK PULL (étirements, renforcement et tonification) – page n. 40

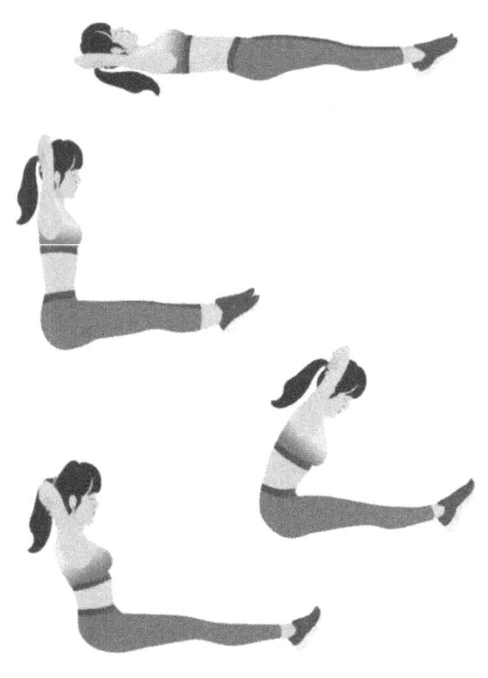

Effectuer 10 répétitions

JOUR 6

3 ° EXERCICE

10. ROLL UP (étirements, renforcement et tonification) – page n. 48

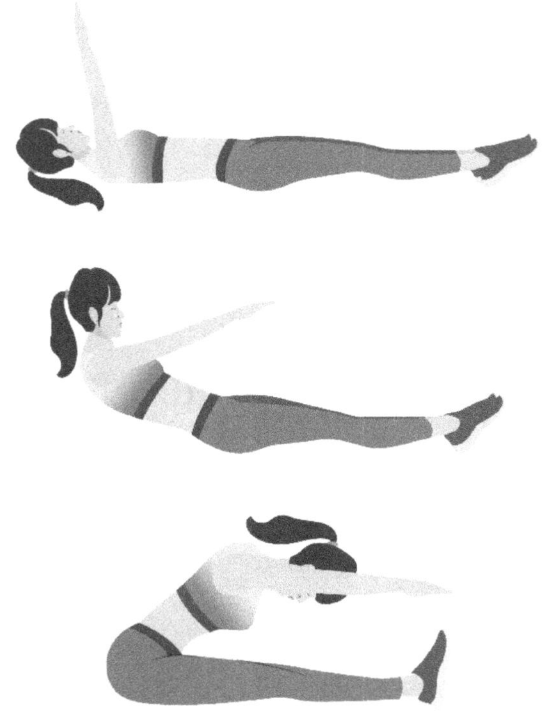

Effectuer 10 répétitions

4 ° EXERCICE

15. PONT D'ÉPAULE (renforcement et tonification) – page n. 58

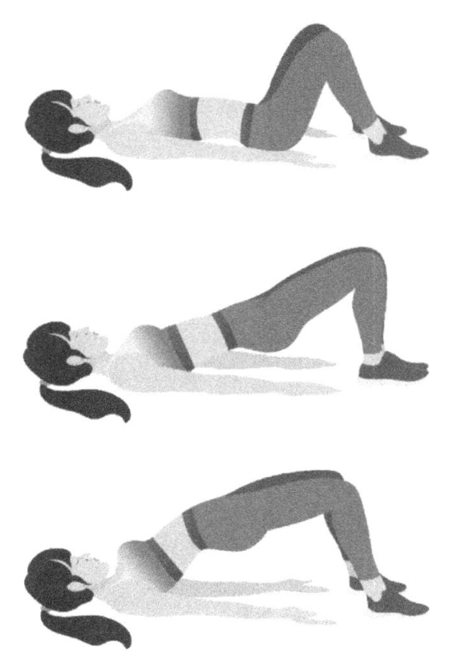

Effectuer 20 répétitions

JOUR 6

5 ° EXERCICE

19. PLANK LEG LIFT (renforcement et tonification) – page n. 66

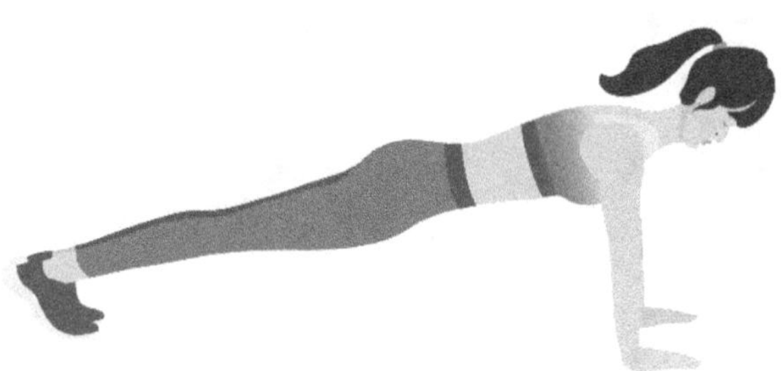

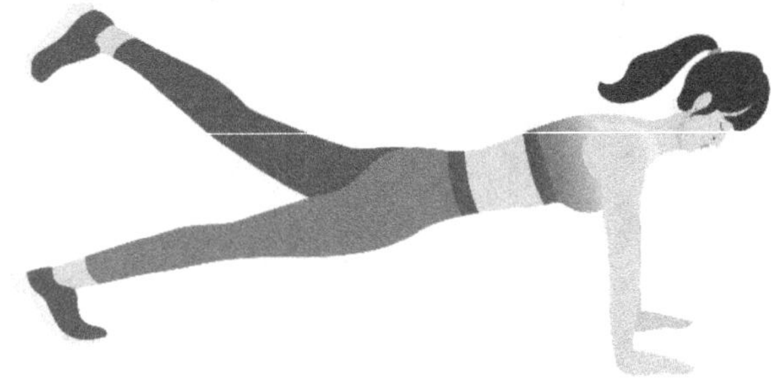

Effectuer 20 répétitions

6 ° EXERCICE

21. GRIMPEUR DE MONTAGNE À MOTION LENTE (renforcement et tonification) – page n. 70

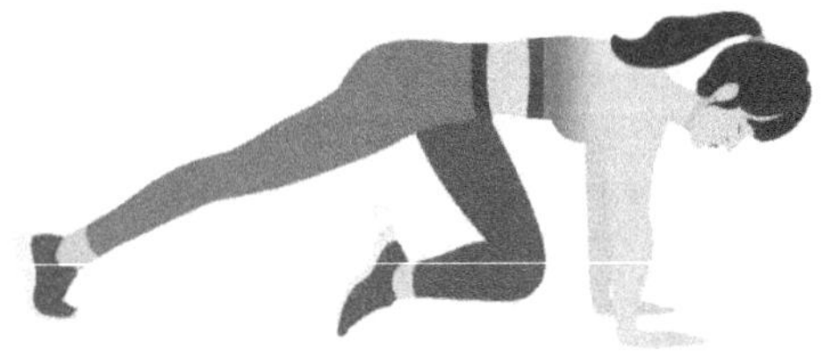

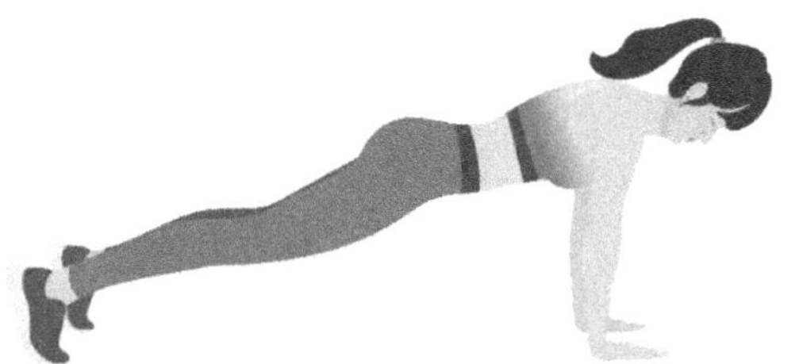

Effectuez 10 répétitions pendant 1 minute

JOUR 7

7 ° EXERCICE

23. ROLL OVER (Tonique) – page n. 74

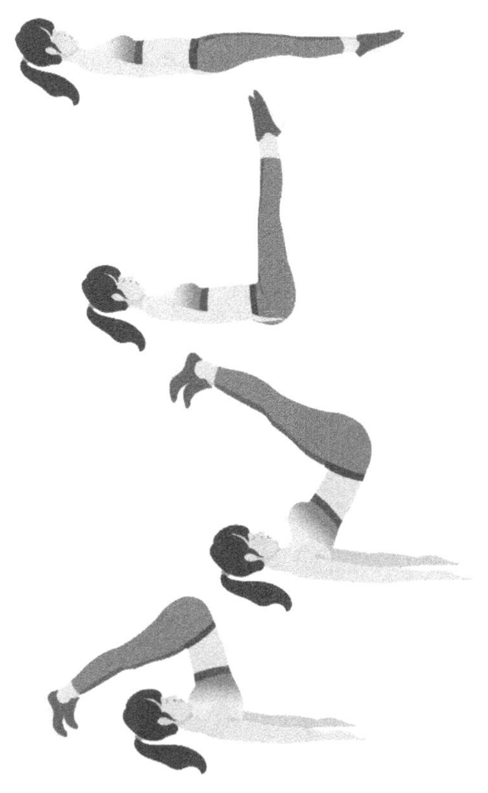

Effectuer 10 répétitions

8 ° EXERCICE

3. NECK ROLL (étirements, renforcement et tonification) – page n. 34

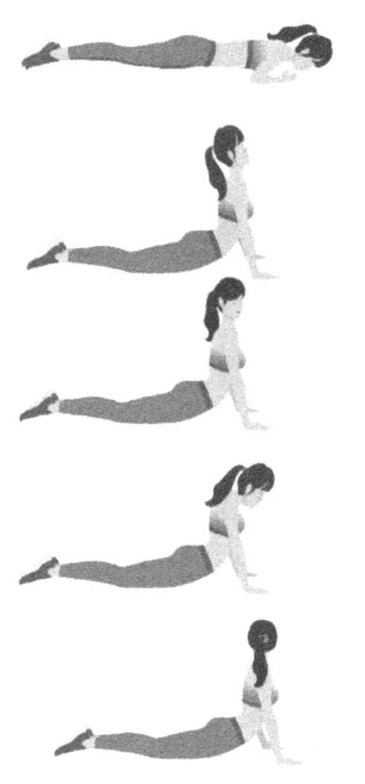

Effectuer 10 répétitions

JOUR 7

Jour 7

1° EXERCICE

3. NECK ROLL (étirements, renforcement et tonification) – page n. 34

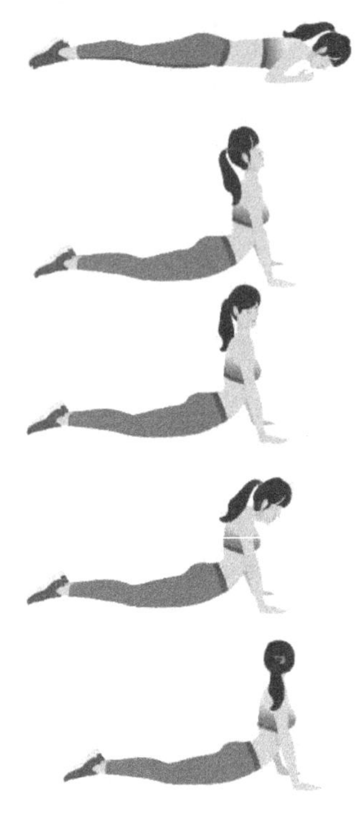

Effectuer 10 répétitions

2 ° EXERCICE

7. CERCLE DES HANCHES (étirements, renforcement et tonification) – page n. 42

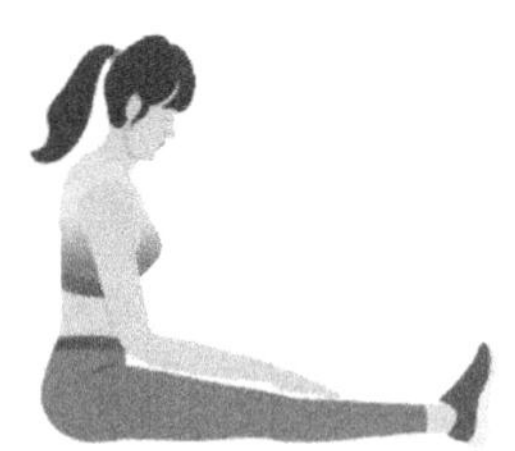

Effectuer 10 répétitions

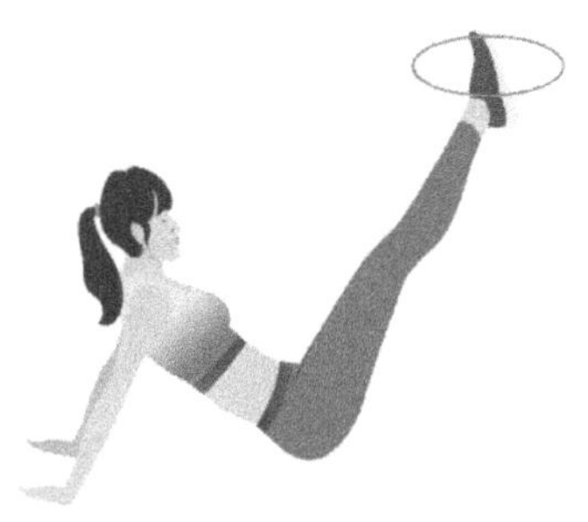

JOUR 7

3 ° EXERCICE

11. SPINE TWIST (étirements et tonification) – page n. 50

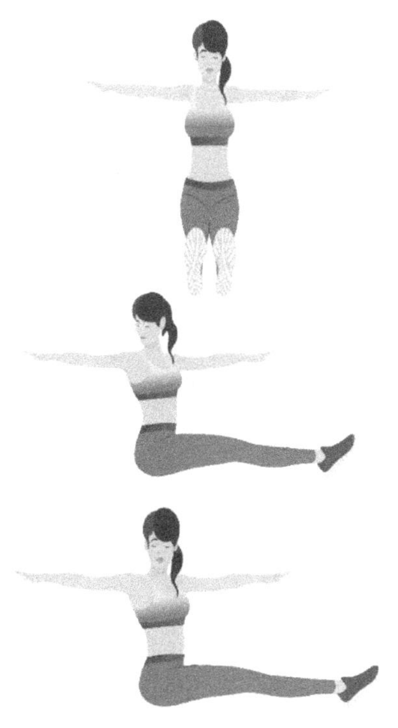

Effectuer 20 répétitions

4° EXERCICE

13. CERCLES SUR UNE JAMBE (renforcement et tonification) – page n. 54

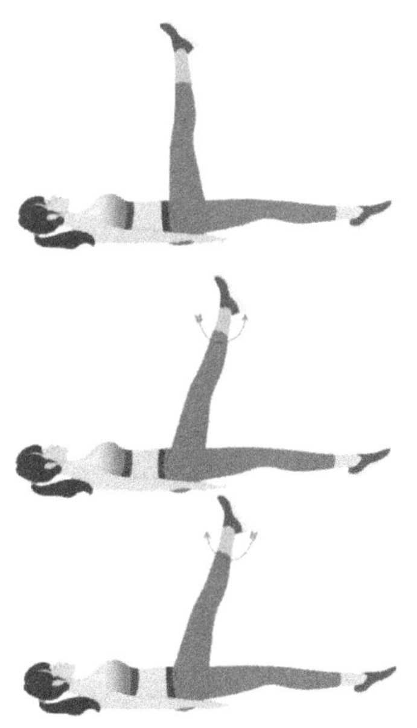

Effectuer 10 répétitions

JOUR 7

5 ° EXERCICE

16. LEG PULL FRONT (renforcement et tonification) – page n. 60

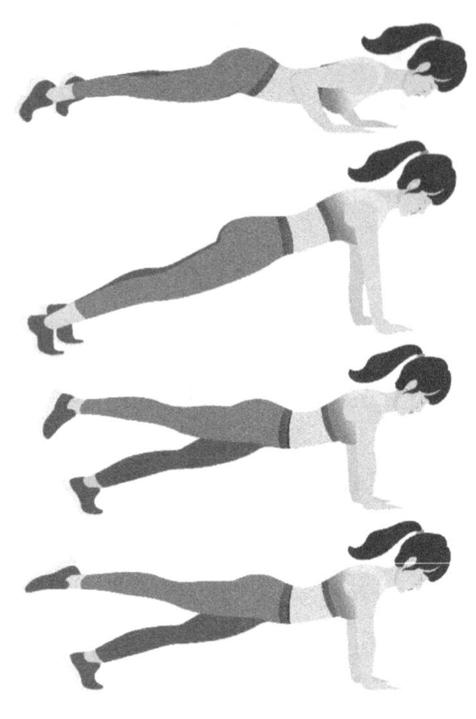

Effectuer 10 répétitions

6° EXERCICE

20. PLANK ROCK (renforcement et tonification) – page n. 68

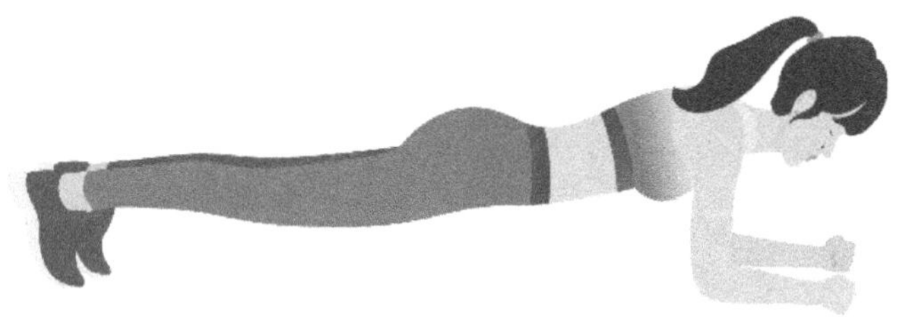

Effectuez 20 répétitions pendant 2 minutes

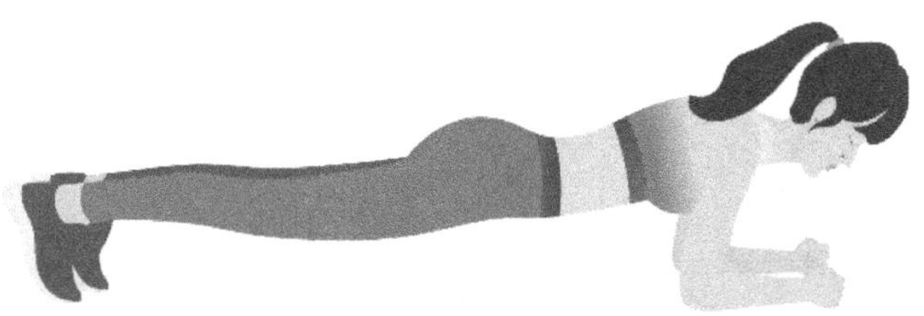

JOUR 7

7° EXERCICE

22. SIDE KICK (tonification) – page n. 72

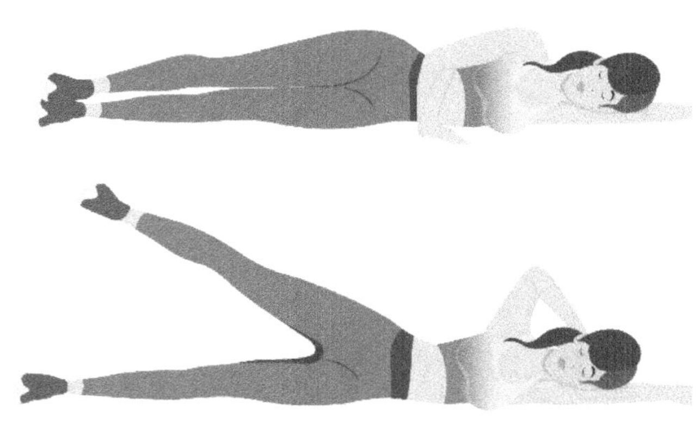

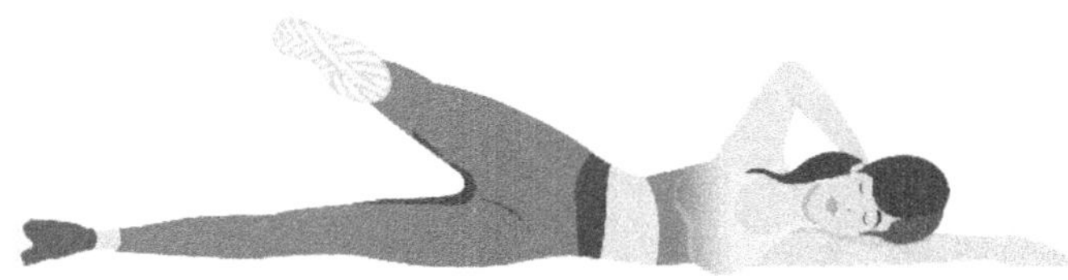

Effectuer 20 répétitions

8 ° EXERCICE

4. COUP DE PIED SUR UNE JAMBE (étirements) – page n. 36

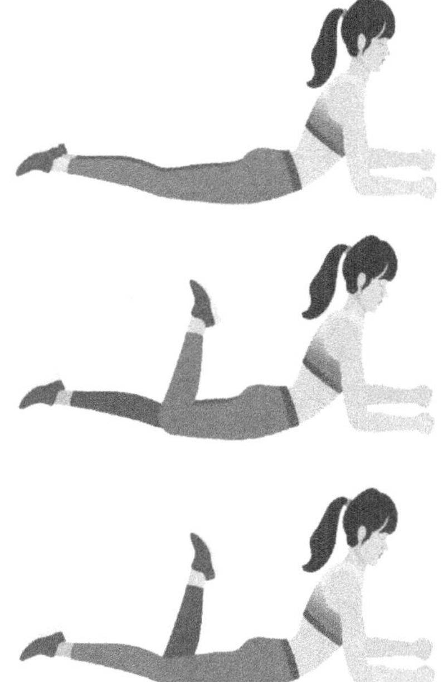

Effectuer 10 répétitions

JOUR 8

Jour 8

1° EXERCICE

4. COUP DE PIED SUR UNE JAMBE (étirements) – page n. 36

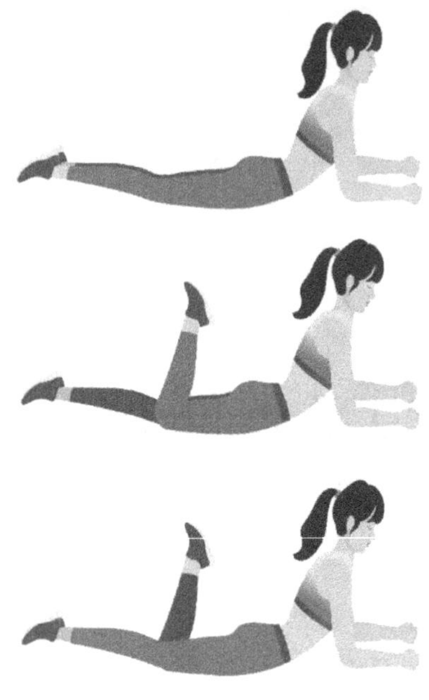

Effectuer 10 répétitions

2° EXERCICE

8. HIP DIP (étirements, renforcement et tonification) – page n. 44

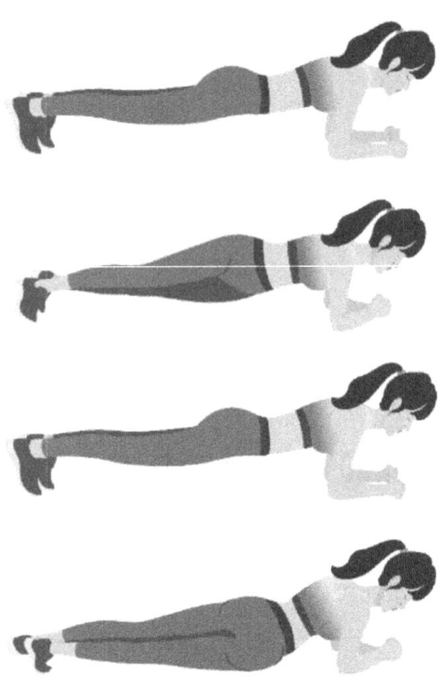

Effectuer 10 répétitions

JOUR 8

3 ° EXERCICE

12. CENT (renforcement et tonification) – page n. 52

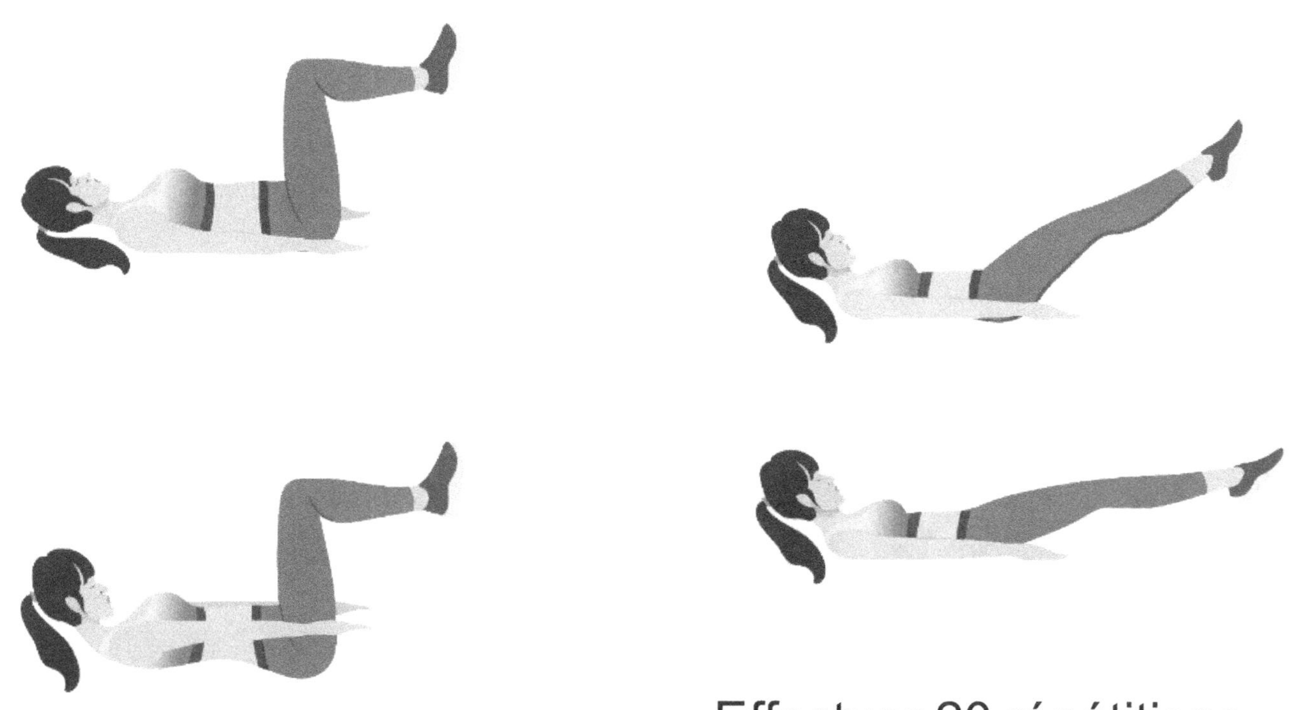

Effectuer 20 répétitions

4° EXERCICE

17. NATATION (renforcement et tonification) – page n. 62

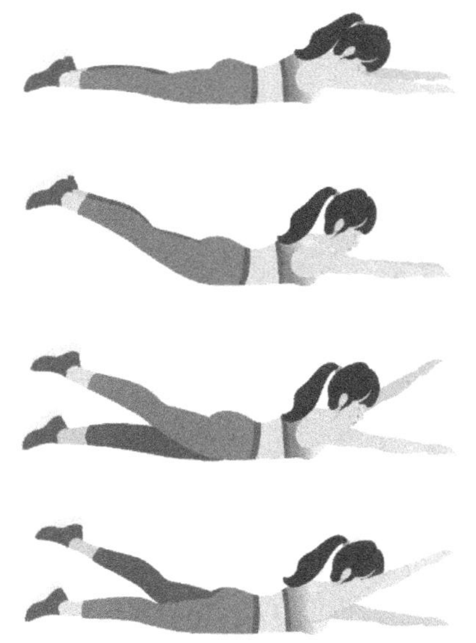

Effectuer 10 répétitions

JOUR 8

5 ° EXERCICE

19. PLANK LEG LIFT (renforcement et tonification) – page n. 66

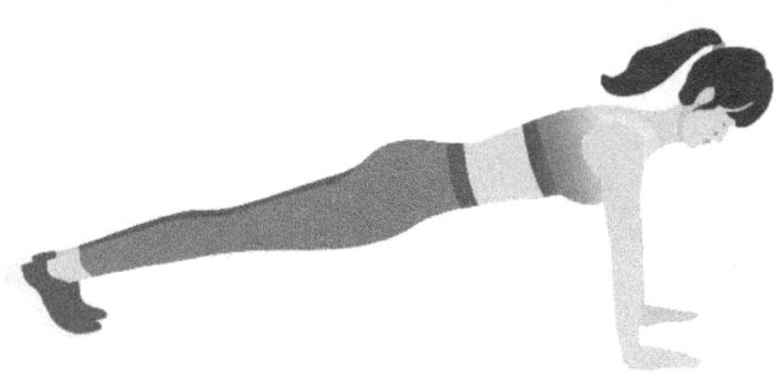

Effectuer 20 répétitions

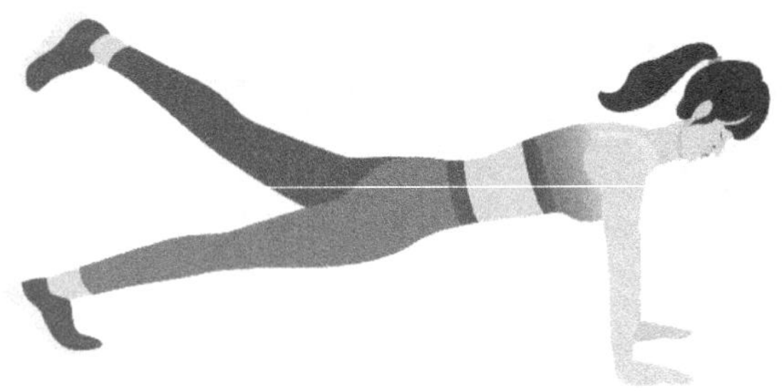

6° EXERCICE

21. GRIMPEUR DE MONTAGNE À MOTION LENTE (renforcement et tonification) – page n. 70

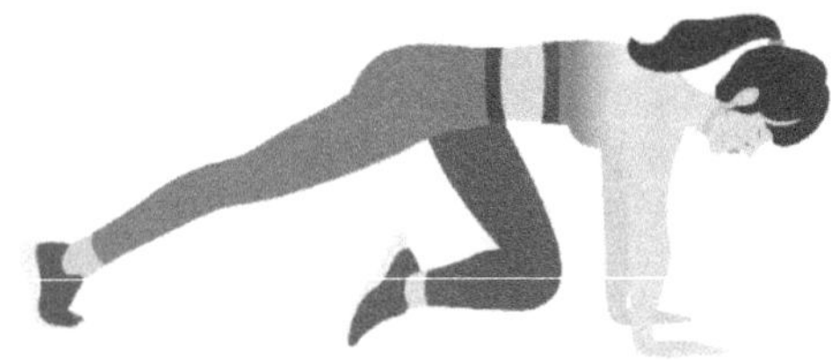

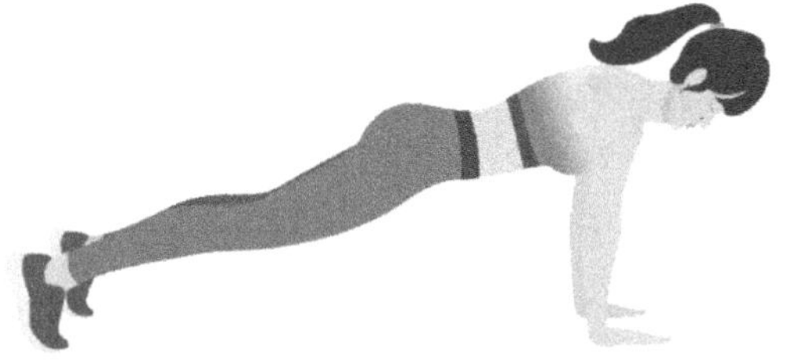

Effectuez 10 répétitions pendant 1 minute

JOUR 8

7 ° EXERCICE

23. ROLL OVER (Tonifiant)

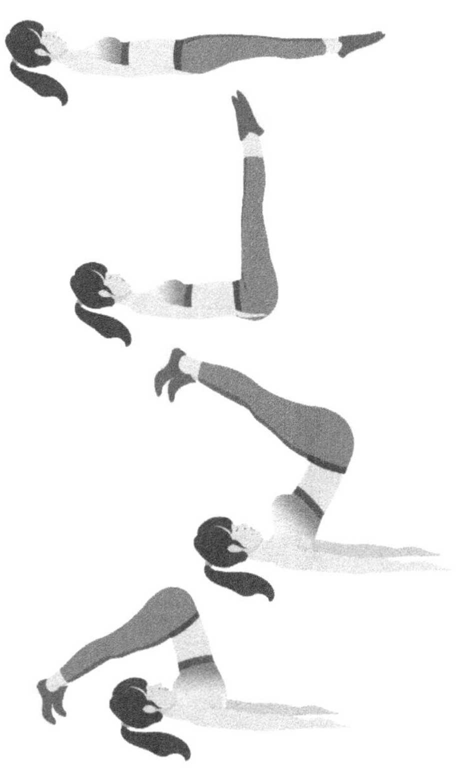

Effectuer 10 répétitions

8° EXERCICE

5. étirement d'une seule jambe (étirement et tonification)

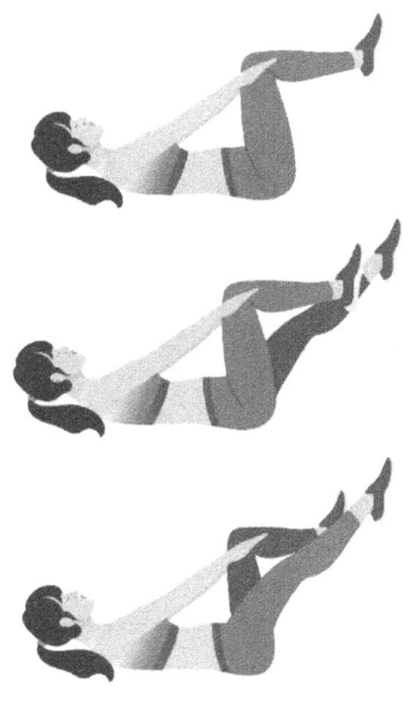

Effectuer 10 répétitions

JOUR 9

Jour-9

1° EXERCICE

1. SPINE STRECH (étirement) – page n. 30

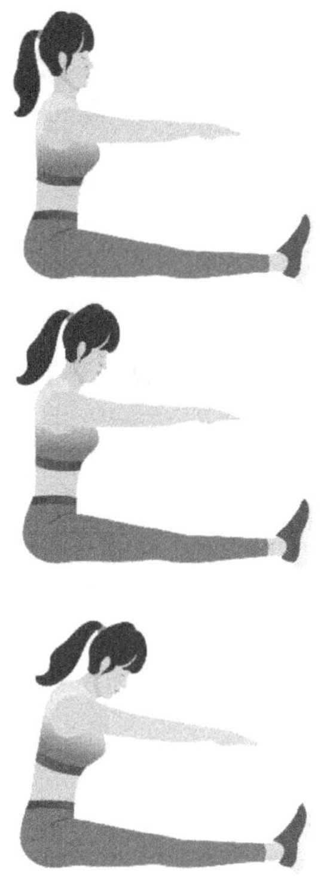

Effectuer 10 répétitions

2° EXERCICE

5. ÉTIREMENT D'UNE JAMBE (Étirement et tonification) – page n. 38

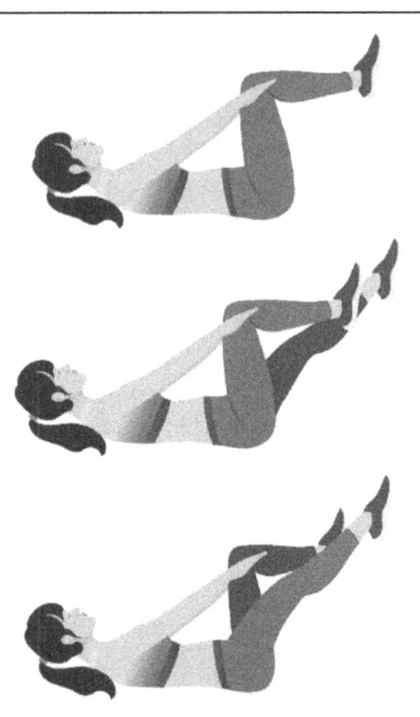

Effectuer 10 répétitions

JOUR 9

3° EXERCICE

9. CHEST LIFT (étirements et tonification) – page n. 46

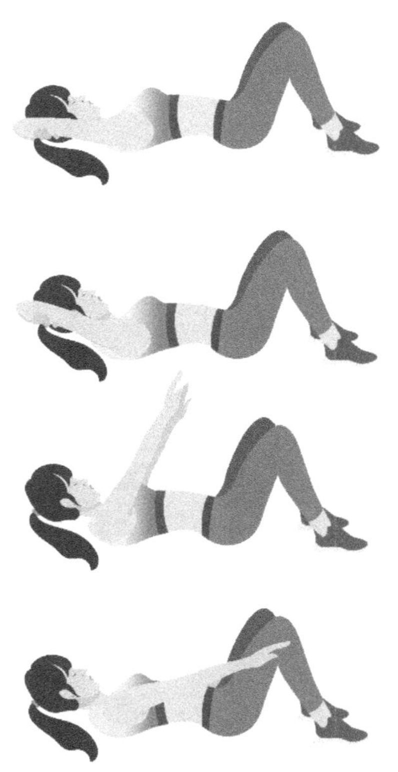

Effectuer 10 répétitions

4° EXERCICE

14. TIRE-BOUCHON (renforcement et tonification) – page n. 56

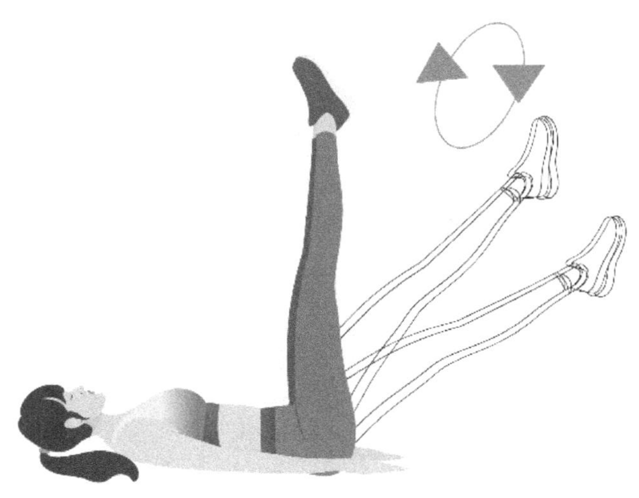

Effectuer 20 répétitions

JOUR 9

5° EXERCICE

18. PLANCHE (renforcement et tonification) – page n. 64

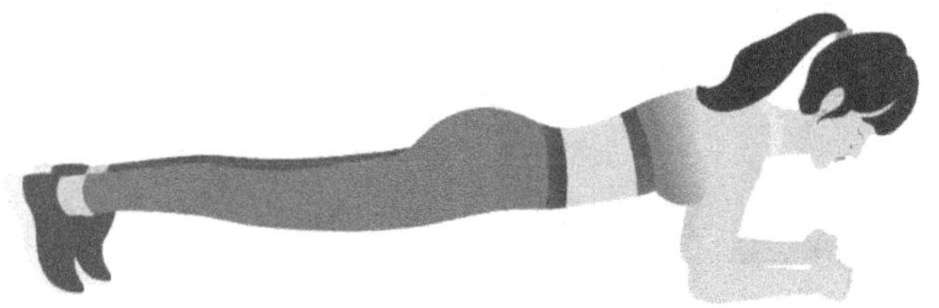

Effectuer pendant 1 minute

6° EXERCICE

20. PLANK ROCK (renforcement et tonification) – page n. 68

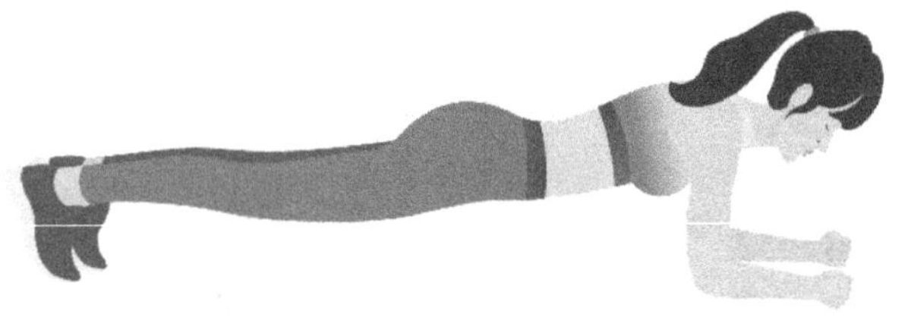

Effectuez 20 répétitions en 2 minutes

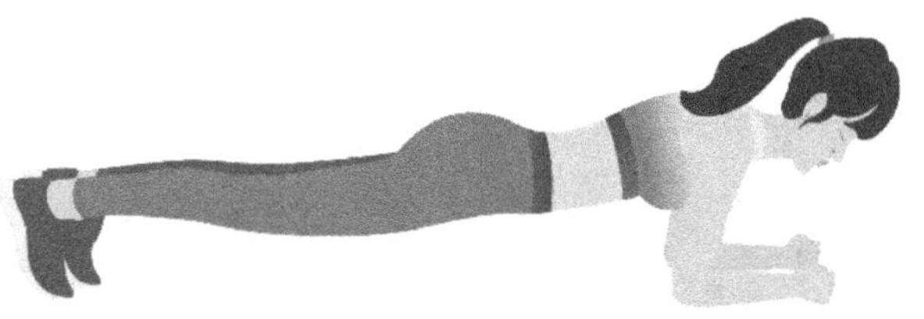

JOUR 9

7° EXERCICE

22. SIDE KICK (tonifiant) – page n. 74

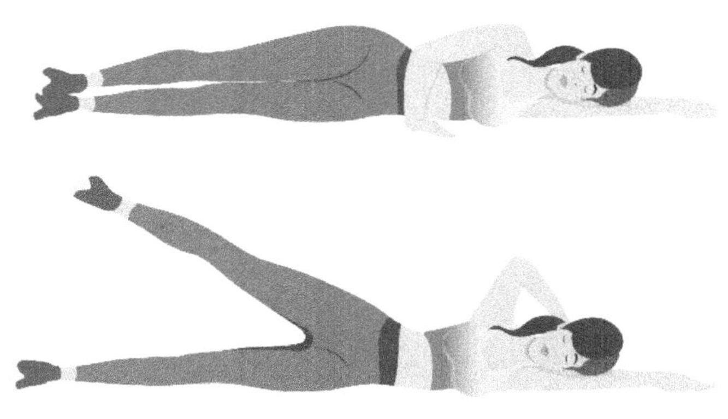

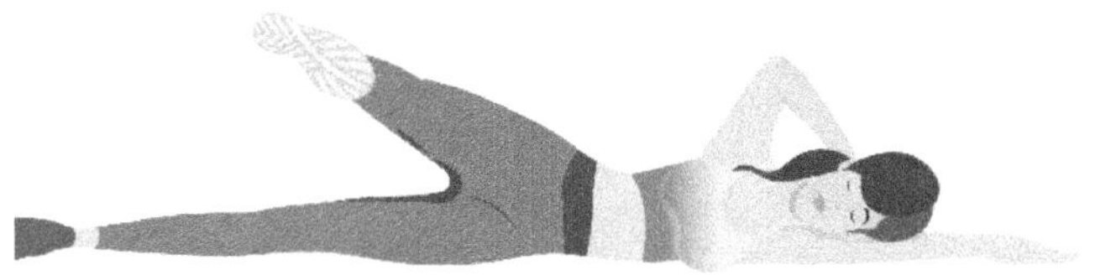

Effectuer 20 répétitions

8° EXERCICE

2. ÉTIREMENT DE LA Colonne Vertébrale VERS L'AVANT (étirement) – page n. 32

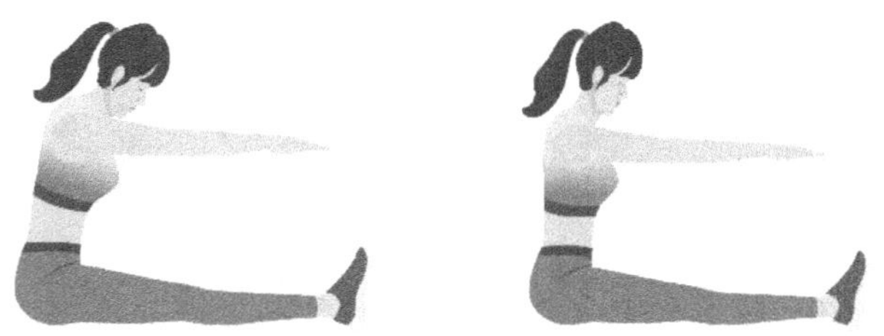

Effectuer 10 répétitions

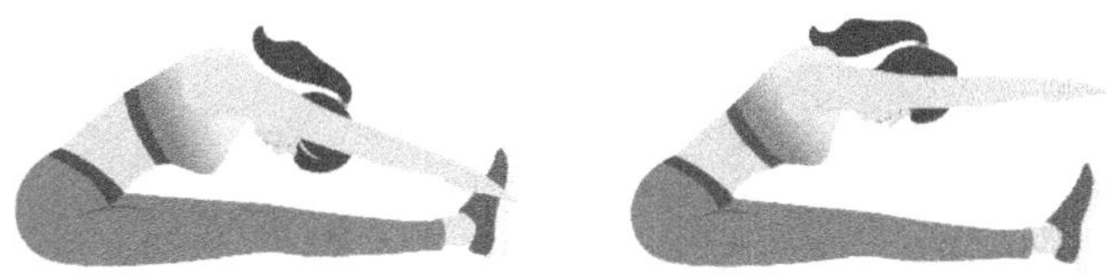

JOUR 10

Jour 10

1° EXERCICE

2. ÉTIREMENT DE LA Colonne Vertébrale VERS L'AVANT (étirement) – pag. 32

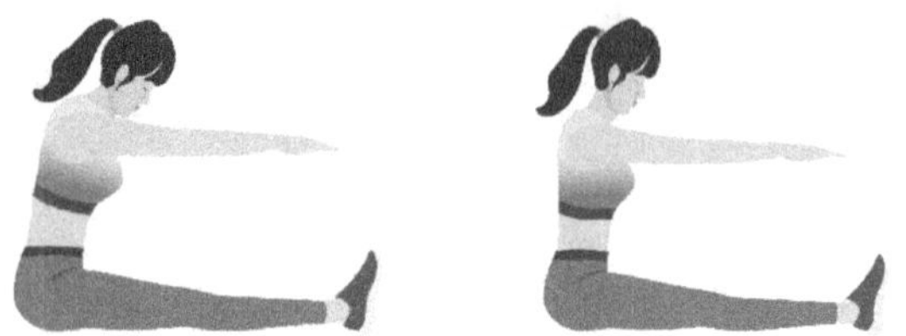

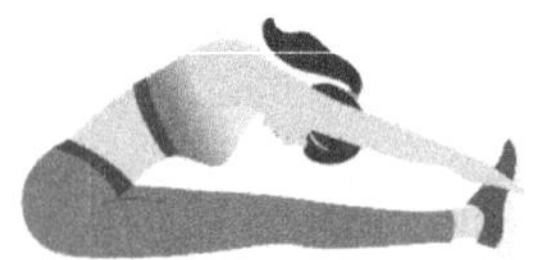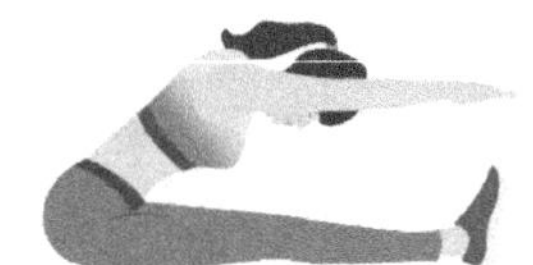

Effectuer 10 répétitions

2 °EXERCICE

6. NECK PULL (étirements, renforcement et tonification) – page n. 40

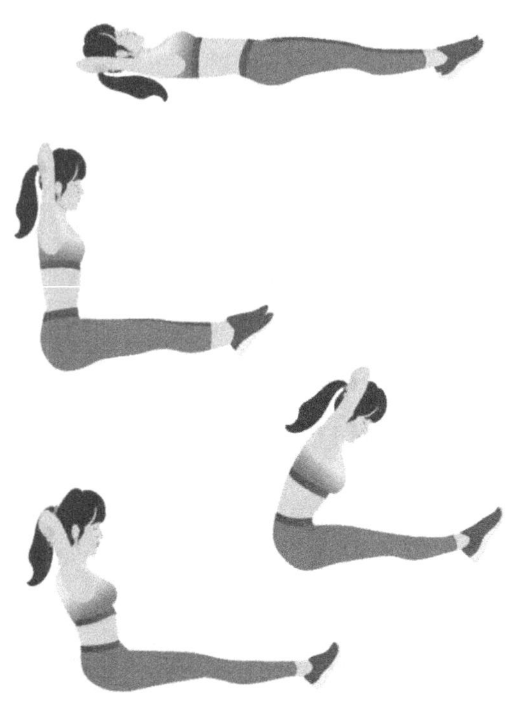

Effectuer 10 répétitions

JOUR 10

3 ° EXERCICE

10. ROLL UP (étirements, renforcement et tonification) – page n. 48

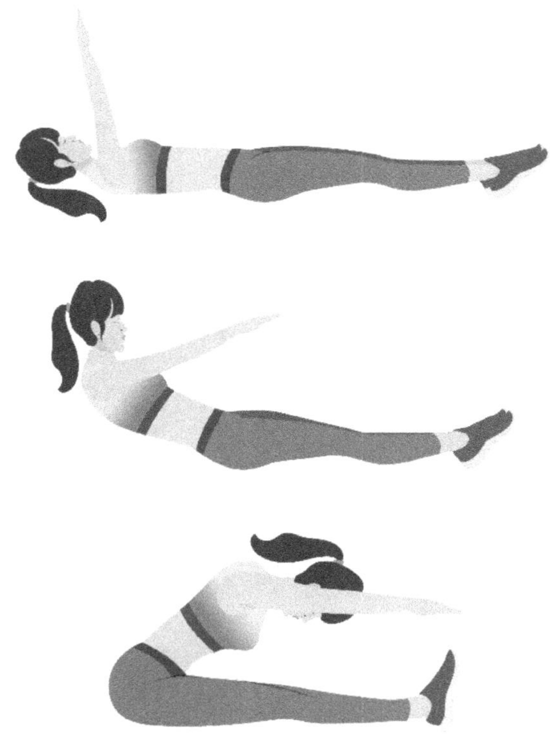

Effectuer 10 répétitions

4 ° EXERCICE

15. PONT D'ÉPAULE (renforcement et tonification) – page n. 58

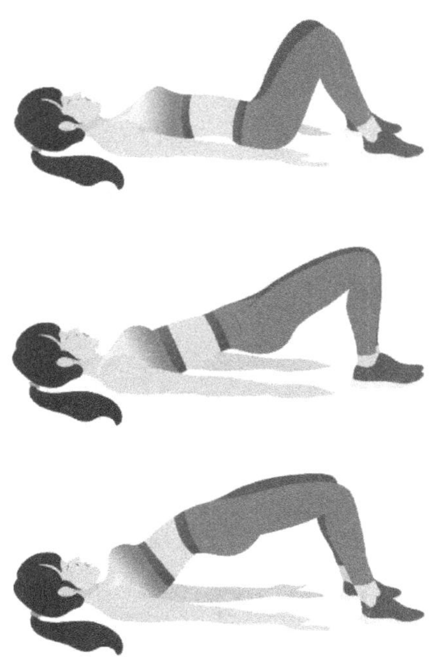

Effectuer 20 répétitions

JOUR 10

5 ° EXERCICE

19. PLANK LEG LIFT (renforcement et tonification) – page n. 66

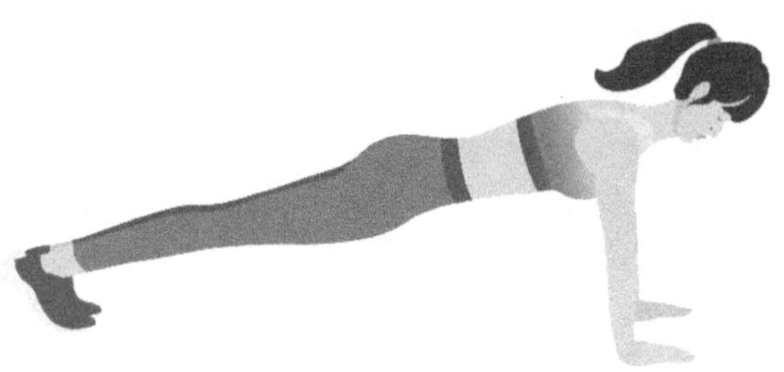

Effectuer 20 répétitions

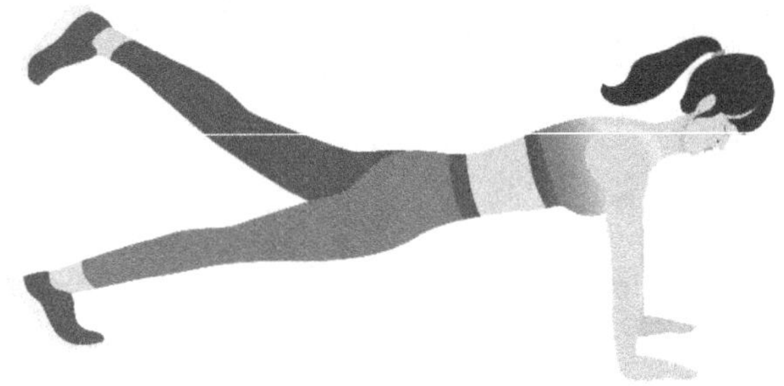

6 ° EXERCICE

21. GRIMPEUR DE MONTAGNE À MOTION LENTE (renforcement et tonification) – page n. 70

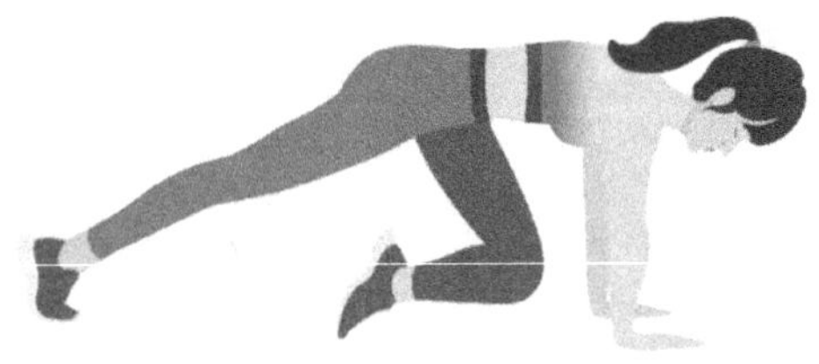

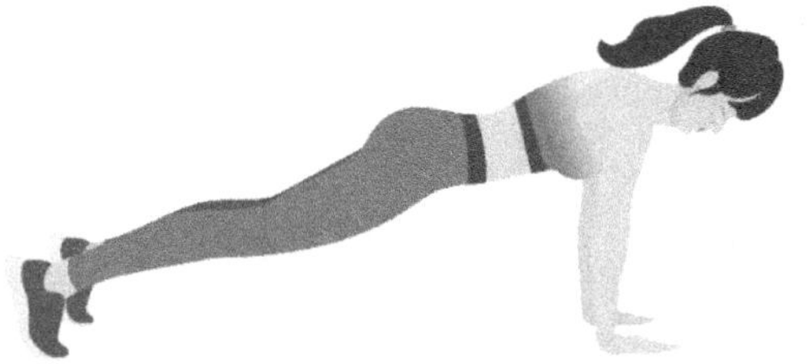

Effectuez   10   répétitions pendant 1 minute

JOUR 11

7 ° EXERCICE

23. ROLL OVER (Tonique) – page n. 74

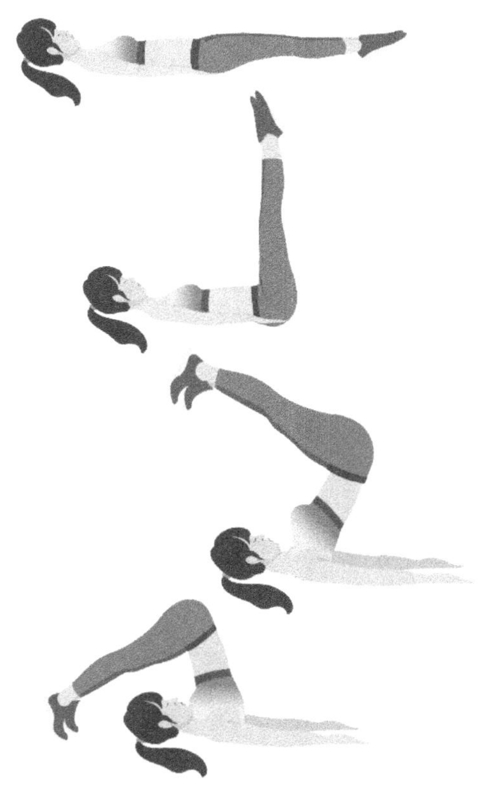

Effectuer 10 répétitions

8 ° EXERCICE

3. NECK ROLL (étirements, renforcement et tonification) – page n. 34

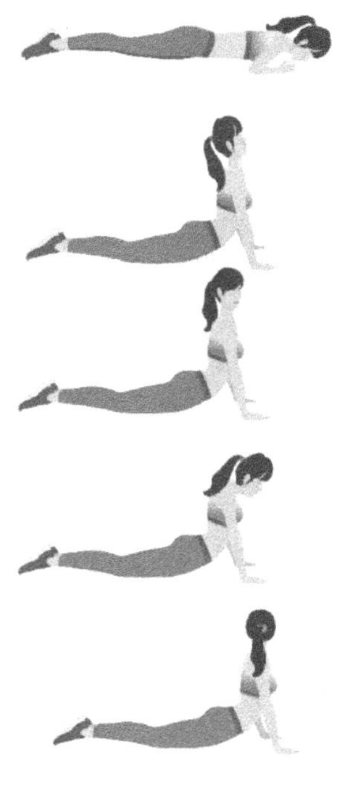

Effectuer 10 répétitions

JOUR 11

Jour 11

1° EXERCICE

3. NECK ROLL (étirements, renforcement et tonification) – page n. 34

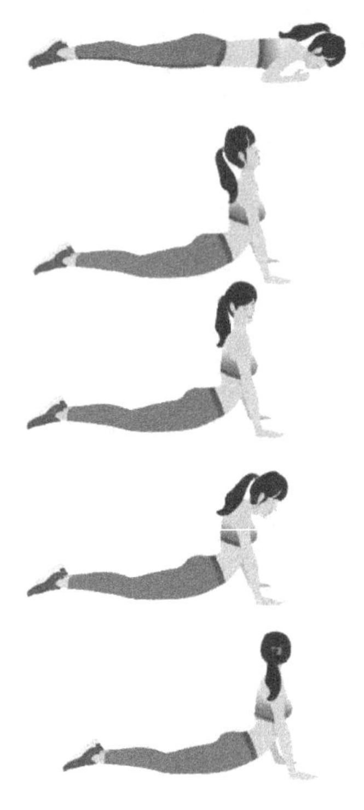

Effectuer 15 répétitions

2 ° EXERCICE

7. CERCLE DES HANCHES (étirements, renforcement et tonification) – page n. 42

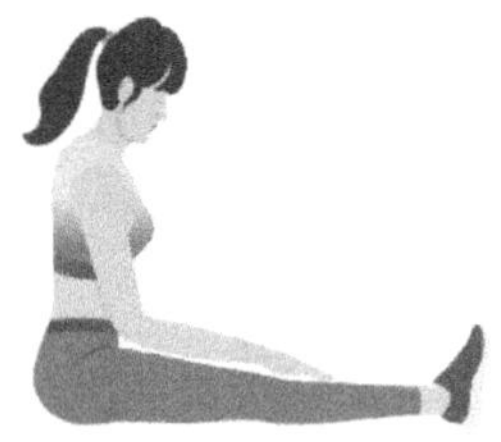

Effectuer 15 répétitions

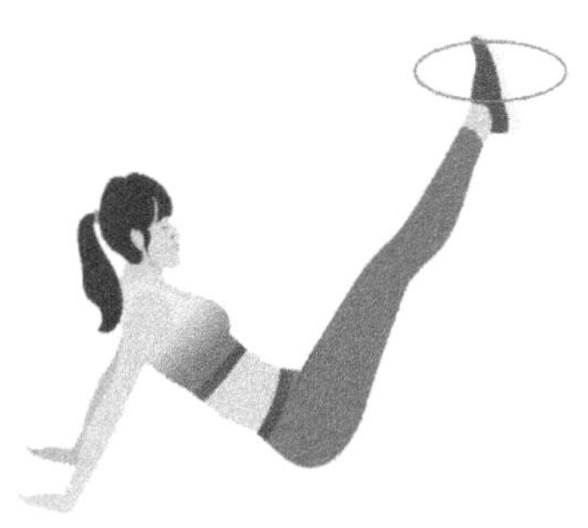

JOUR 11

11. SPINE TWIST (étirements et tonification) – page n. 50

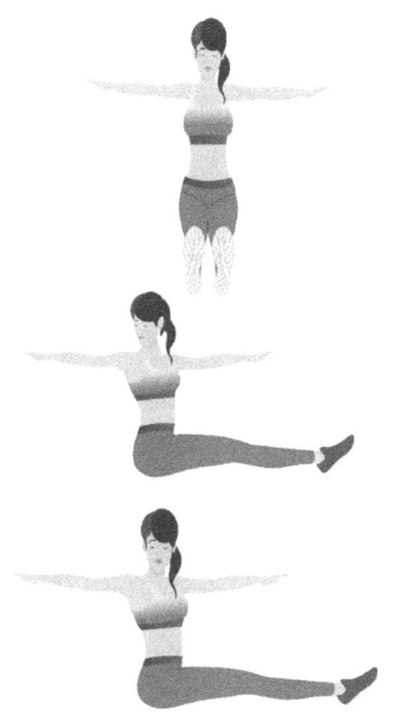

Effectuer 30 répétitions

4° EXERCICE

13. CERCLES SUR UNE JAMBE (renforcement et tonification) – page n. 54

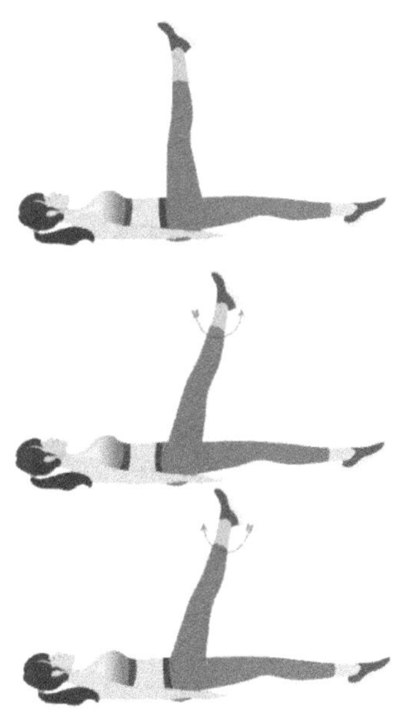

Effectuer 15 répétitions

JOUR 11

5 ° EXERCICE

16. LEG PULL FRONT (renforcement et tonification) – page n. 60

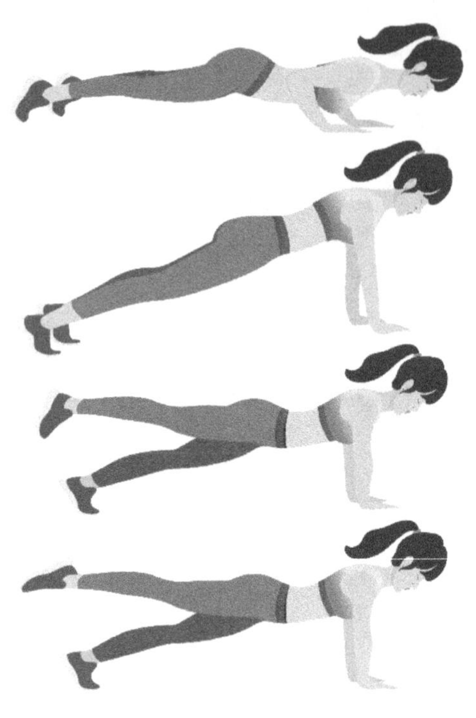

Effectuer 15 répétitions

6° EXERCICE

20. PLANK ROCK (renforcement et tonification) – page n. 68

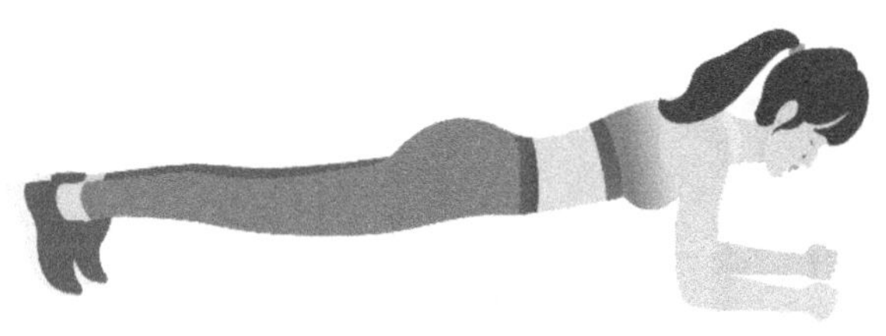

Effectuez 30 répétitions pendant 3 minutes

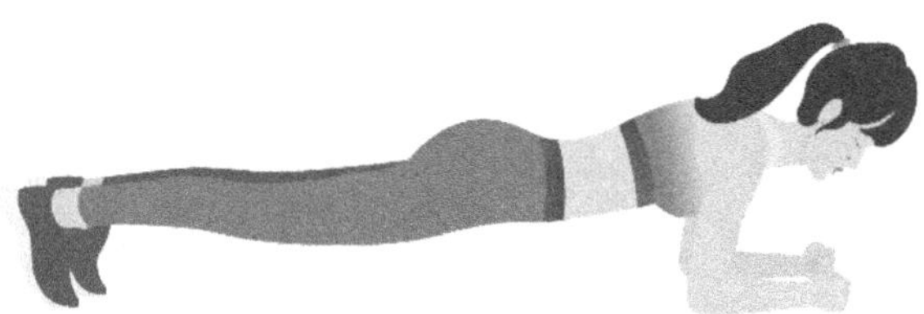

JOUR 11

7 ° EXERCICE

22. SIDE KICK (tonification) – page n. 72

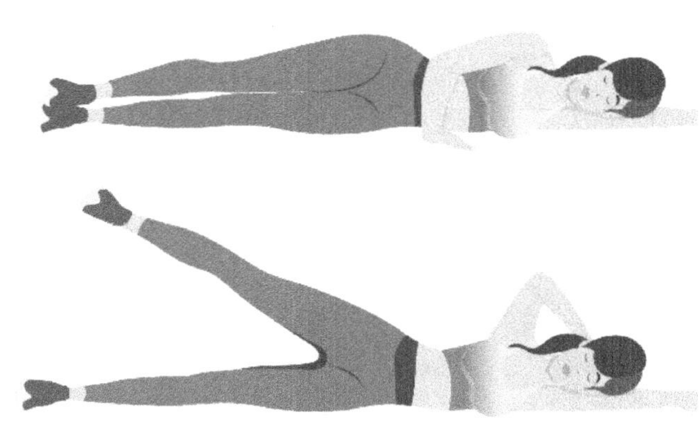

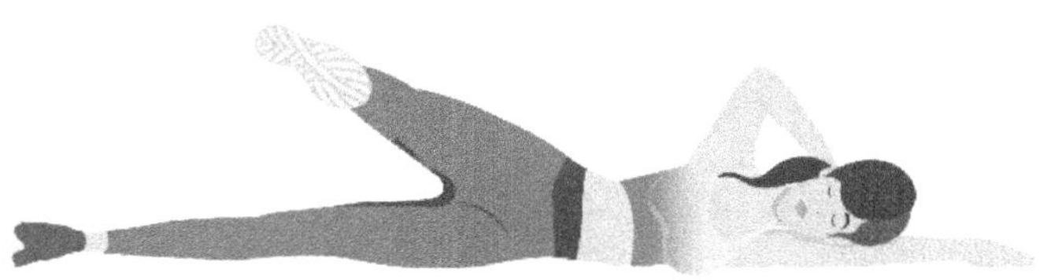

Effectuer 30 répétitions

8° EXERCICE

4. COUP DE PIED SUR UNE JAMBE (étirements) – page n. 36

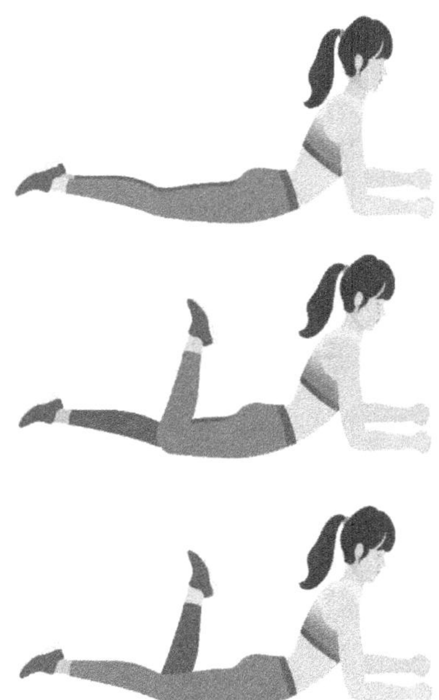

Effectuer 15 répétitions

JOUR 12

Jour-12

1° EXERCICE

4. COUP DE PIED SUR UNE JAMBE (étirements) – page n. 36

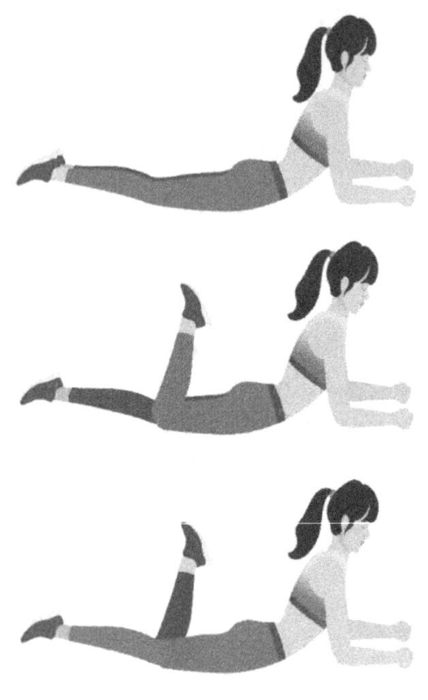

Effectuer 15 répétitions

2° EXERCICE

8. HIP DIP (étirements, renforcement et tonification) – page n. 44

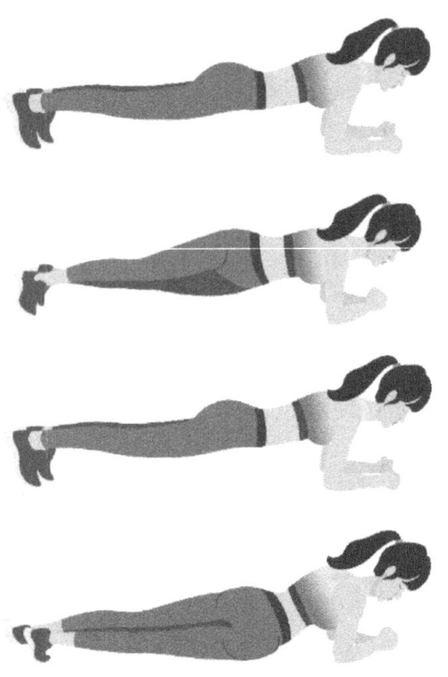

Effectuer 15 répétitions

JOUR 12

3 ° EXERCICE

12. CENT (renforcement et tonification) – page n. 52

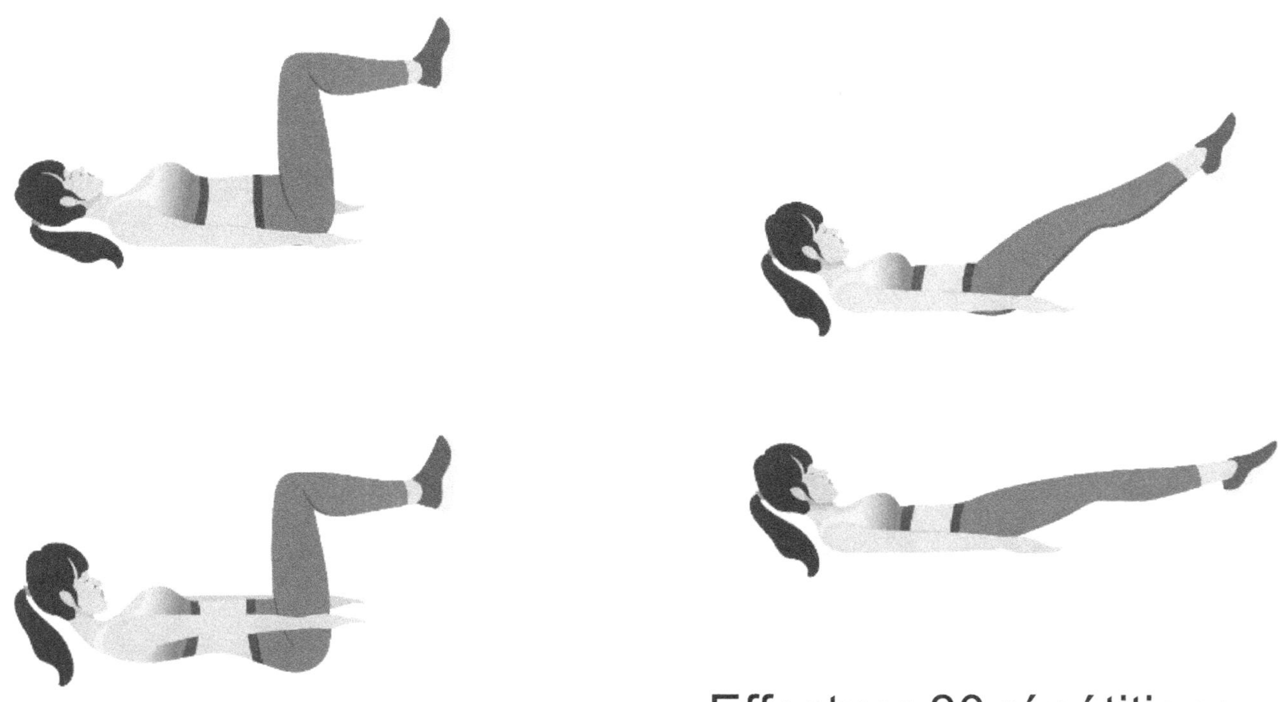

Effectuer 30 répétitions

4 ° EXERCICE

17. NATATION (renforcement et tonification) – page n. 62

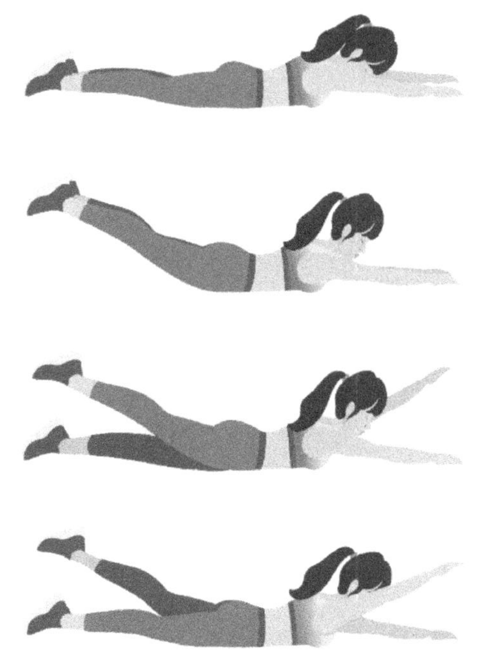

Effectuer 15 répétitions

JOUR 12

5 ° EXERCICE

19. PLANK LEG LIFT (renforcement et tonification) – page n. 66

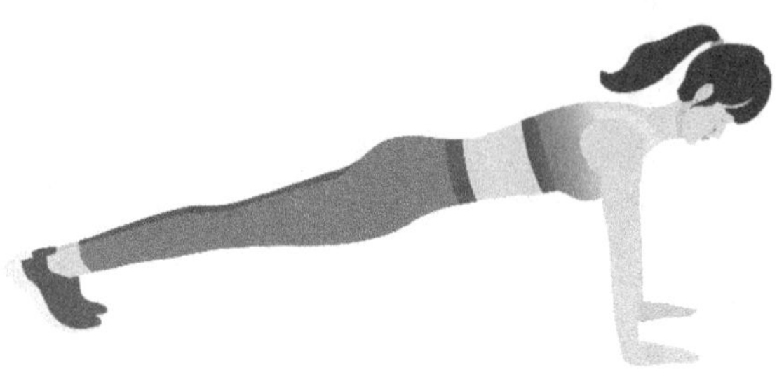

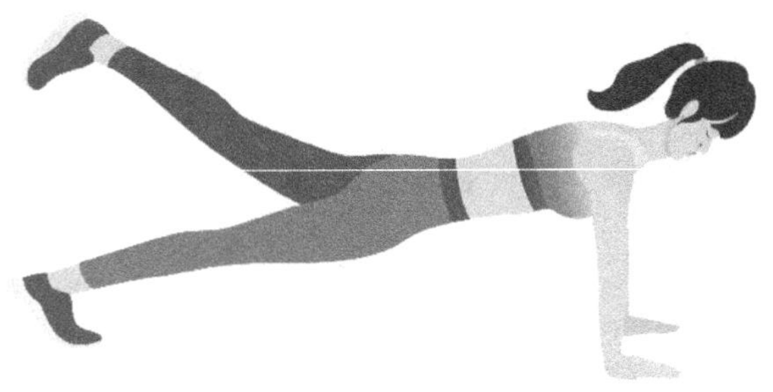

Effectuer 30 répétitions

6 ° EXERCICE

21. GRIMPEUR DE MONTAGNE À MOTION LENTE (renforcement et tonification) – page n. 70

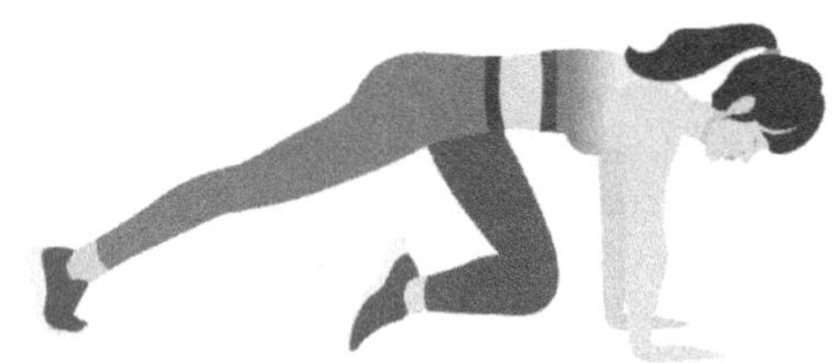

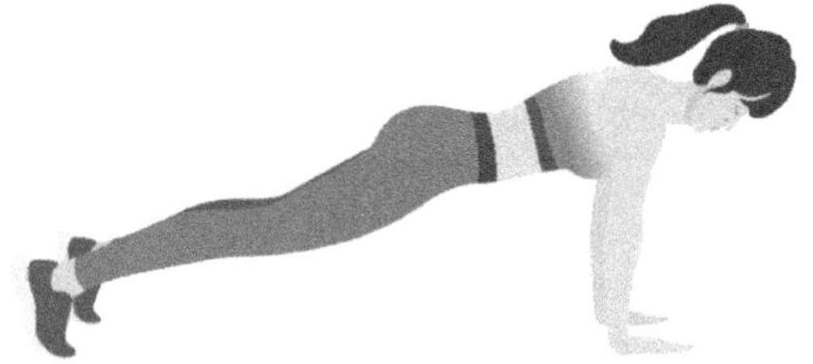

Effectuez 20 répétitions pendant 2 minutes

JOUR 12

7 ° EXERCICE

23. ROLL OVER (Tonifiant)

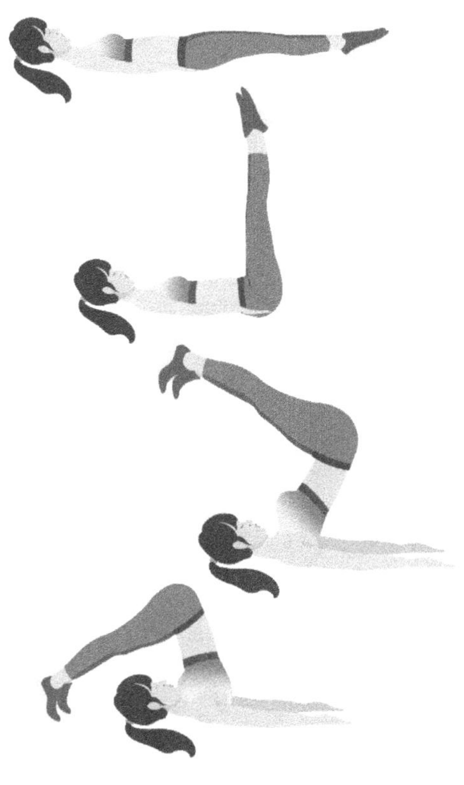

Effectuer 15 répétitions

8 ° EXERCICE

5. étirement d'une seule jambe (étirement et tonification)

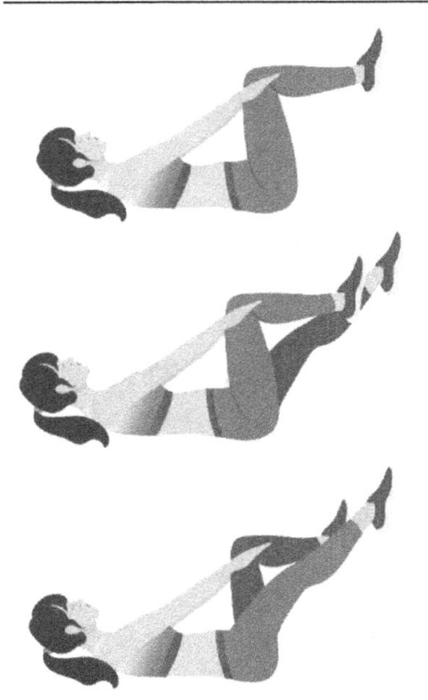

Effectuer 15 répétitions

JOUR 13

Jour 13

1° EXERCICE

1. SPINE STRECH (étirement) – page n. 30

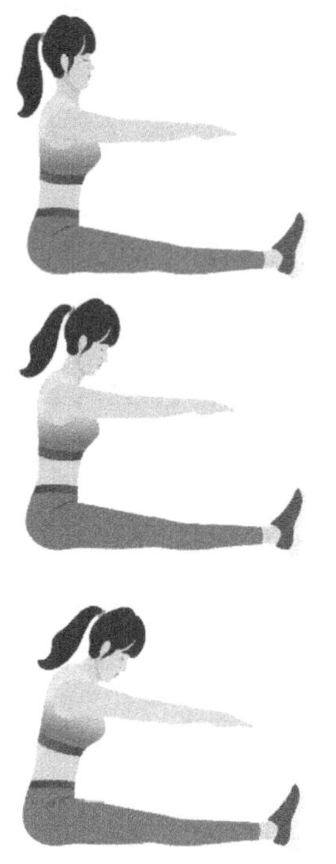

Effectuer 15 répétitions

2° EXERCICE

5. ÉTIREMENT D'UNE JAMBE (Étirement et tonification) – page n. 38

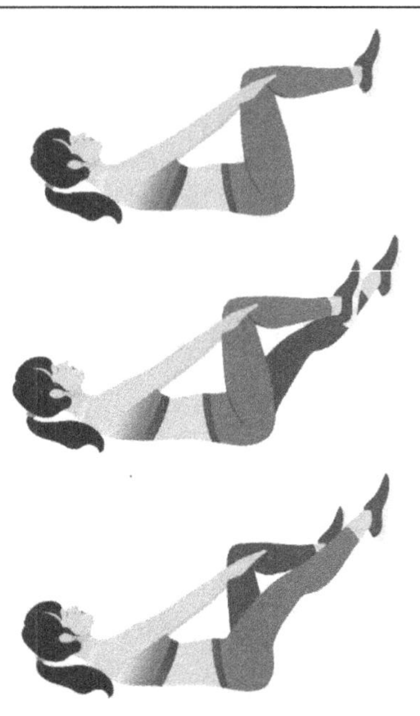

Effectuer 15 répétitions

JOUR 13

3º EXERCICE

9. CHEST LIFT (étirements et tonification) – page n. 46

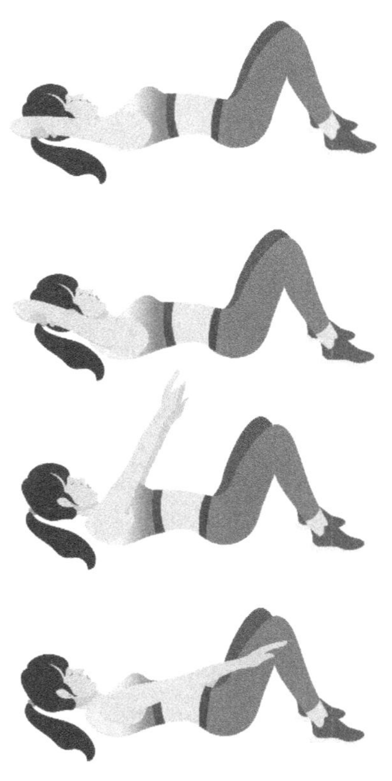

Effectuer 15 répétitions

4º EXERCICE

14. TIRE-BOUCHON (renforcement et tonification) – page n. 56

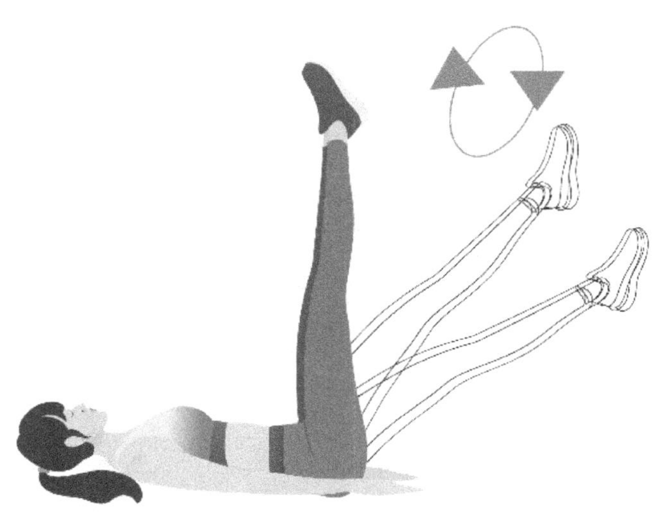

Effectuer 30 répétitions

JOUR 13

5° EXERCICE

18. PLANCHE (renforcement et tonification) – page n. 64

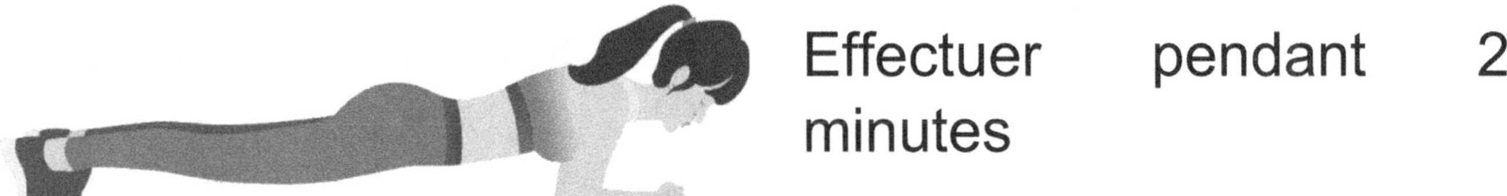

Effectuer pendant 2 minutes

6° EXERCICE

20. PLANK ROCK (renforcement et tonification) – page n. 68

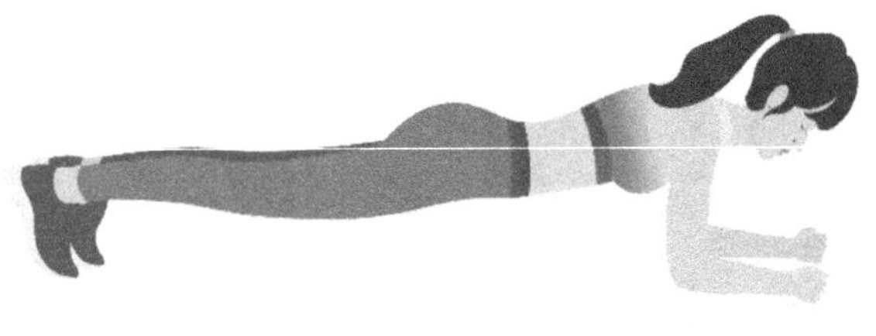

Effectuez 30 répétitions en 3 minutes

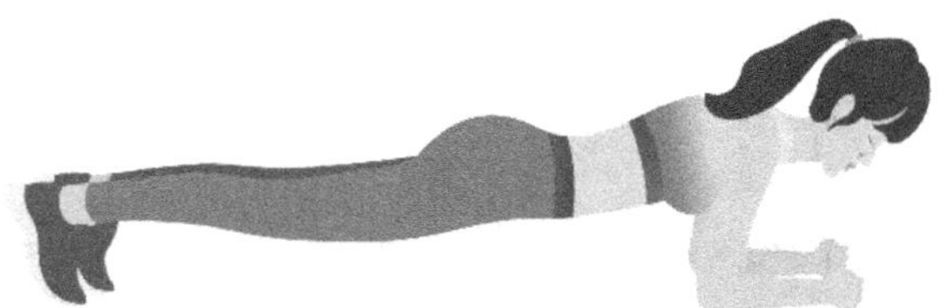

JOUR 13

7° EXERCICE

22. SIDE KICK (tonifiant) – page n. 74

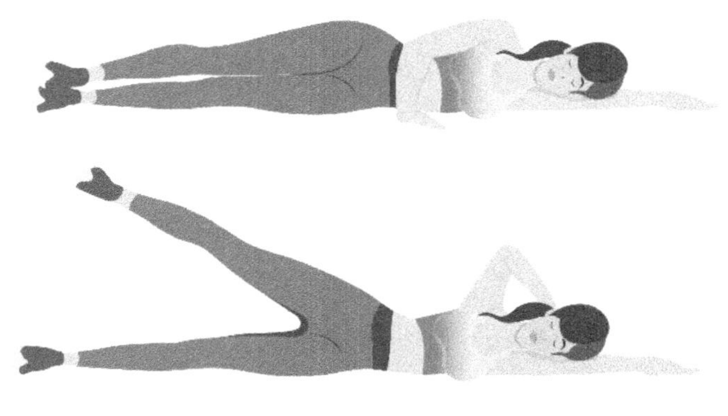

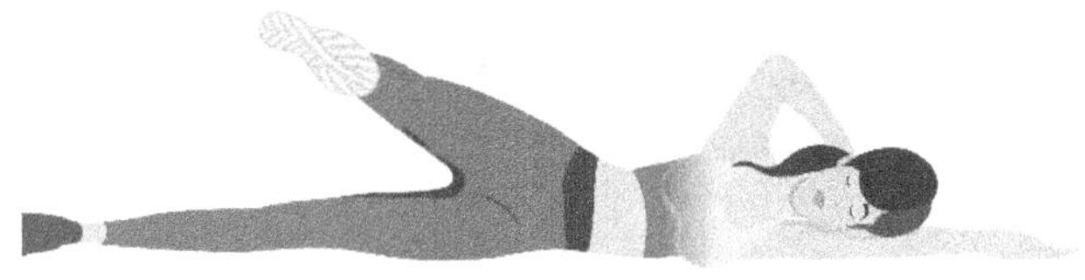

Effectuer 30 répétitions

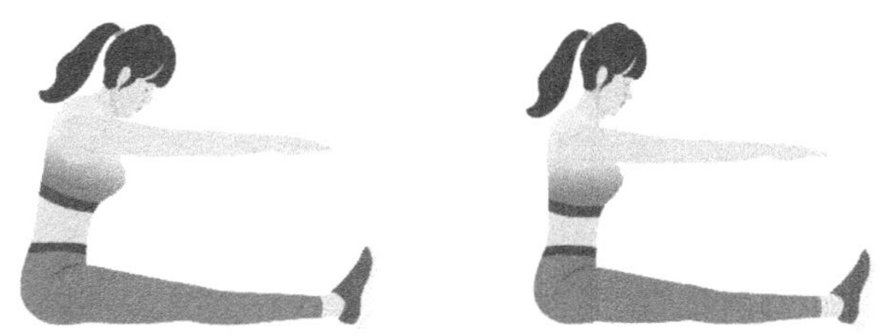

8° EXERCICE

2. ÉTIREMENT DE LA Colonne Vertébrale VERS L'AVANT (étirement) – page n. 32

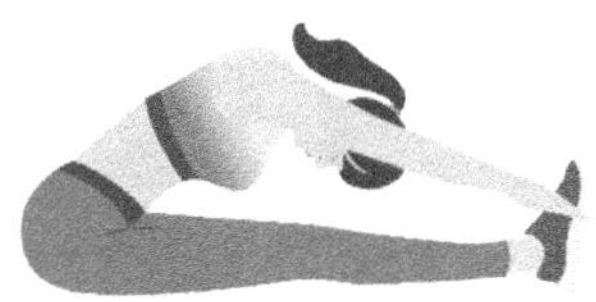 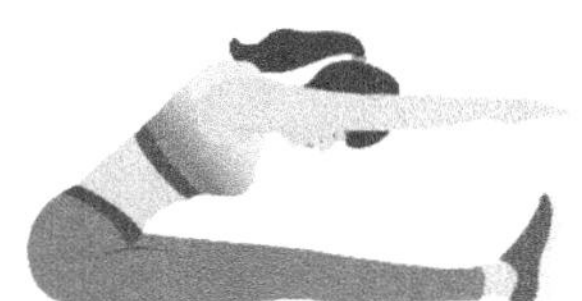

Effectuer 15 répétitions

JOUR 14

Jour-14

1° EXERCICE

2. ÉTIREMENT DE LA Colonne Vertébrale VERS L'AVANT (étirement) – pag. 32

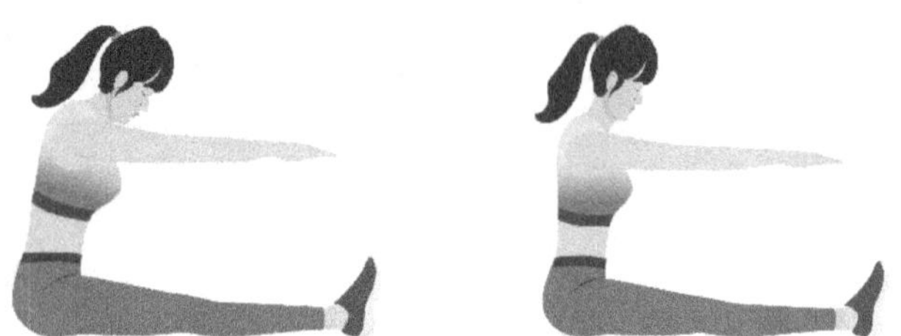

Effectuer 15 répétitions

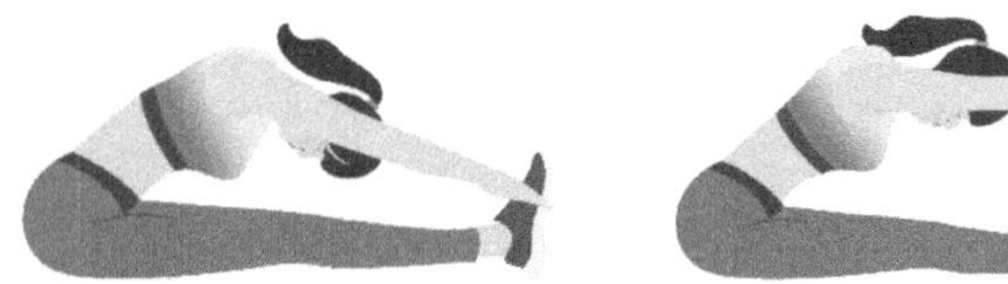

2 °EXERCICE

6. NECK PULL (étirements, renforcement et tonification) – page n. 40

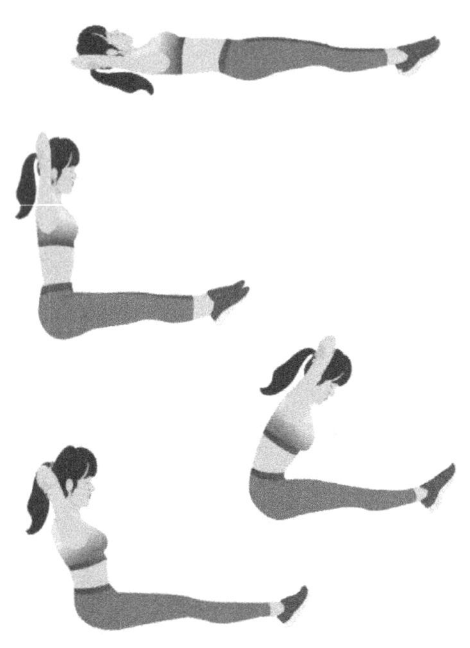

Effectuer 15 répétitions

JOUR 14

3 ° EXERCICE

10. ROLL UP (étirements, renforcement et tonification) – page n. 48

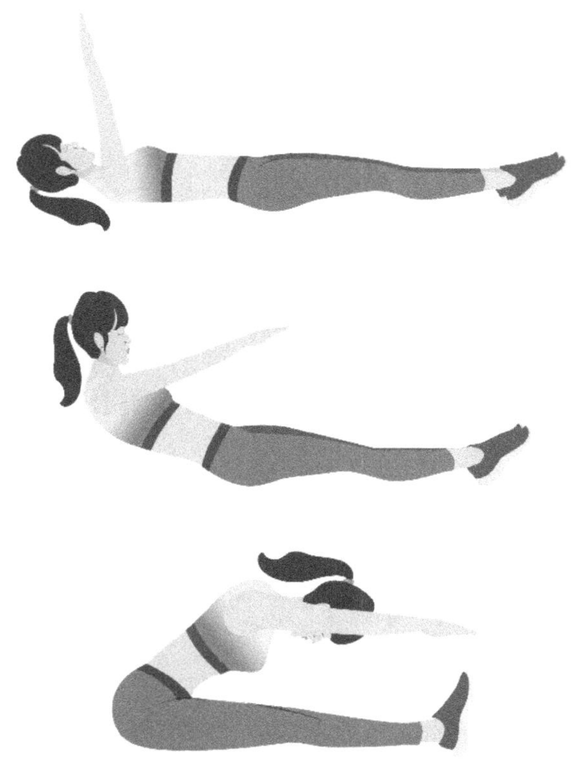

Effectuer 15 répétitions

4 ° EXERCICE

15. PONT D'ÉPAULE (renforcement et tonification) – page n. 58

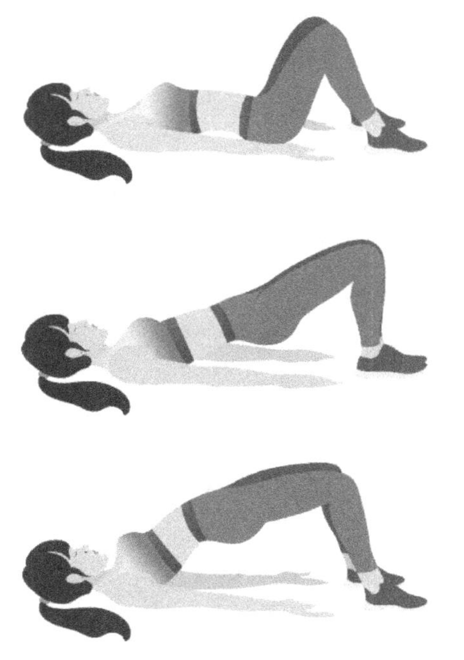

Effectuer 30 répétitions

JOUR 14

5 ° EXERCICE

19. PLANK LEG LIFT (renforcement et tonification) – page n. 66

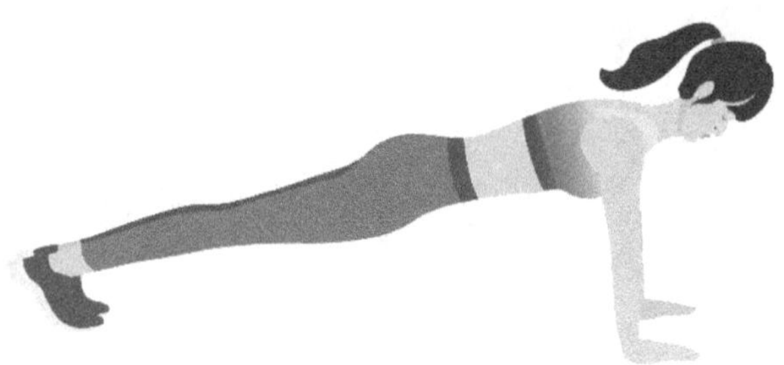

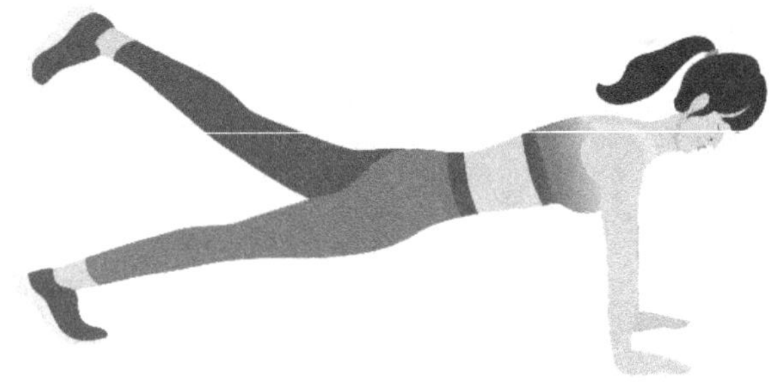

Effectuer 30 répétitions

6 ° EXERCICE

21. GRIMPEUR DE MONTAGNE À MOTION LENTE (renforcement et tonification) – page n. 70

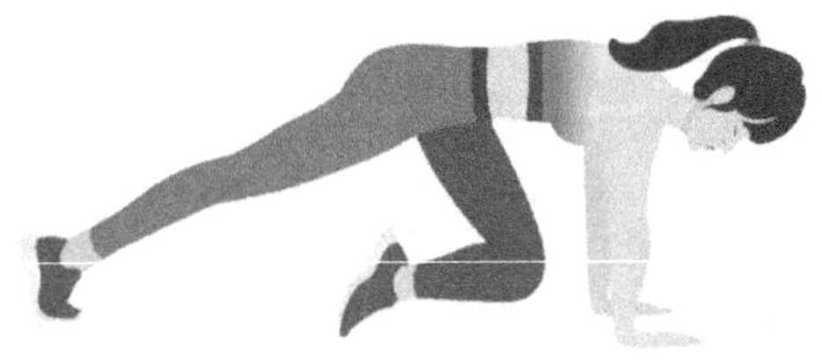

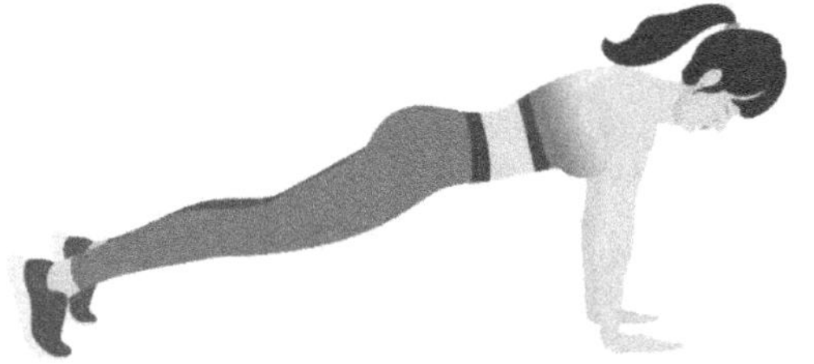

Effectuez 20 répétitions pendant 2 minutes

JOUR 15

7 ° EXERCICE

23. ROLL OVER (Tonique) – page n. 74

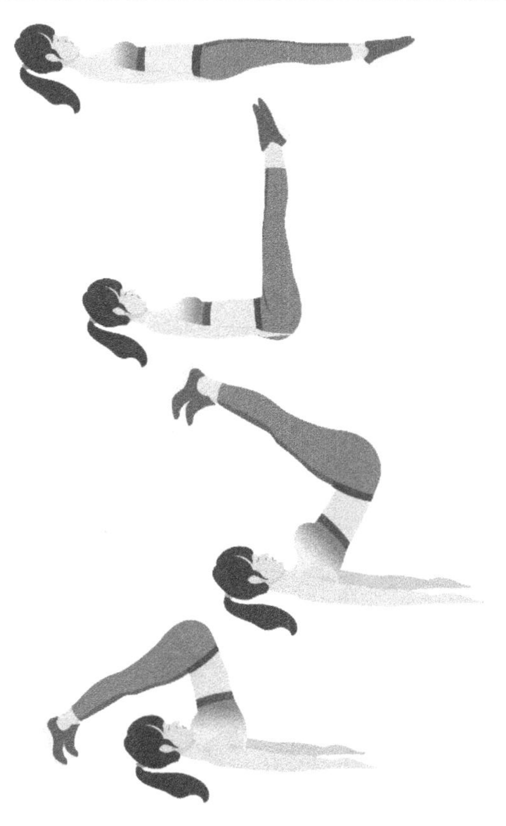

Effectuer 15 répétitions

8 ° EXERCICE

3. NECK ROLL (étirements, renforcement et tonification) – page n. 34

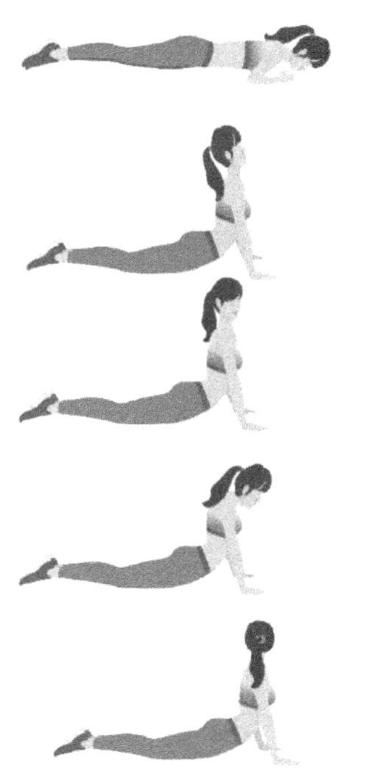

Effectuer 15 répétitions

JOUR 15

Jour-15

1° EXERCICE

3. NECK ROLL (étirements, renforcement et tonification) – page n. 34

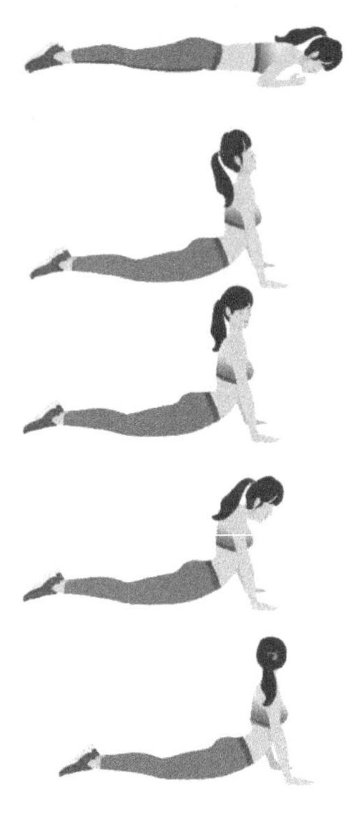

Effectuer 15 répétitions

2 °EXERCICE

7. CERCLE DES HANCHES (étirements, renforcement et tonification) – page n. 42

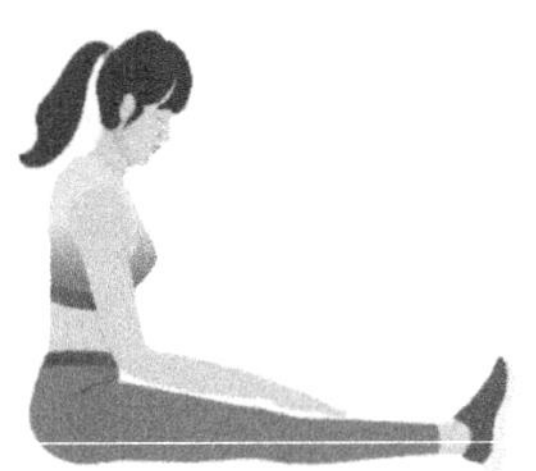

Effectuer 15 répétitions

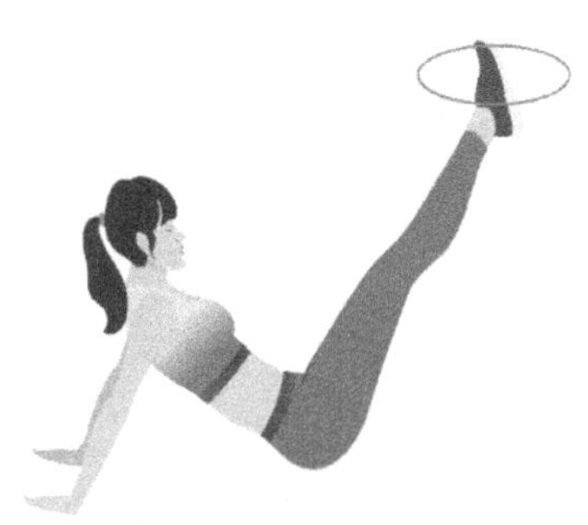

JOUR 15

3 ° EXERCICE

11. SPINE TWIST (étirements et tonification) – page n. 50

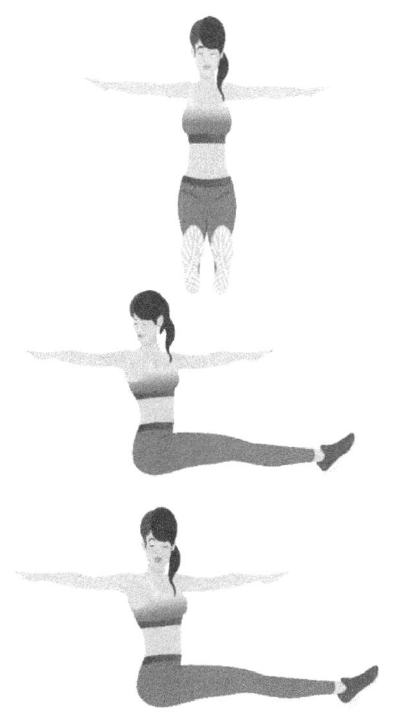

Effectuer 30 répétitions

4° EXERCICE

13. CERCLES SUR UNE JAMBE (renforcement et tonification) – page n. 54

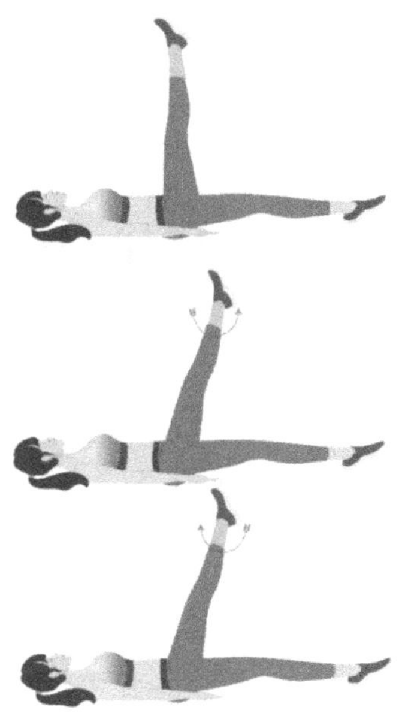

Effectuer 15 répétitions

JOUR 15

5 ° EXERCICE

16. LEG PULL FRONT (renforcement et tonification) – page n. 60

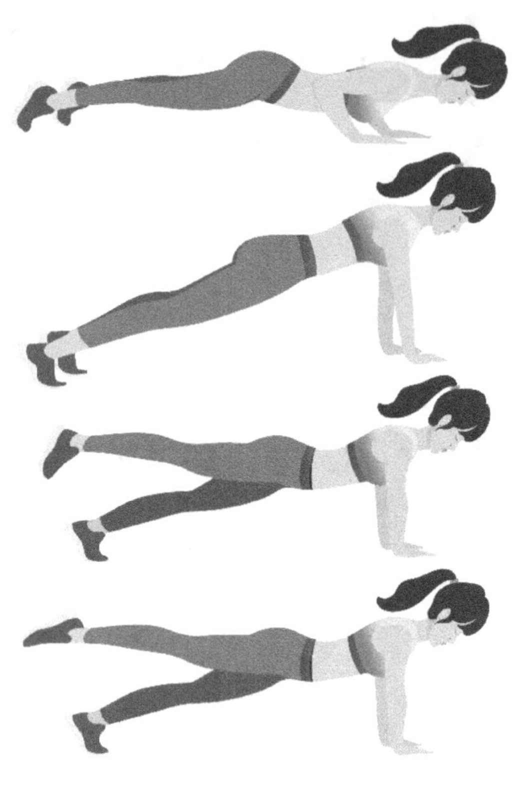

Effectuer 15 répétitions

6° EXERCICE

20. PLANK ROCK (renforcement et tonification) – page n. 68

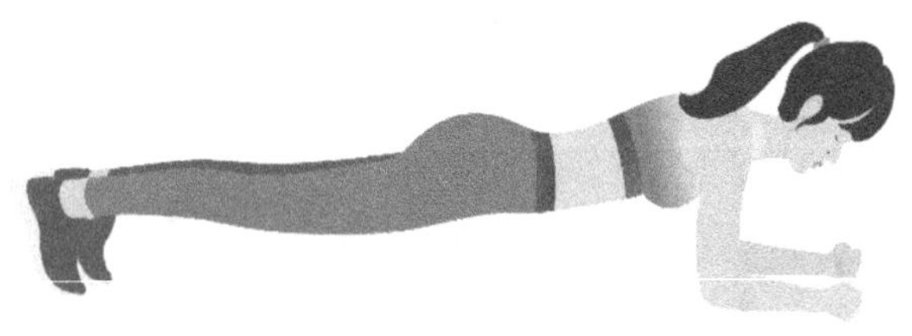

Effectuez 30 répétitions pendant 3 minutes

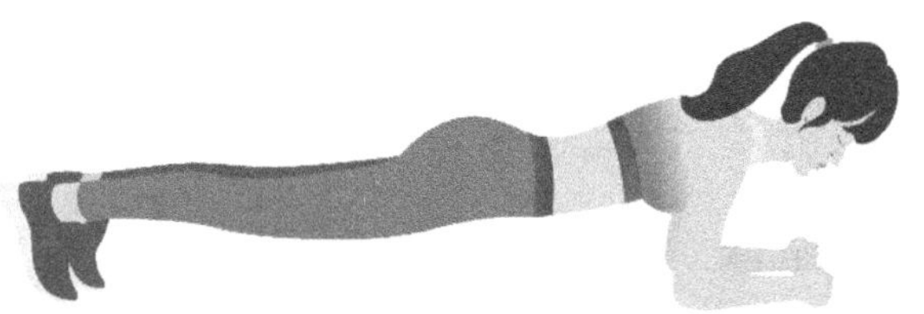

JOUR 15

7° EXERCICE

22. SIDE KICK (tonification) – page n. 72

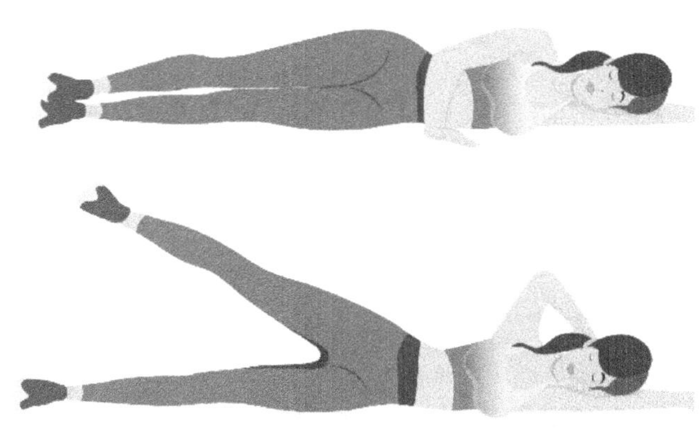

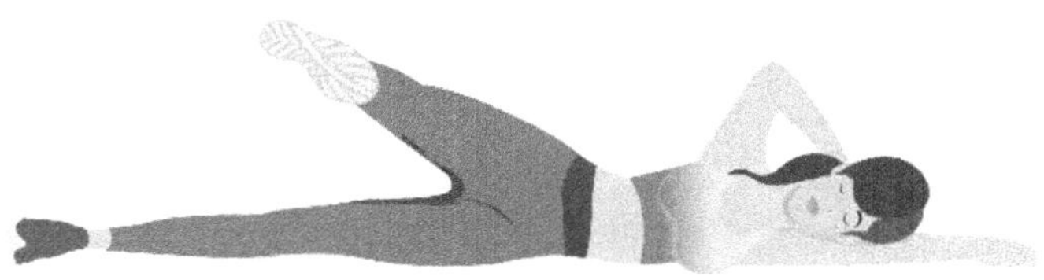

Effectuer 30 répétitions

8° EXERCICE

4. COUP DE PIED SUR UNE JAMBE (étirements) – page n. 36

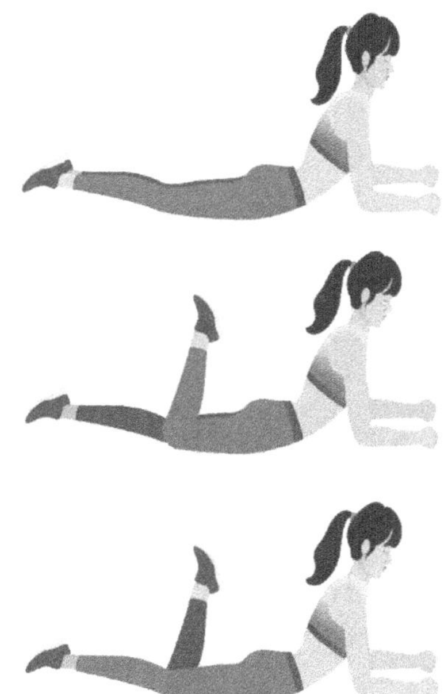

Effectuer 15 répétitions

JOUR 16

Jour-16

1° EXERCICE

4. COUP DE PIED SUR UNE JAMBE (étirements) – page n. 36

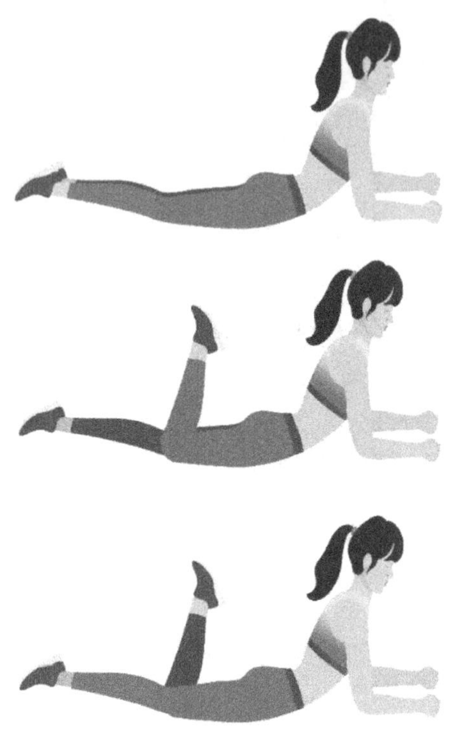

Effectuer 15 répétitions

2° EXERCICE

8. HIP DIP (étirements, renforcement et tonification) – page n. 44

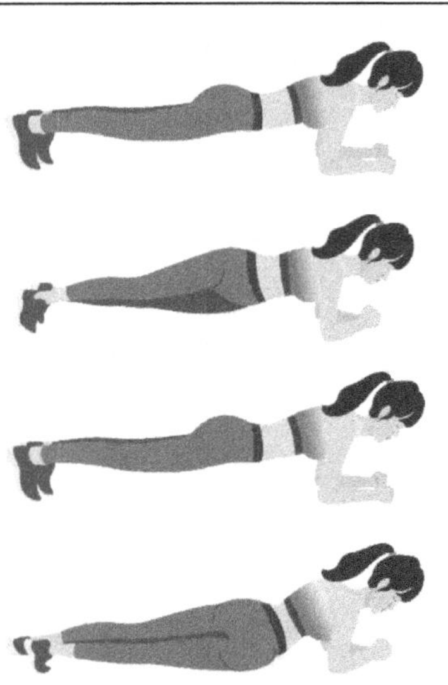

Effectuer 15 répétitions

JOUR 16

3 ° EXERCICE

12. CENT (renforcement et tonification) – page n. 52

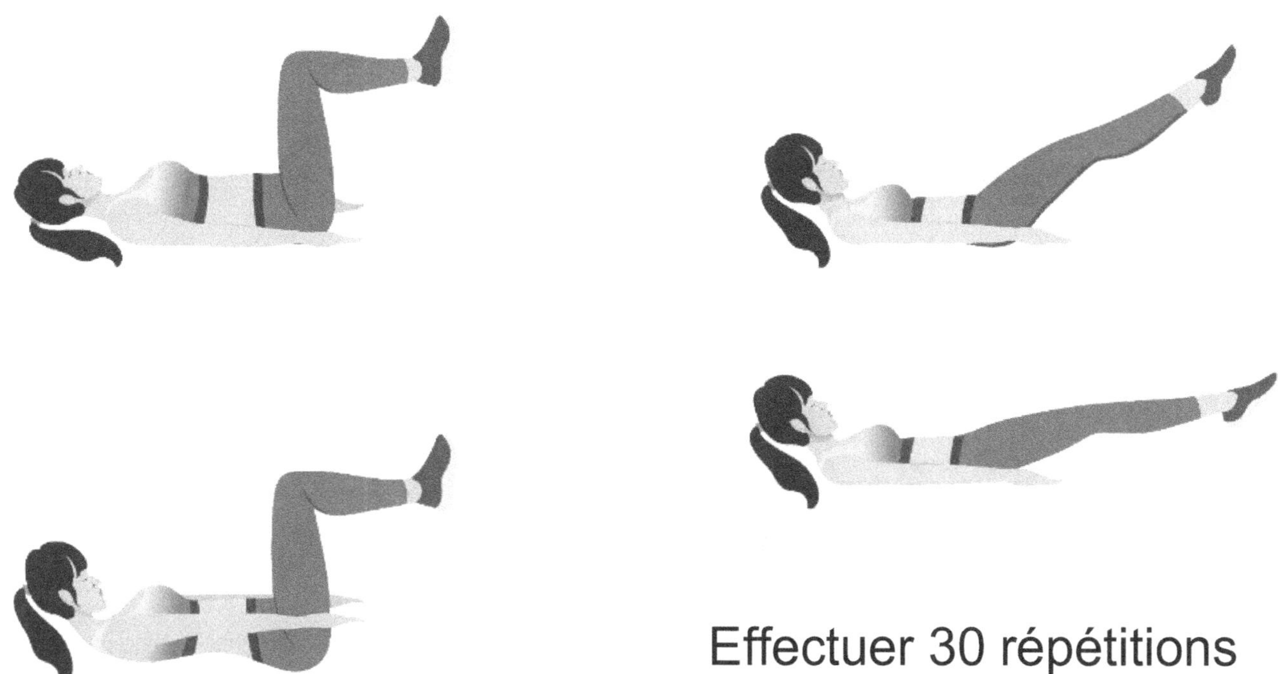

Effectuer 30 répétitions

4 ° EXERCICE

17. NATATION (renforcement et tonification) – page n. 62

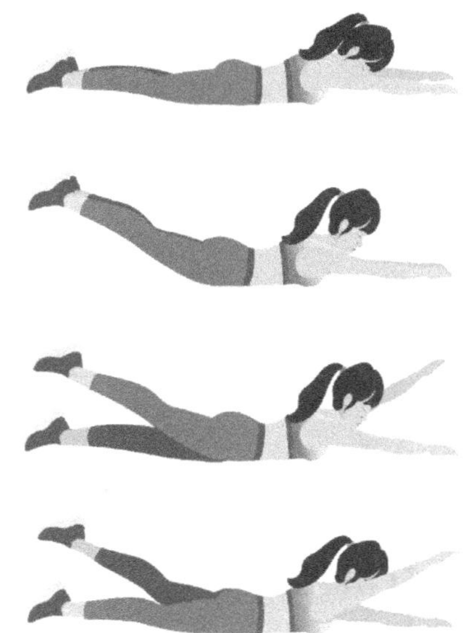

Effectuer 15 répétitions

JOUR 16

5 ° EXERCICE

19. PLANK LEG LIFT (renforcement et tonification) – page n. 66

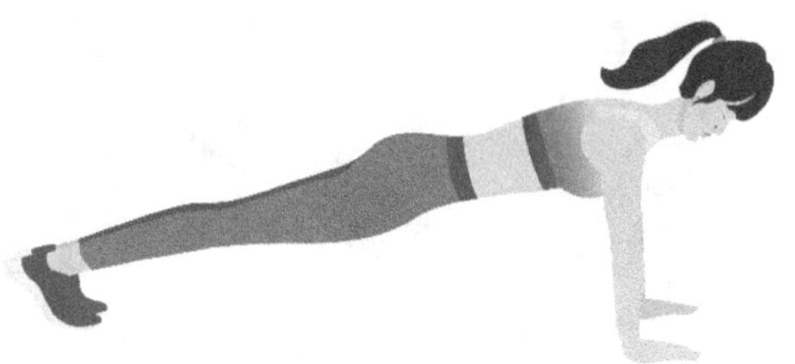

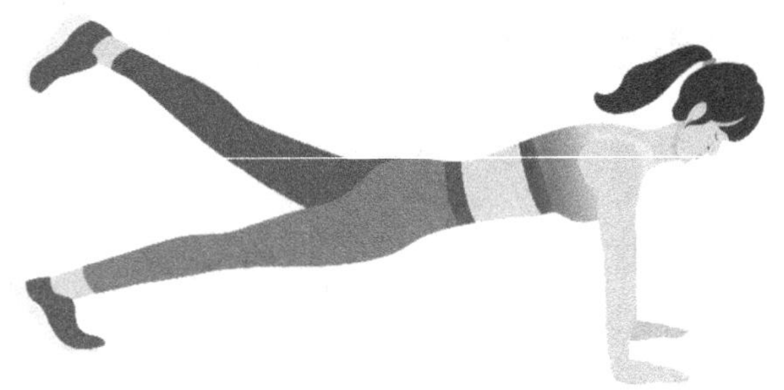

Effectuer 30 répétitions

6 ° EXERCICE

21. GRIMPEUR DE MONTAGNE À MOTION LENTE (renforcement et tonification) – page n. 70

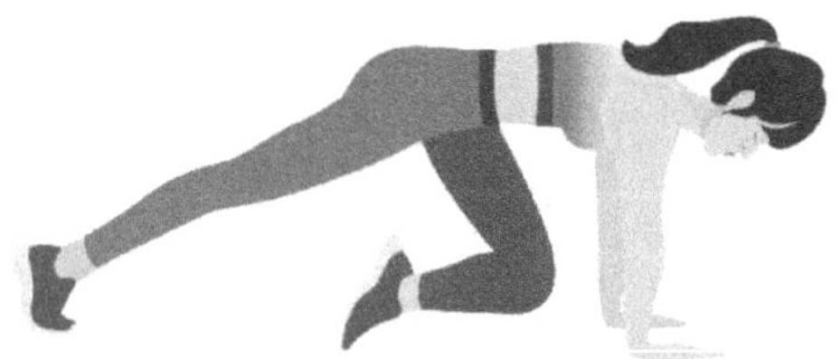

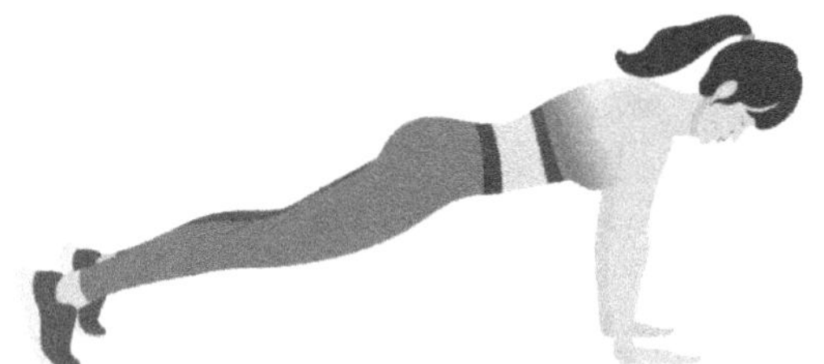

Effectuez 20 répétitions pendant 2 minutes

JOUR 16

7 ° EXERCICE

23. ROLL OVER (Tonifiant)

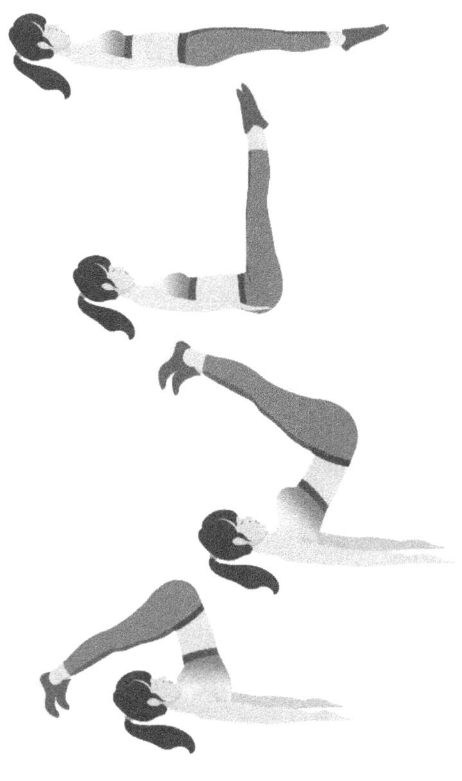

Effectuer 15 répétitions

8 ° EXERCICE

5. étirement d'une seule jambe (étirement et tonification)

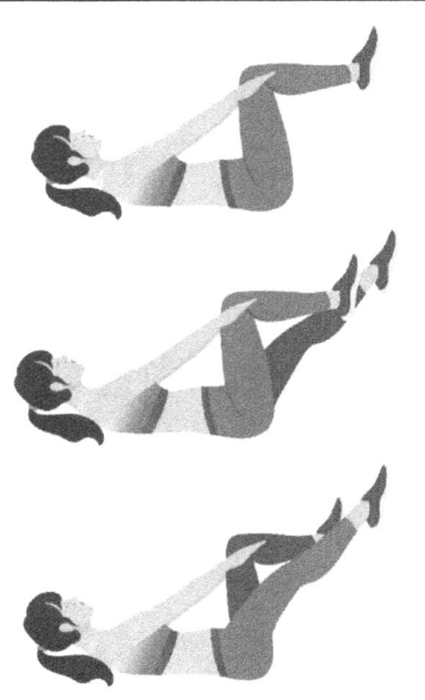

Effectuer 15 répétitions

JOUR 17

Jour 17

1° EXERCICE

1. SPINE STRECH (étirement) – page n. 30

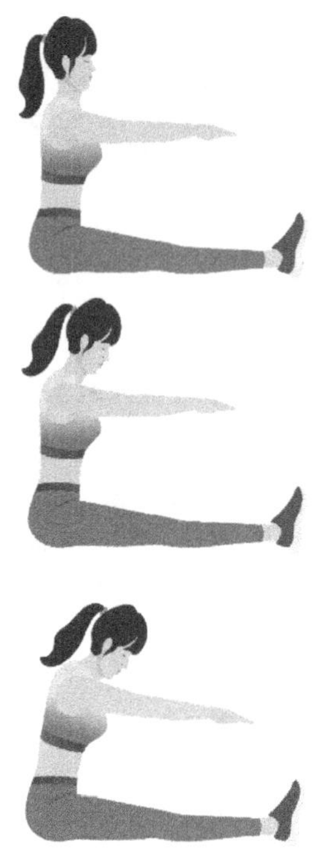

Effectuer 15 répétitions

2° EXERCICE

5. ÉTIREMENT D'UNE JAMBE (Étirement et tonification) – page n. 38

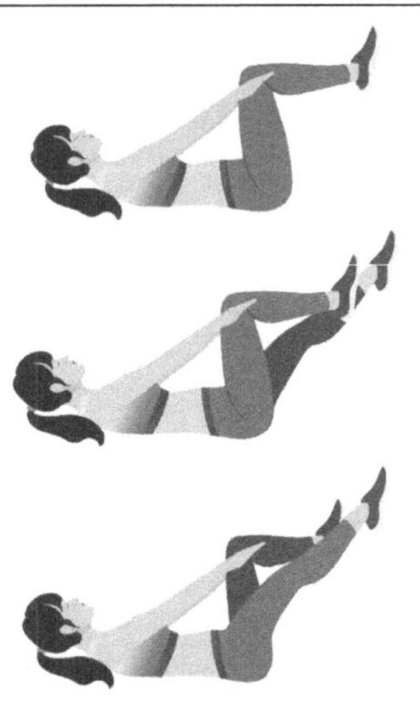

Effectuer 15 répétitions

JOUR 17

3º EXERCICE

9. CHEST LIFT (étirements et tonification) – page n. 46

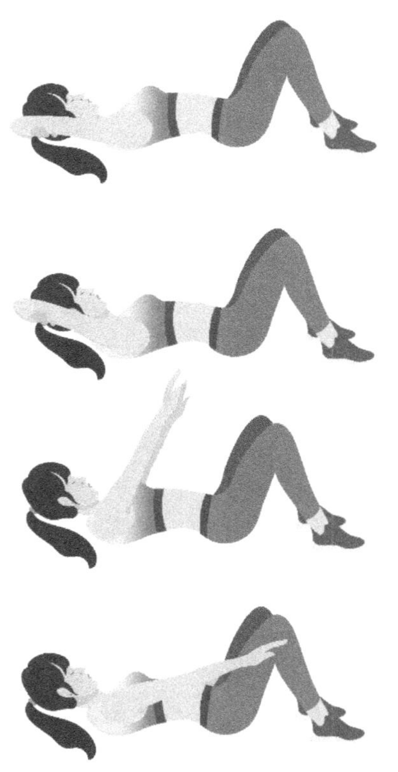

Effectuer 15 répétitions

4º EXERCICE

14. TIRE-BOUCHON (renforcement et tonification) – page n. 56

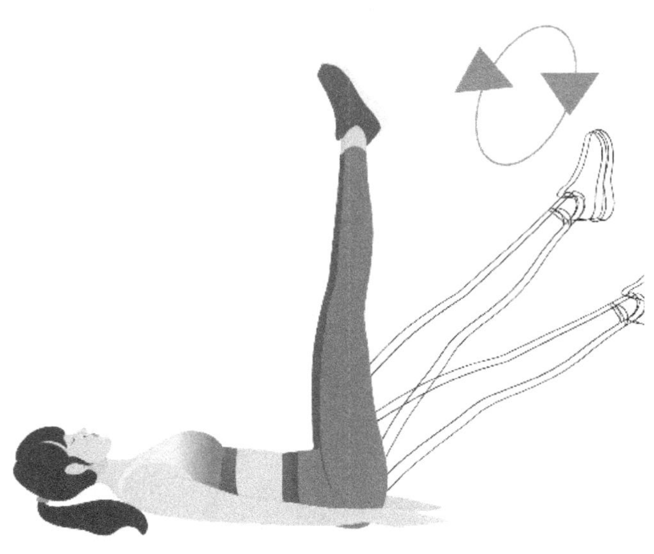

Effectuer 30 répétitions

JOUR 17

5° EXERCICE

18. PLANCHE (renforcement et tonification) – page n. 64

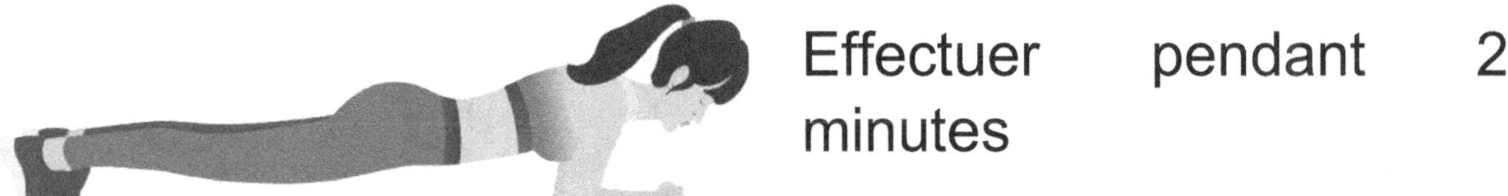

Effectuer pendant 2 minutes

6° EXERCICE

20. PLANK ROCK (renforcement et tonification) – page n. 68

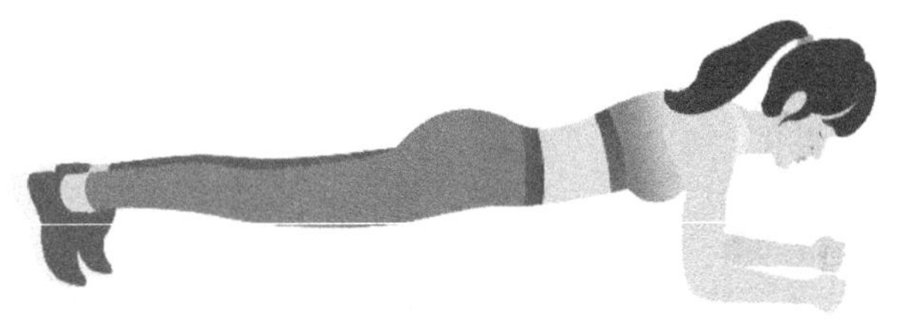

Effectuez 30 répétitions en 3 minutes

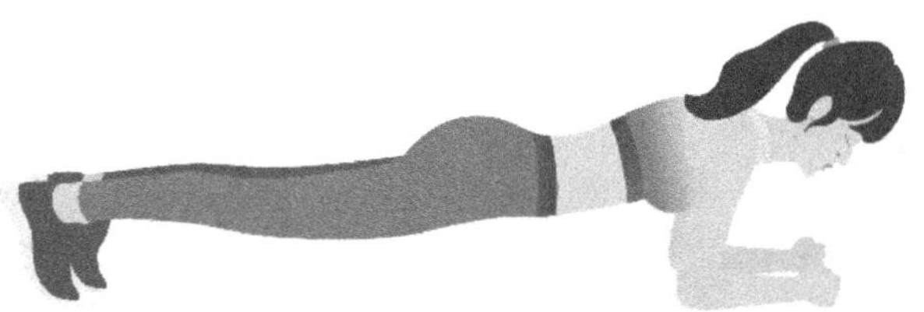

JOUR 17

7° EXERCICE

22. SIDE KICK (tonifiant) – page n. 74

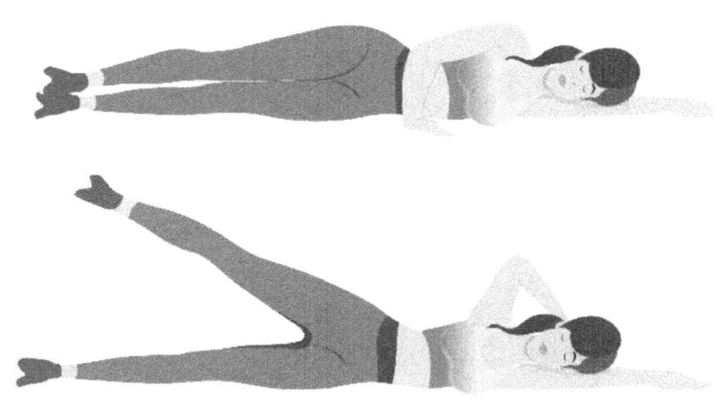

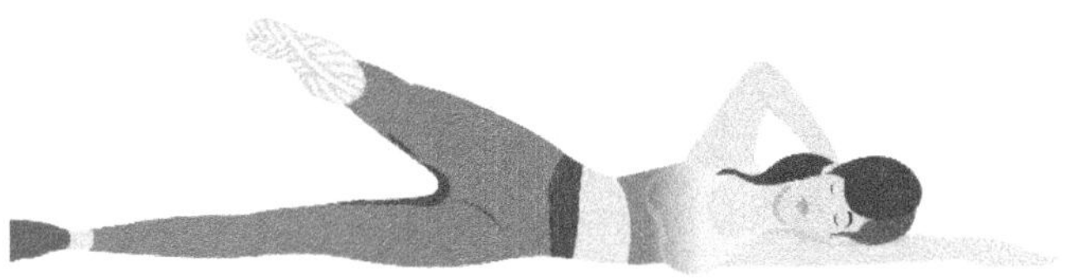

Effectuer 30 répétitions

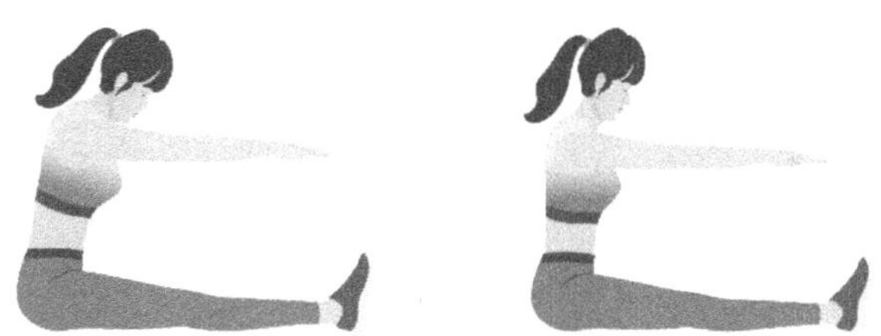

8° EXERCICE

2. ÉTIREMENT DE LA Colonne Vertébrale VERS L'AVANT (étirement) – page n. 32

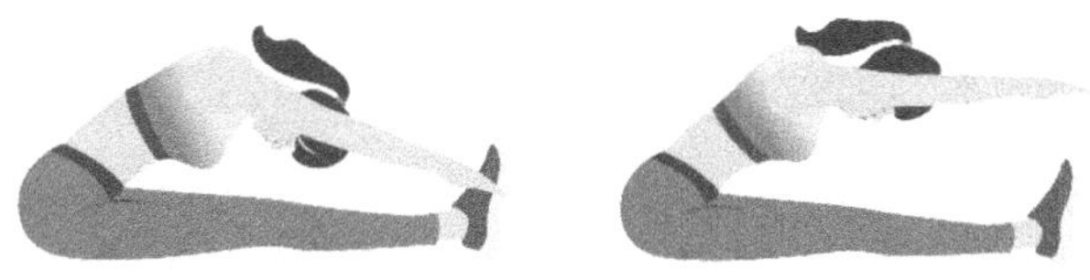

Effectuer 15 répétitions

JOUR 18

Jour-18

1° EXERCICE

2. ÉTIREMENT DE LA Colonne Vertébrale VERS L'AVANT (étirement) – pag. 32

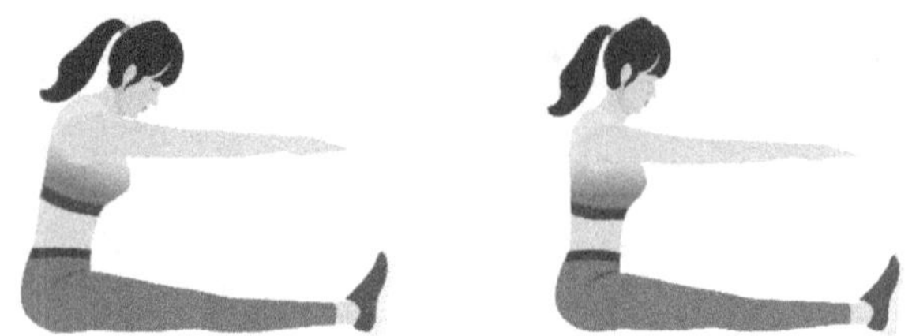

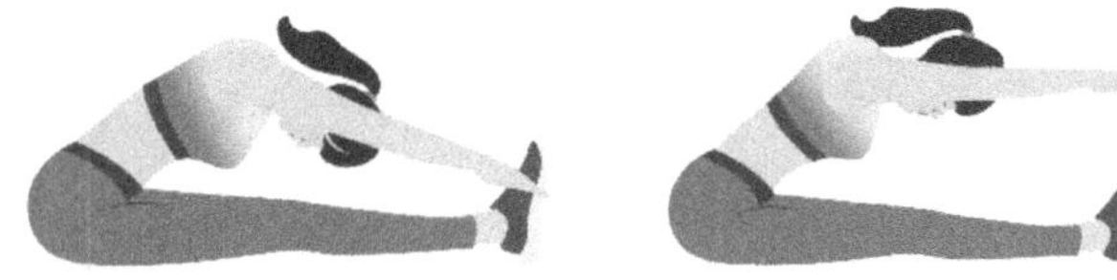

Effectuer 15 répétitions

2 °EXERCICE

6. NECK PULL (étirements, renforcement et tonification) – page n. 40

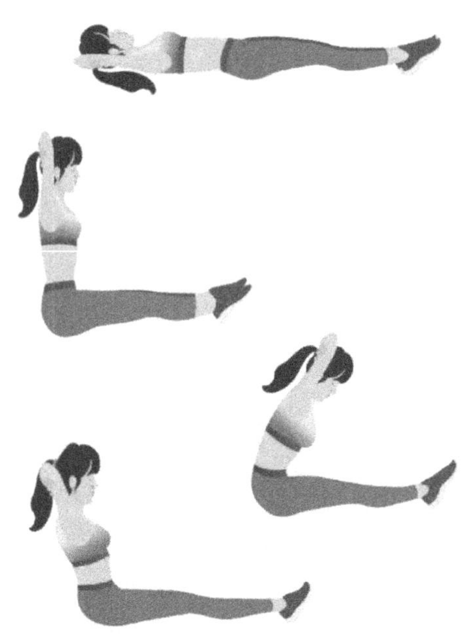

Effectuer 15 répétitions

JOUR 18

3 ° EXERCICE

10. ROLL UP (étirements, renforcement et tonification) – page n. 48

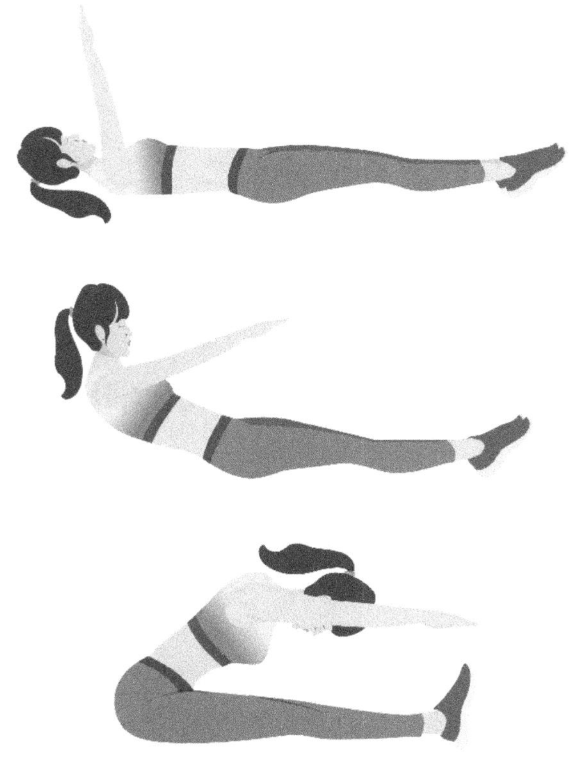

Effectuer 15 répétitions

4 ° EXERCICE

15. PONT D'ÉPAULE (renforcement et tonification) – page n. 58

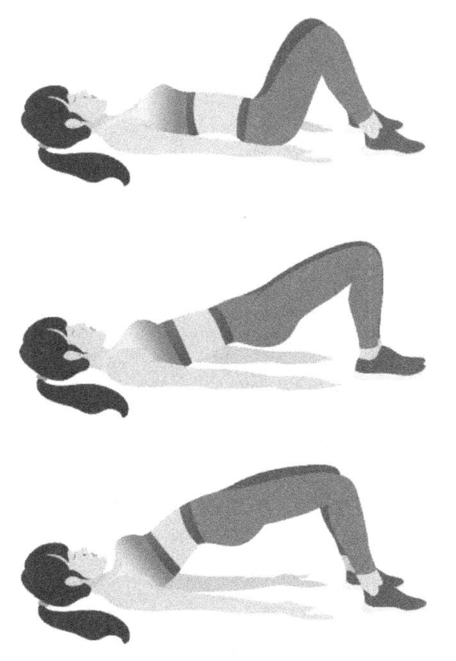

Effectuer 30 répétitions

JOUR 18

5 ° EXERCICE

19. PLANK LEG LIFT (renforcement et tonification) – page n. 66

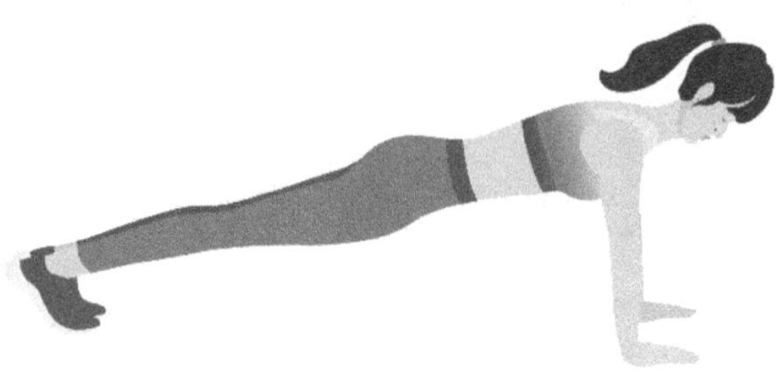

Effectuer 30 répétitions

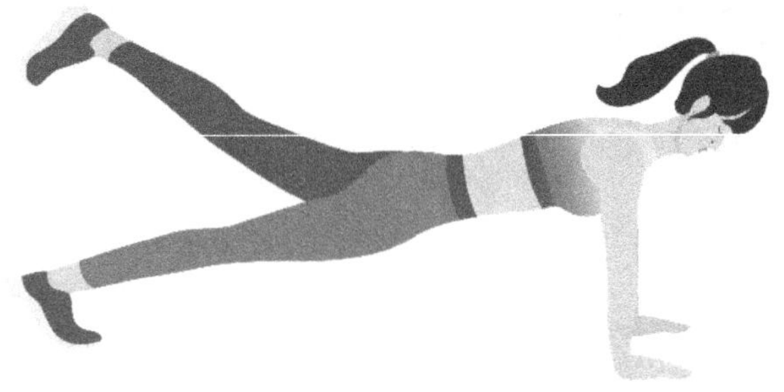

6 ° EXERCICE

21. GRIMPEUR DE MONTAGNE À MOTION LENTE (renforcement et tonification) – page n. 70

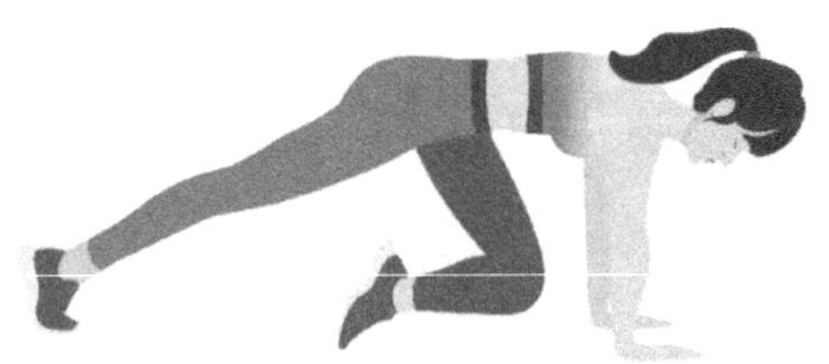

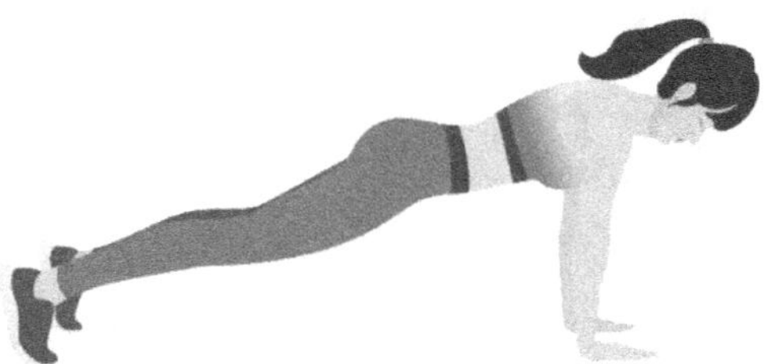

Effectuez 20 répétitions pendant 2 minutes

JOUR 19

7 ° EXERCICE

23. ROLL OVER (Tonique) – page n. 74

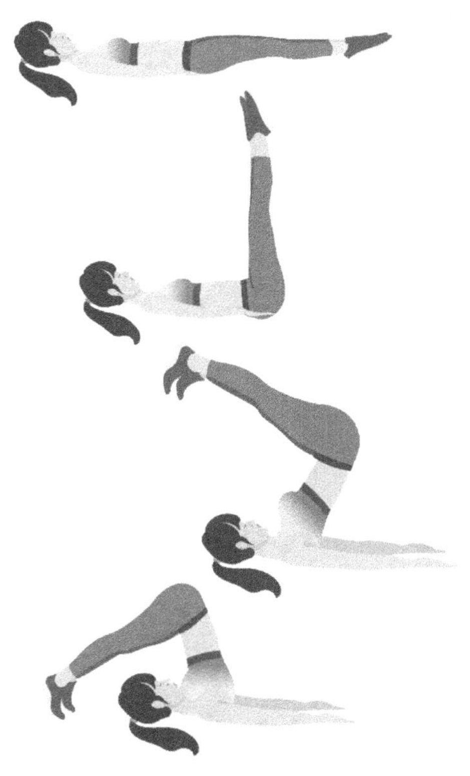

Effectuer 15 répétitions

8 ° EXERCICE

3. NECK ROLL (étirements, renforcement et tonification) – page n. 34

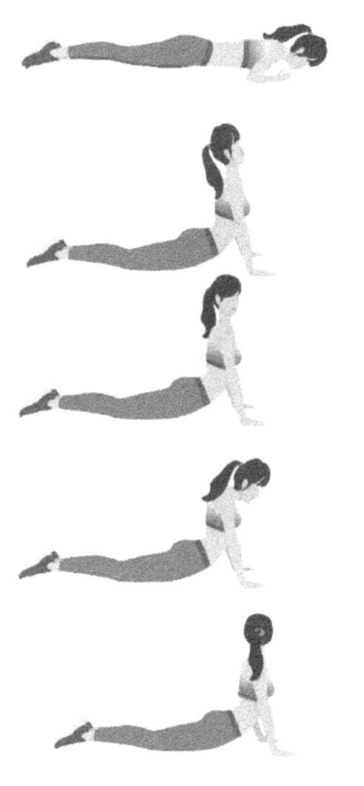

Effectuer 15 répétitions

JOUR 19

Jour-19

1° EXERCICE

3. NECK ROLL (étirements, renforcement et tonification) – page n. 34

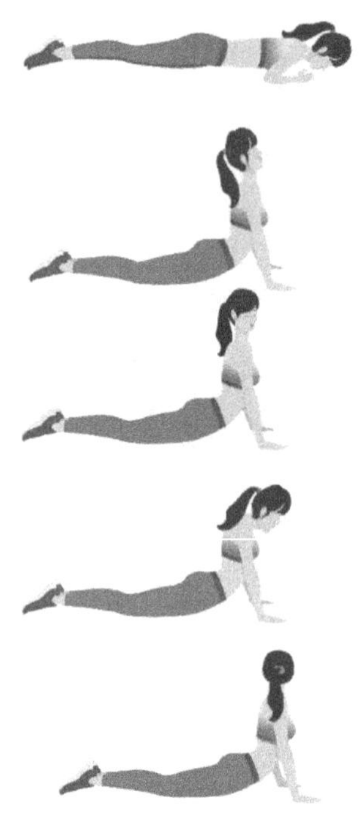

Effectuer 15 répétitions

2 °EXERCICE

7. CERCLE DES HANCHES (étirements, renforcement et tonification) – page n. 42

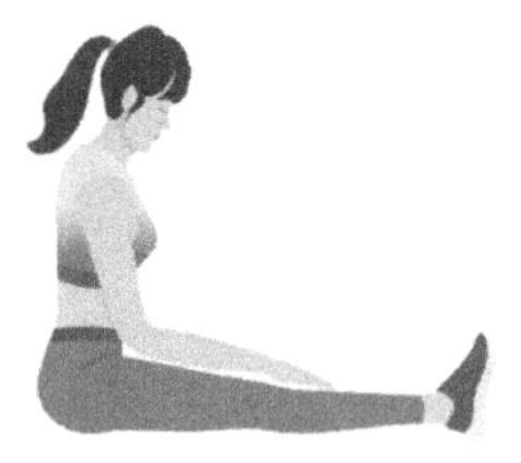

Effectuer 15 répétitions

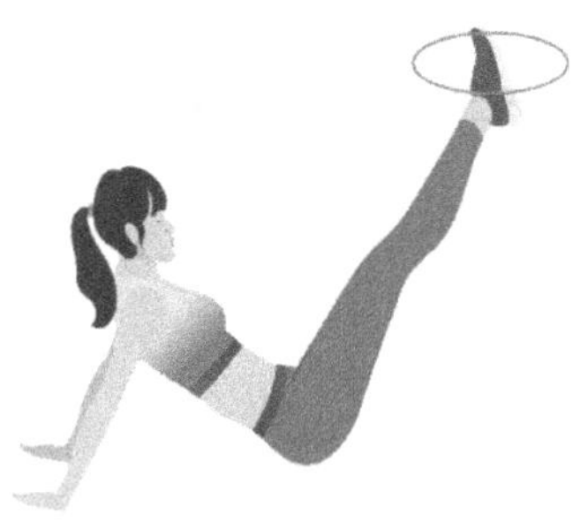

JOUR 19

3 ° EXERCICE

11. SPINE TWIST (étirements et tonification) – page n. 50

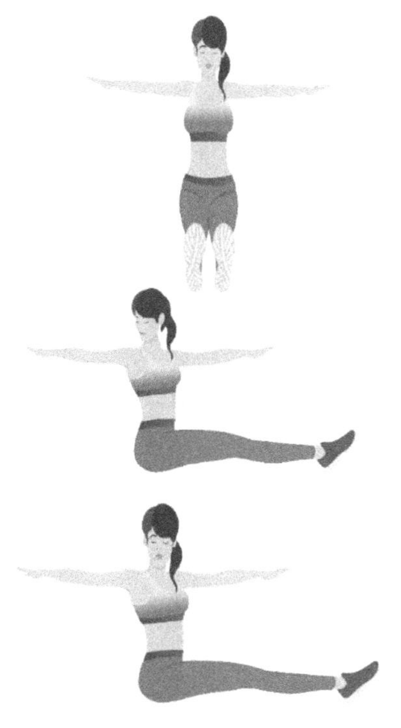

Effectuer 30 répétitions

4° EXERCICE

13. CERCLES SUR UNE JAMBE (renforcement et tonification) – page n. 54

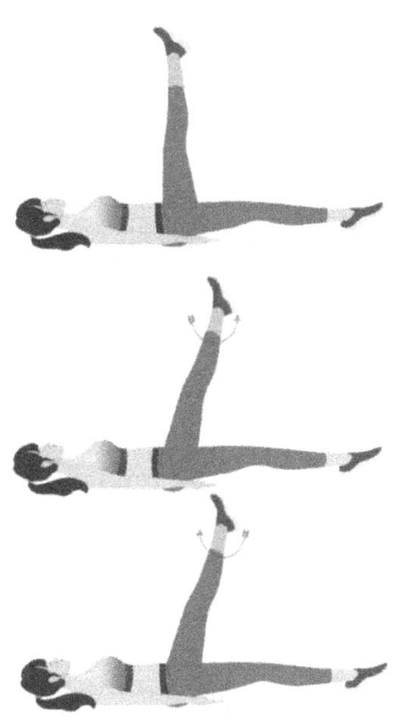

Effectuer 15 répétitions

JOUR 19

5 ° EXERCICE

16. LEG PULL FRONT (renforcement et tonification) – page n. 60

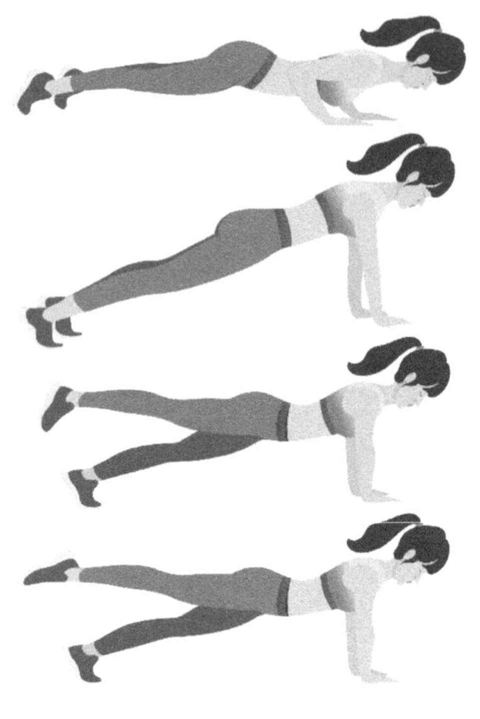

Effectuer 15 répétitions

6° EXERCICE

20. PLANK ROCK (renforcement et tonification) – page n. 68

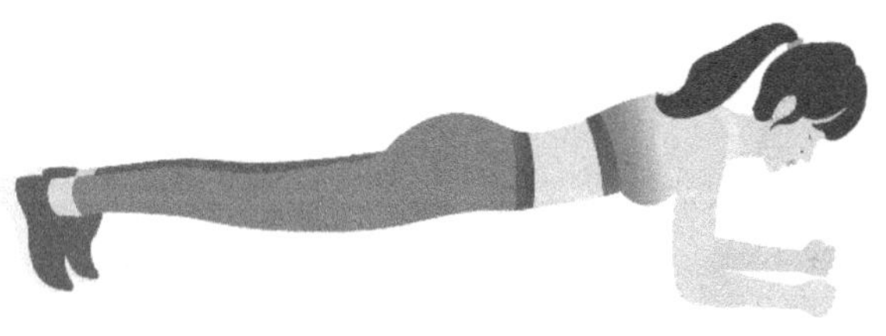

Effectuez 30 répétitions pendant 3 minutes

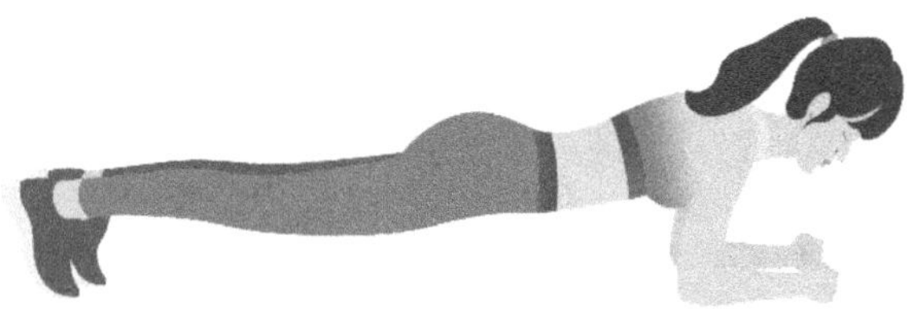

JOUR 19

7 ° EXERCICE

22. SIDE KICK (tonification) – page n. 72

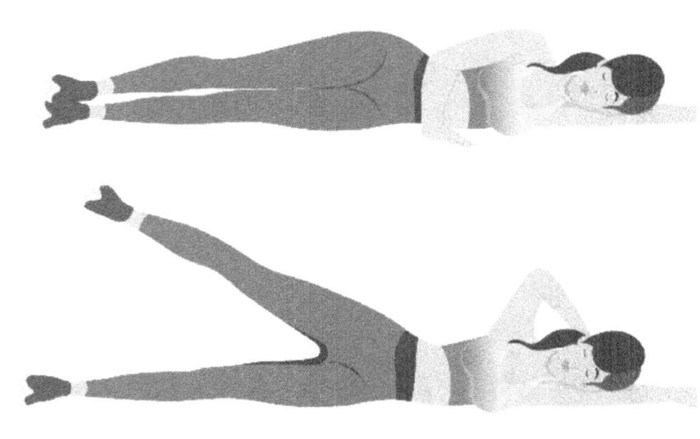
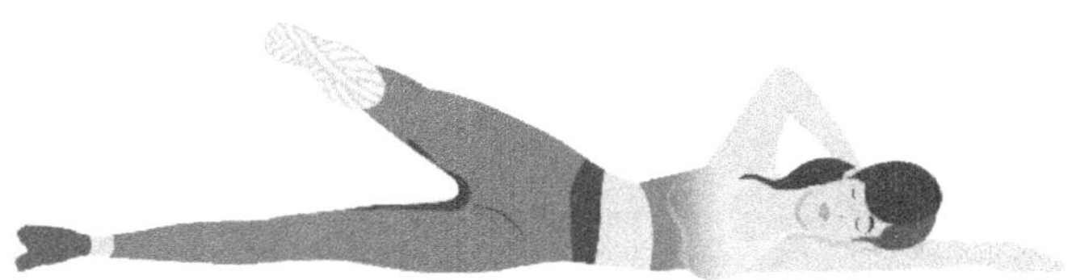

Effectuer 30 répétitions

8° EXERCICE

4. COUP DE PIED SUR UNE JAMBE (étirements) – page n. 36

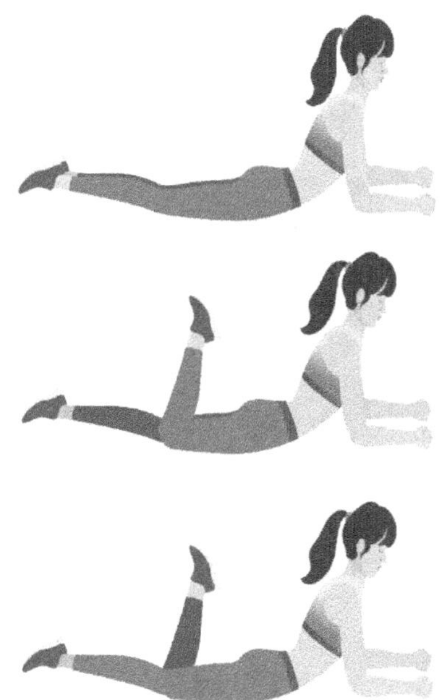

Effectuer 15 répétitions

JOUR 20

Jour-20

1° EXERCICE

4. COUP DE PIED SUR UNE JAMBE (étirements) – page n. 36

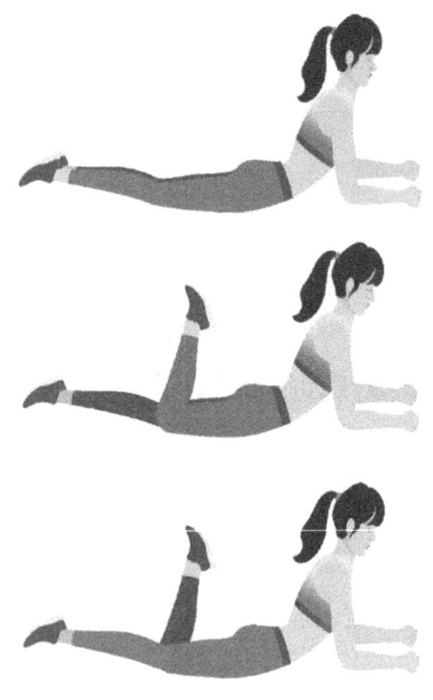

Effectuer 15 répétitions

2° EXERCICE

8. HIP DIP (étirements, renforcement et tonification) – page n. 44

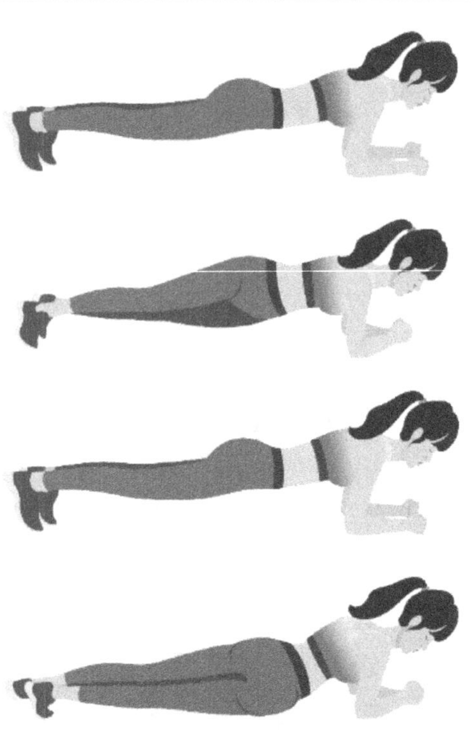

Effectuer 15 répétitions

JOUR 20

3 ° EXERCICE

12. CENT (renforcement et tonification) – page n. 52

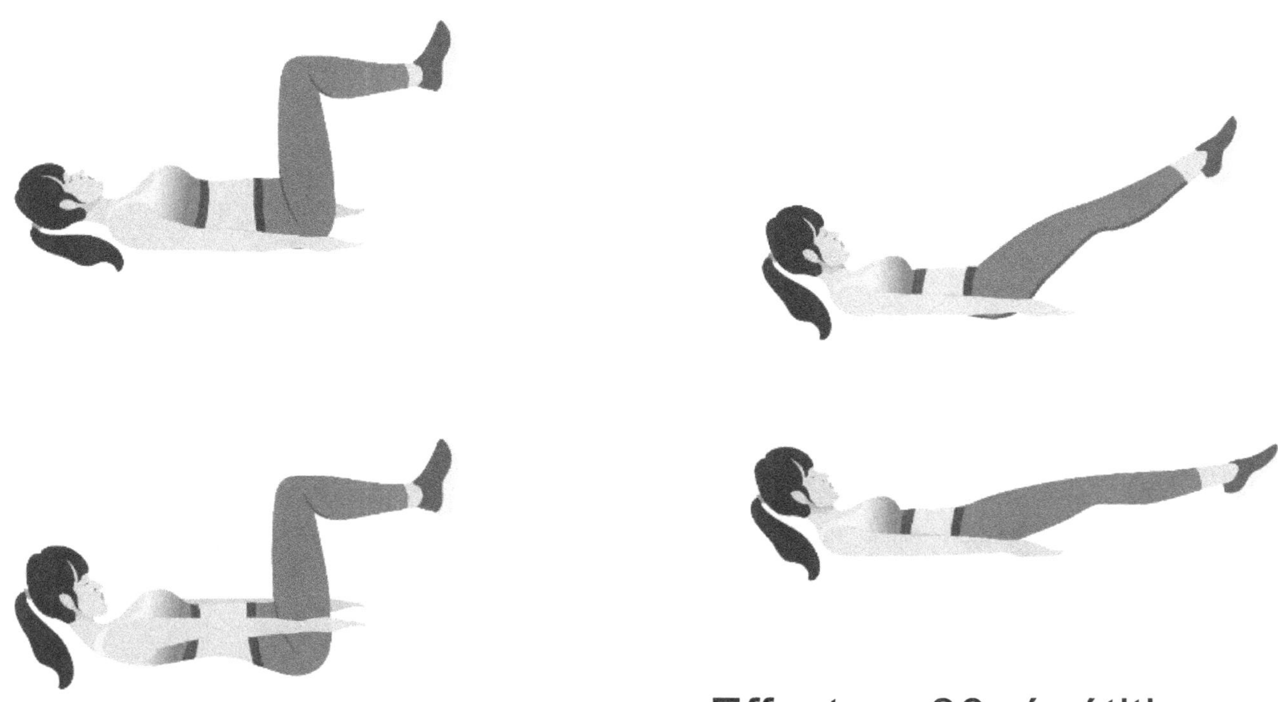

Effectuer 30 répétitions

4 ° EXERCICE

17. NATATION (renforcement et tonification) – page n. 62

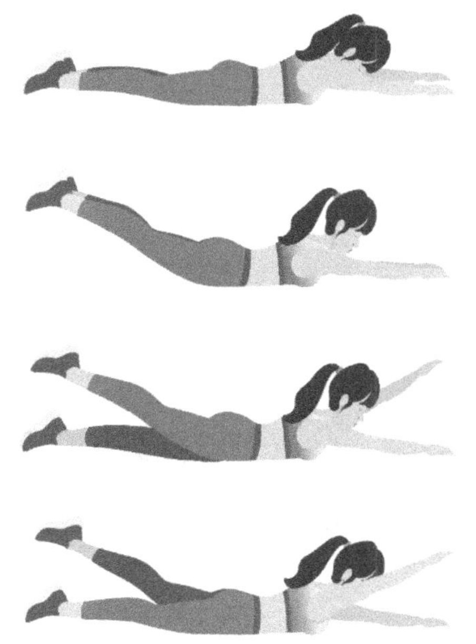

Effectuer 15 répétitions

JOUR 20

5 ° EXERCICE

19. PLANK LEG LIFT (renforcement et tonification) – page n. 66

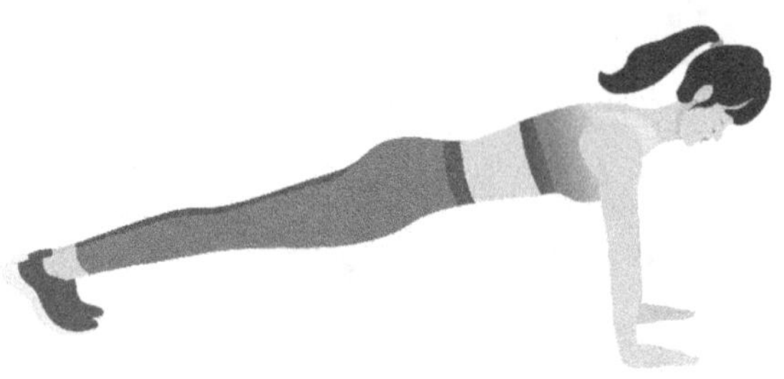

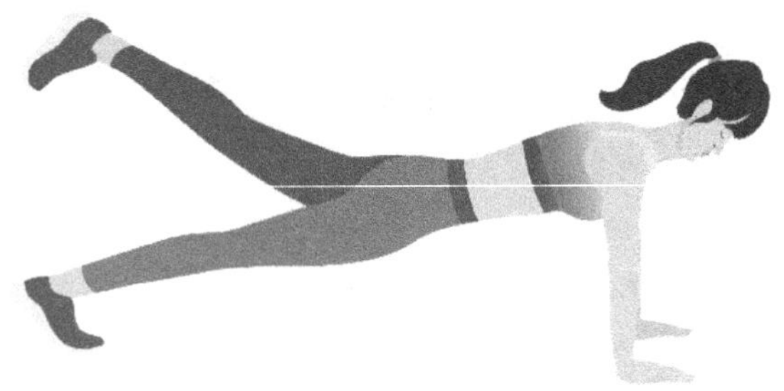

Effectuer 30 répétitions

6 ° EXERCICE

21. GRIMPEUR DE MONTAGNE À MOTION LENTE (renforcement et tonification) – page n. 70

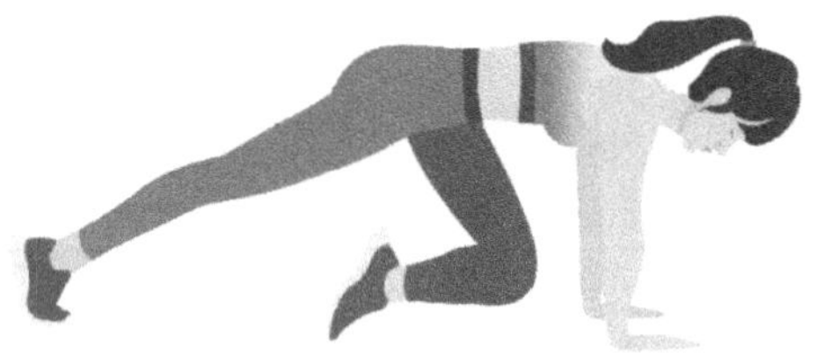

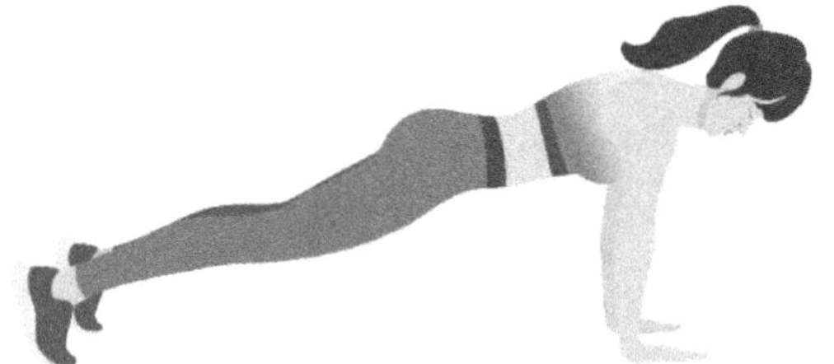

Effectuez 20 répétitions pendant 2 minutes

JOUR 20

7 ° EXERCICE

23. ROLL OVER (Tonifiant)

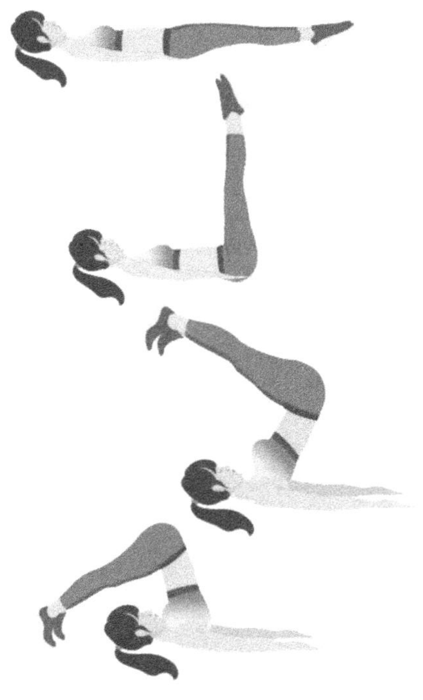

Effectuer 15 répétitions

8 ° EXERCICE

5. étirement d'une seule jambe (étirement et tonification)

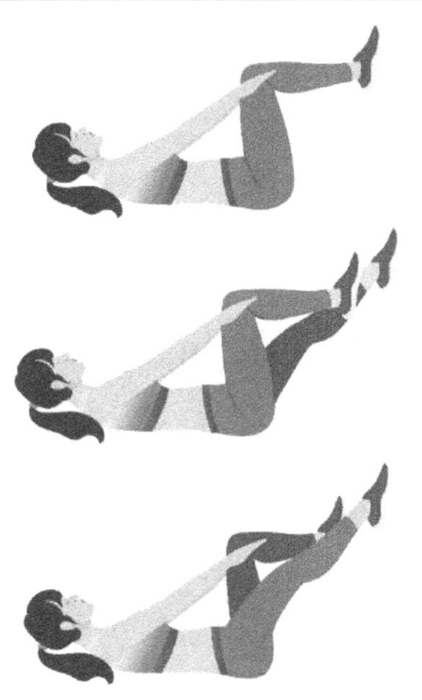

Effectuer 15 répétitions

JOUR 21

Jour-21

1° EXERCICE

1. SPINE STRECH (étirement) – page n. 30

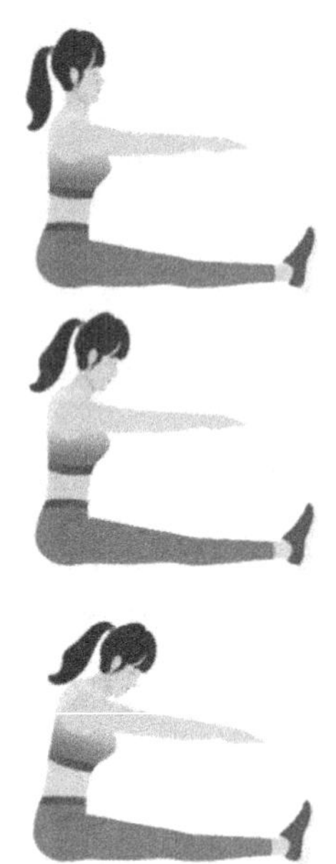

Effectuer 20 répétitions

2° EXERCICE

5. ÉTIREMENT D'UNE JAMBE (Étirement et tonification) – page n. 38

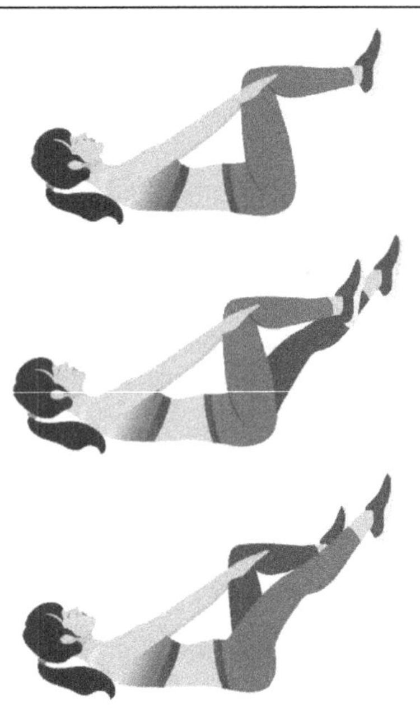

Effectuer 20 répétitions

JOUR 21

3° EXERCICE

9. CHEST LIFT (étirements et tonification) – page n. 46

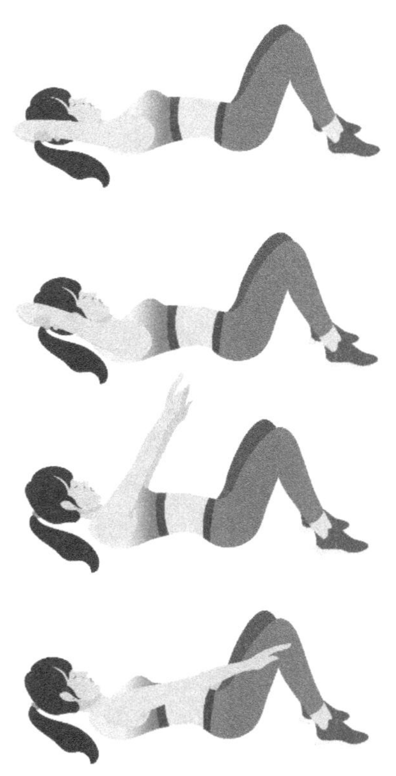

Effectuer 20 répétitions

4° EXERCICE

14. TIRE-BOUCHON (renforcement et tonification) – page n. 56

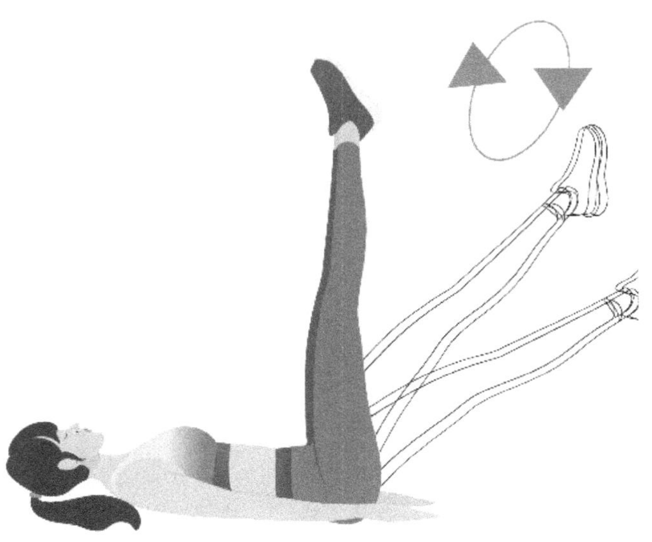

Effectuer 40 répétitions

JOUR 21

5° EXERCICE

18. PLANCHE (renforcement et tonification) – page n. 64

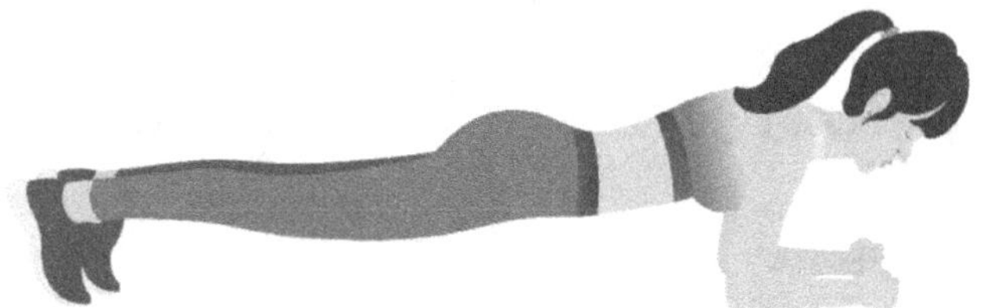

Effectuer pendant 3 minutes

6° EXERCICE

20. PLANK ROCK (renforcement et tonification) – page n. 68

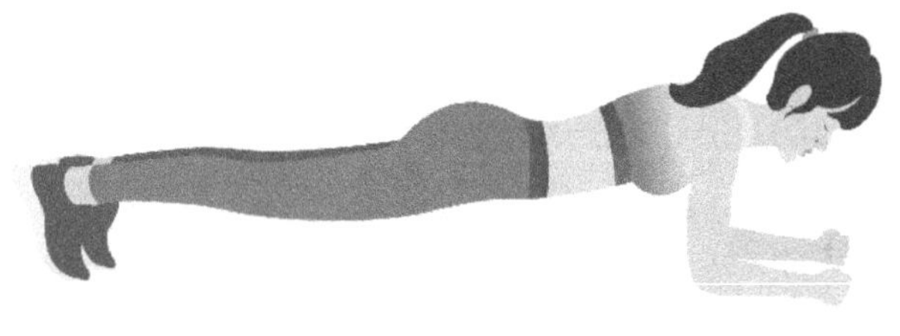

Effectuez 40 répétitions en 4 minutes

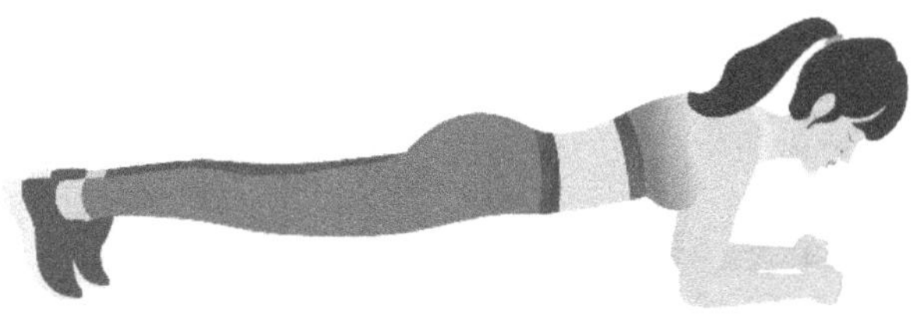

JOUR 21

7º EXERCICE

22. SIDE KICK (tonifiant) – page n. 74

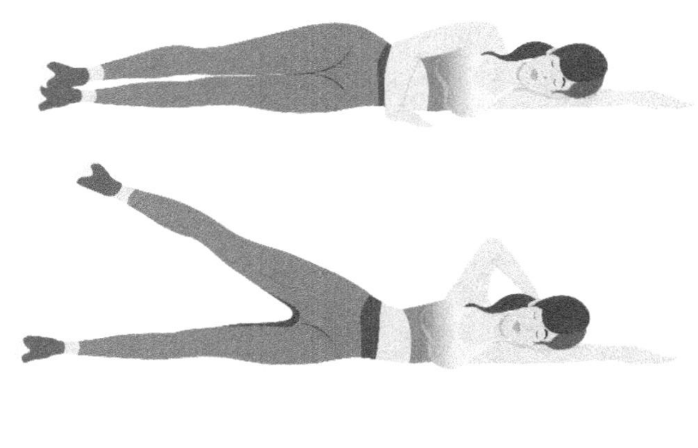

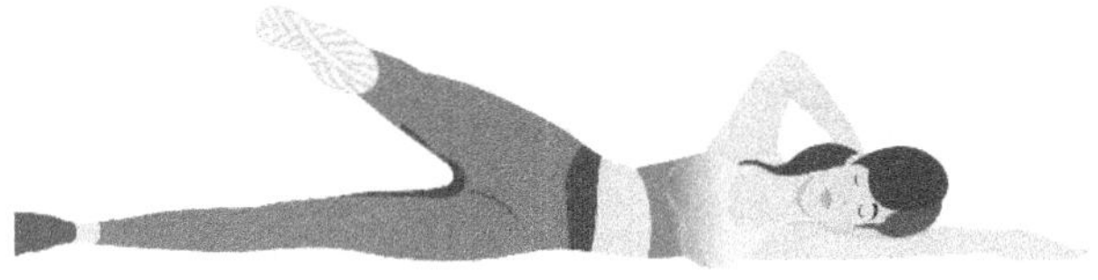

Effectuer 40 répétitions

8º EXERCICE

2. ÉTIREMENT DE LA Colonne Vertébrale VERS L'AVANT (étirement) – page n. 32

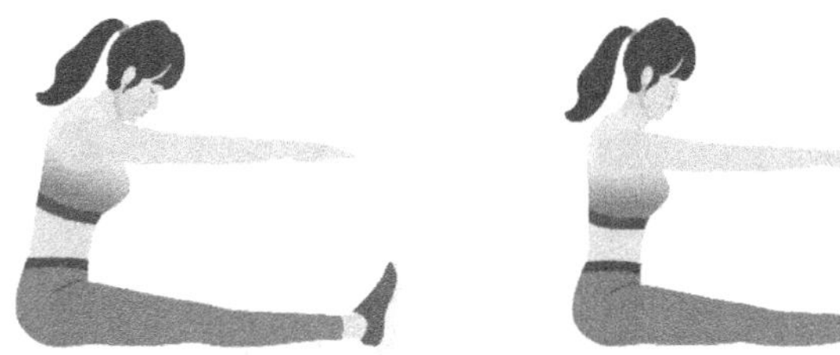

Effectuer 20 répétitions

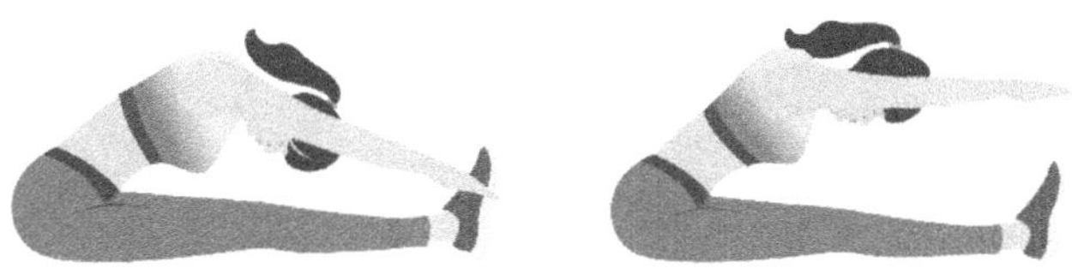

JOUR 22

Jour-22

1° EXERCICE

2. ÉTIREMENT DE LA Colonne Vertébrale VERS L'AVANT (étirement) – pag. 32

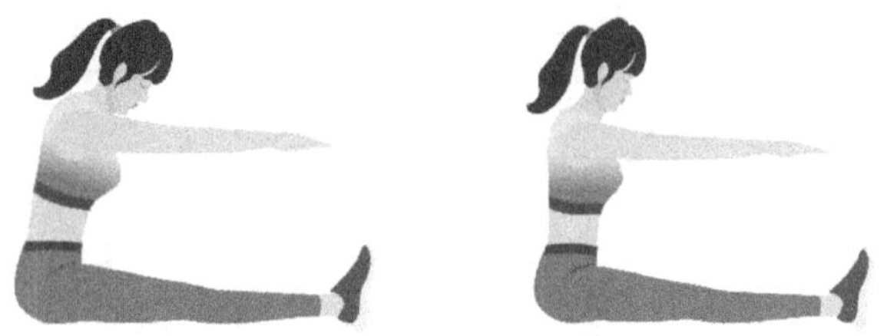

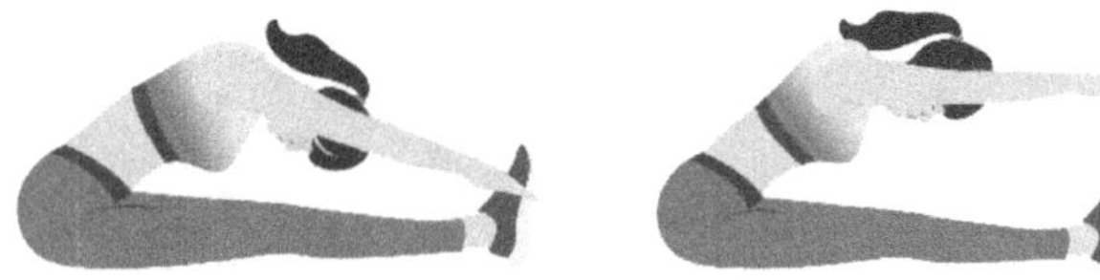

Effectuer 20 répétitions

2 °EXERCICE

6. NECK PULL (étirements, renforcement et tonification) – page n. 40

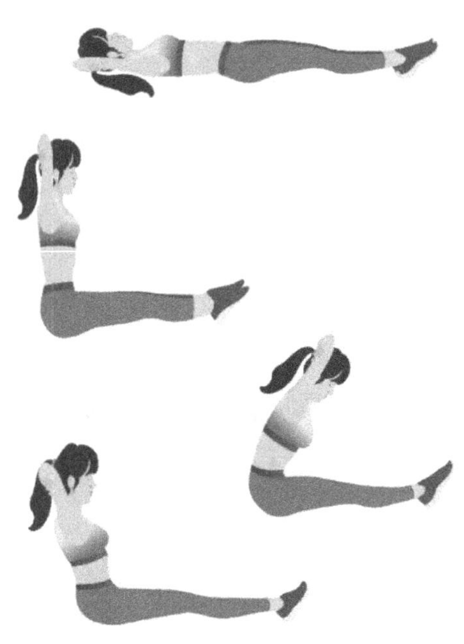

Effectuer 20 répétitions

JOUR 22

3 ° EXERCICE

10. ROLL UP (étirements, renforcement et tonification) – page n. 48

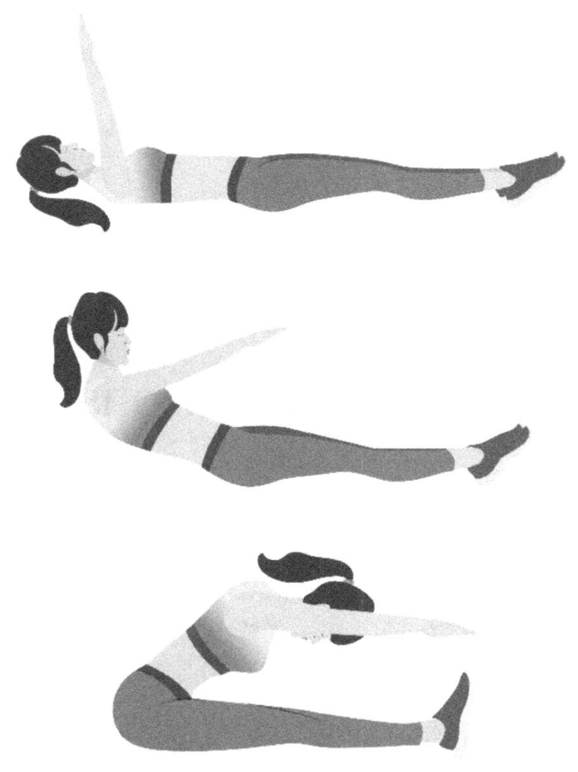

Effectuer 20 répétitions

4 ° EXERCICE

15. PONT D'ÉPAULE (renforcement et tonification) – page n. 58

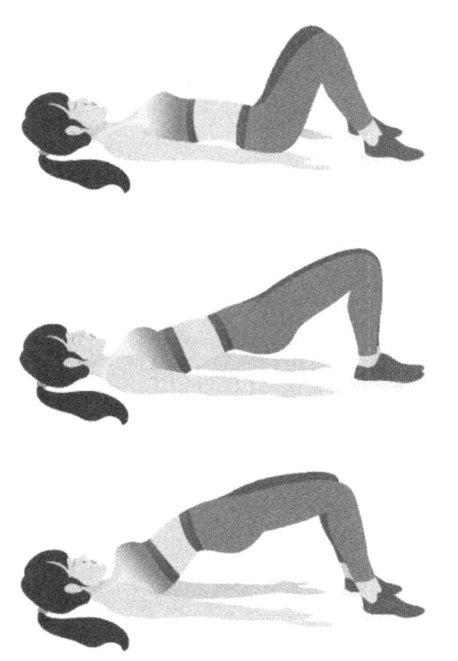

Effectuer 40 répétitions

JOUR 22

5 ° EXERCICE

19. PLANK LEG LIFT (renforcement et tonification) – page n. 66

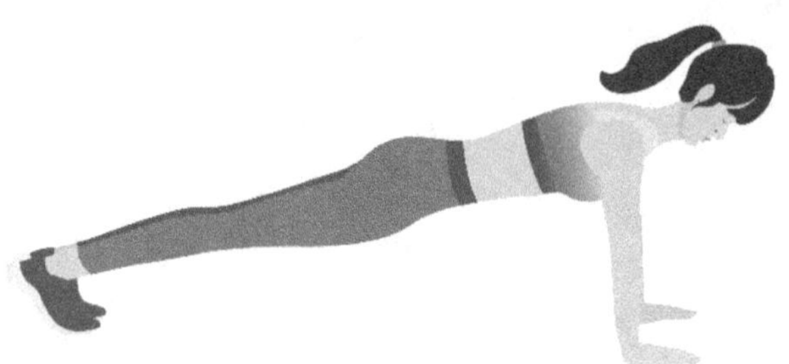

Effectuer 40 répétitions

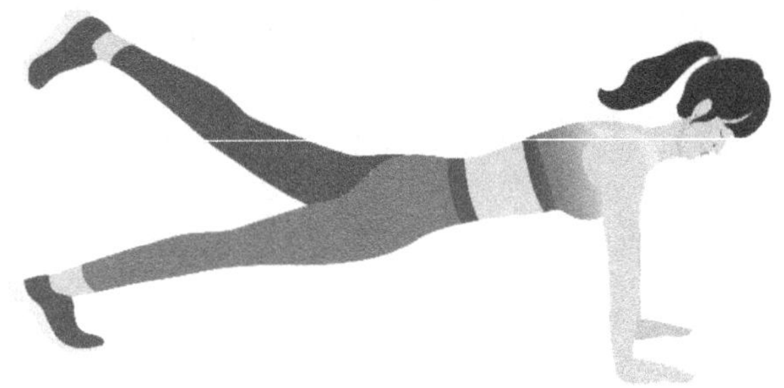

6 ° EXERCICE

21. GRIMPEUR DE MONTAGNE À MOTION LENTE (renforcement et tonification) – page n. 70

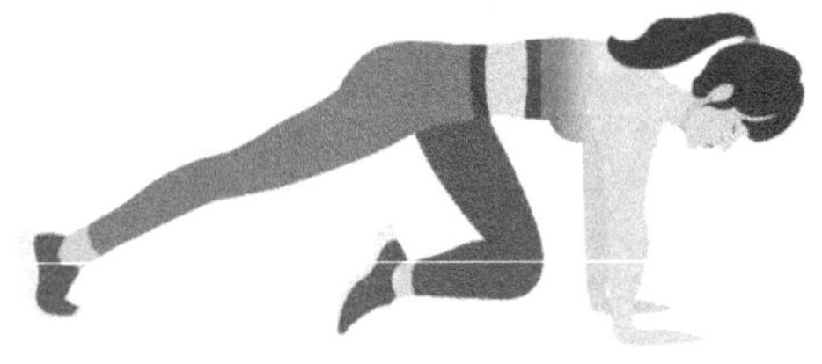

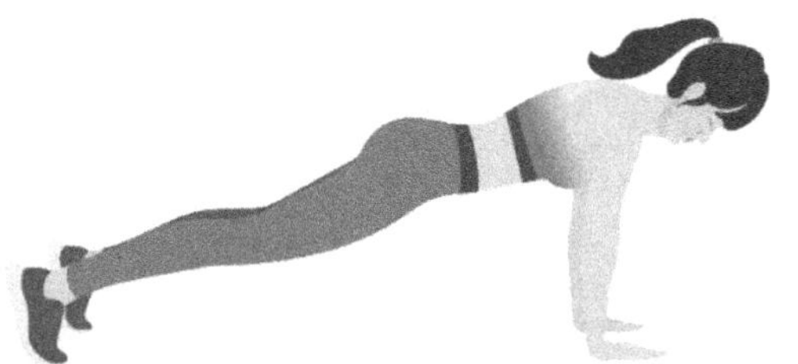

Effectuez 20 répétitions pendant 1 minute

JOUR 23

7 ° EXERCICE

23. ROLL OVER (Tonique) – page n. 74

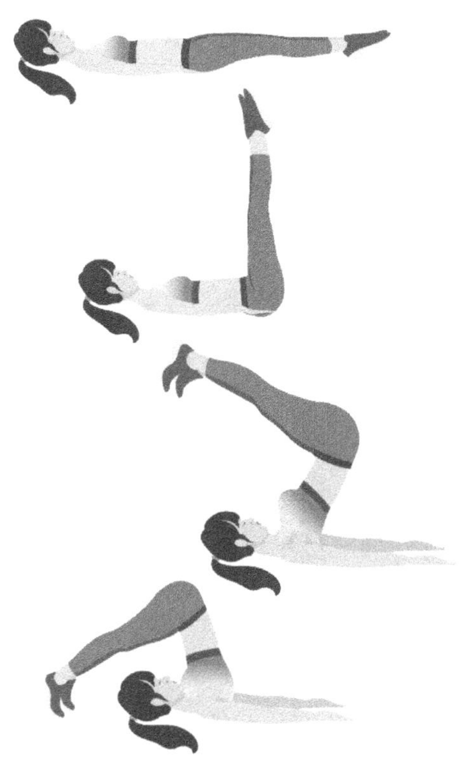

Effectuer 20 répétitions

8 ° EXERCICE

3. NECK ROLL (étirements, renforcement et tonification) – page n. 34

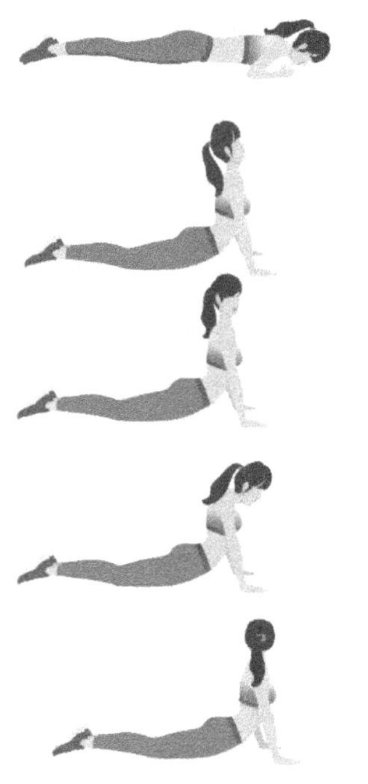

Effectuer 20 répétitions

JOUR 23

Jour-23

1° EXERCICE

3. NECK ROLL (étirements, renforcement et tonification) – page n. 34

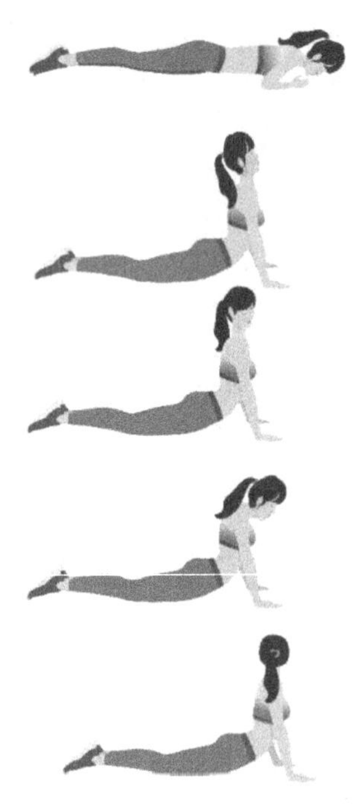

Effectuer 20 répétitions

2 °EXERCICE

7. CERCLE DES HANCHES (étirements, renforcement et tonification) – page n. 42

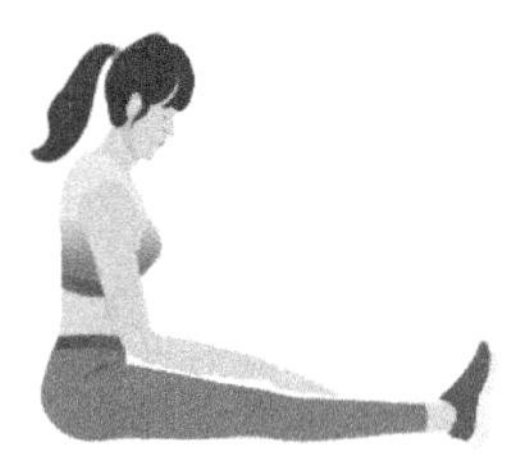

Effectuer 20 répétitions

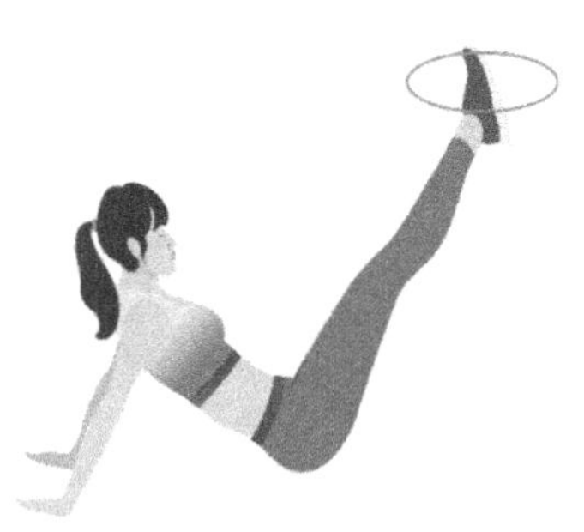

JOUR 23

3 ° EXERCICE

11. SPINE TWIST (étirements et tonification) – page n. 50

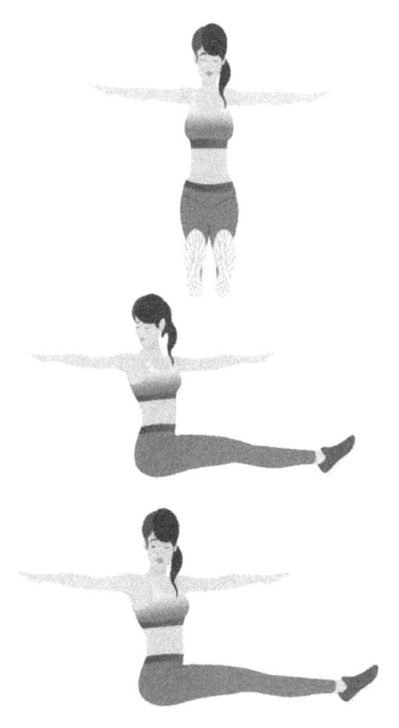

Effectuer 40 répétitions

4° EXERCICE

13. CERCLES SUR UNE JAMBE (renforcement et tonification) – page n. 54

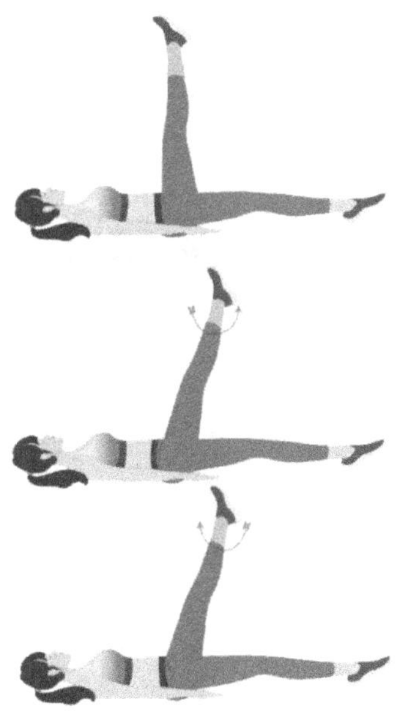

Effectuer 20 répétitions

JOUR 23

5 ° EXERCICE

16. LEG PULL FRONT (renforcement et tonification) – page n. 60

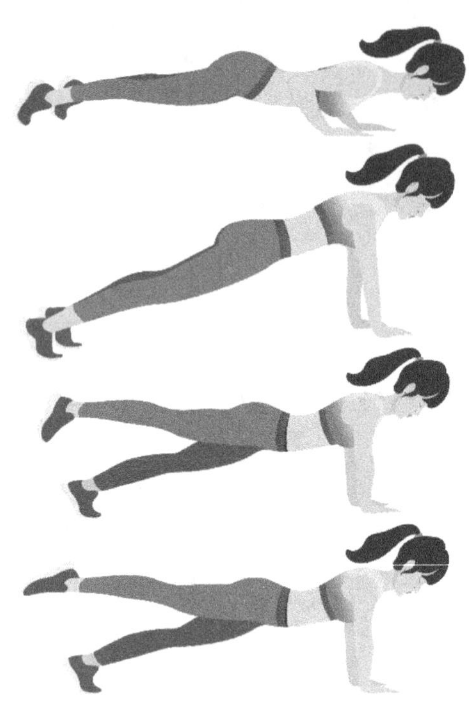

Effectuer 20 répétitions

6° EXERCICE

20. PLANK ROCK (renforcement et tonification) – page n. 68

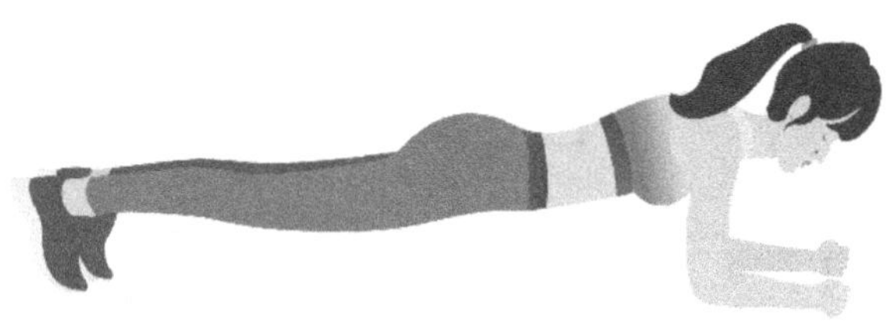

Effectuez 40 répétitions
pendant 4 minutes

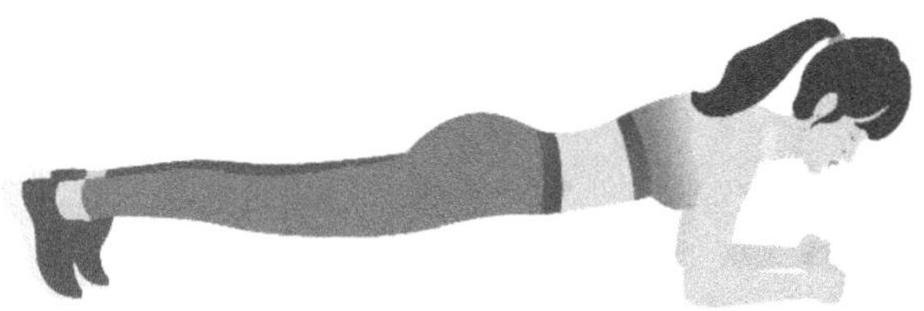

JOUR 23

7 ° EXERCICE

22. SIDE KICK (tonification) – page n. 72

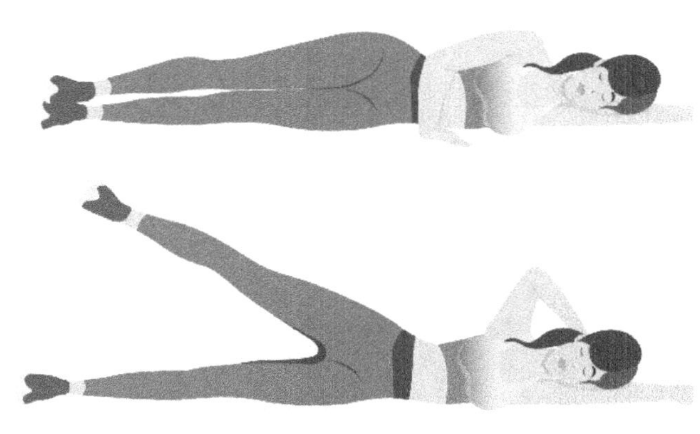

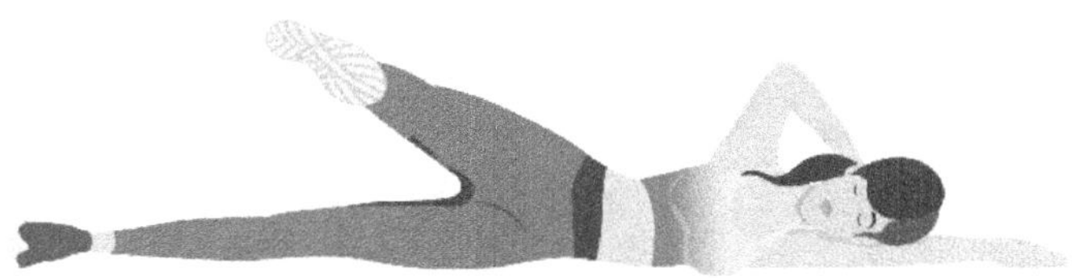

Effectuer 40 répétitions

8° EXERCICE

4. COUP DE PIED SUR UNE JAMBE (étirements) – page n. 36

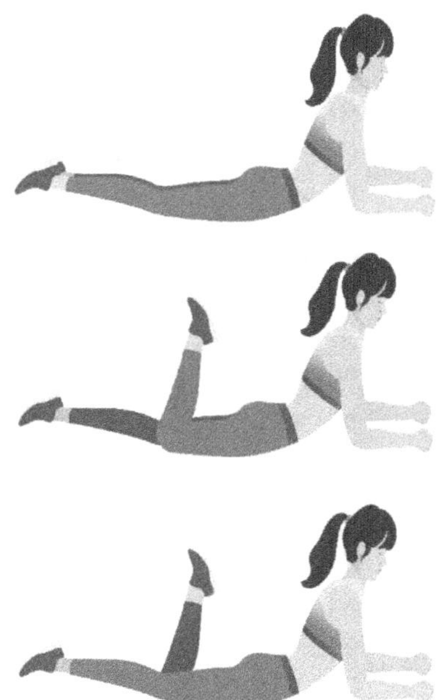

Effectuer 20 répétitions

JOUR 24

Jour-24

1° EXERCICE

4. COUP DE PIED SUR UNE JAMBE (étirements) – page n. 36

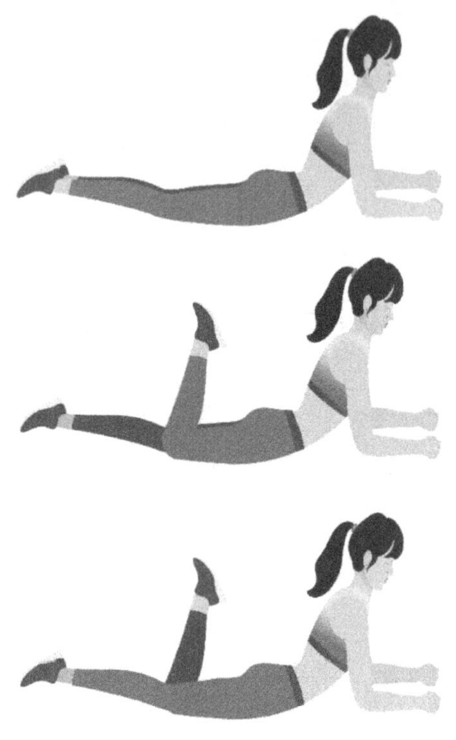

Effectuer 20 répétitions

2 ° EXERCICE

8. HIP DIP (étirements, renforcement et tonification) – page n. 44

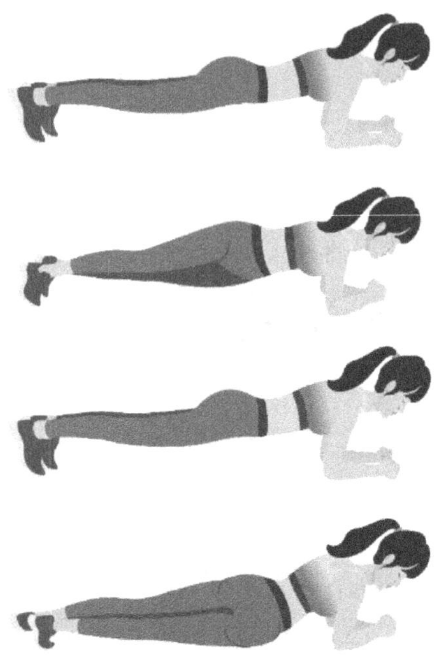

Effectuer 20 répétitions

JOUR 24

3 ° EXERCICE

12. CENT (renforcement et tonification) – page n. 52

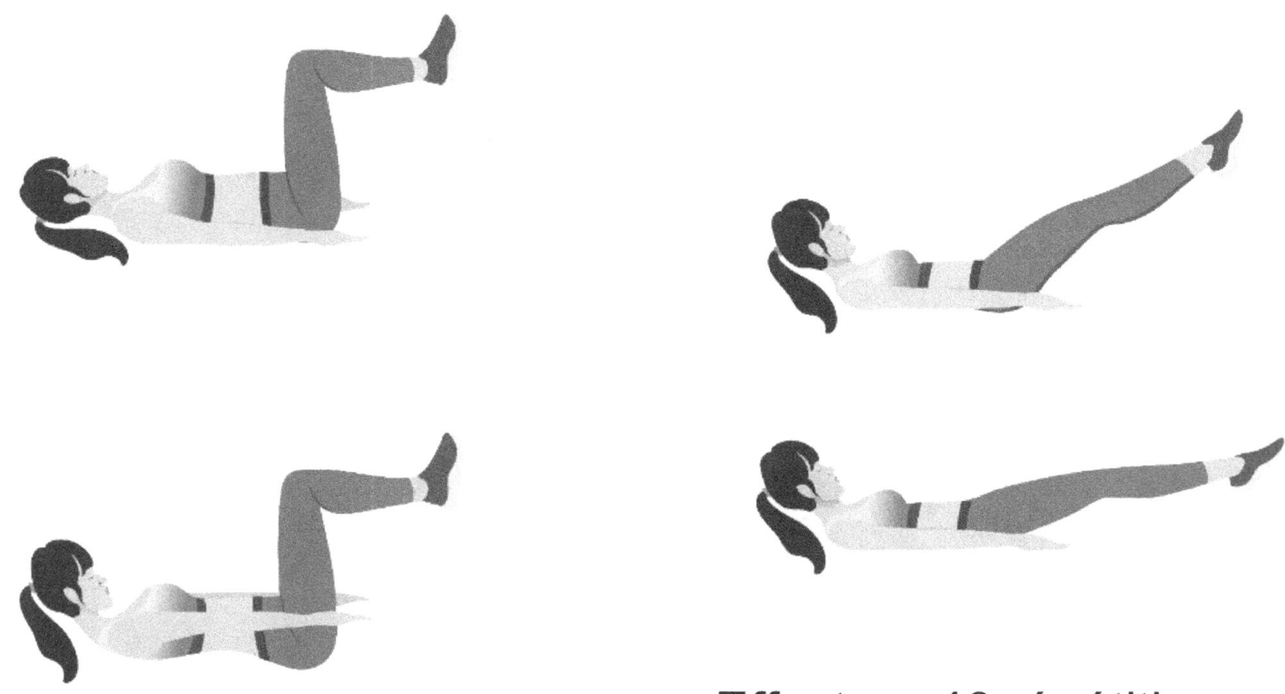

Effectuer 40 répétitions

4 ° EXERCICE

17. NATATION (renforcement et tonification) – page n. 62

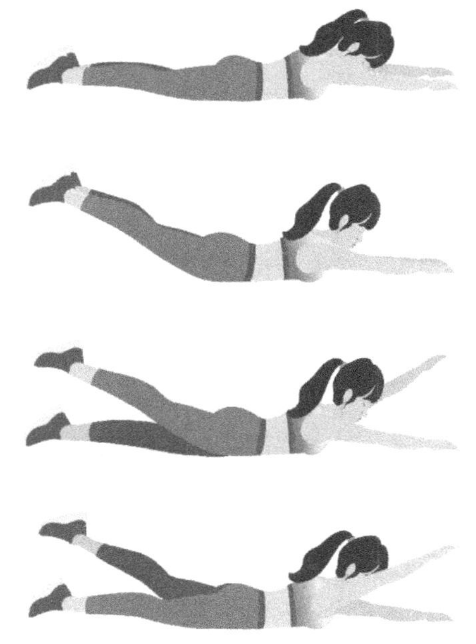

Effectuer 20 répétitions

JOUR 24

5 ° EXERCICE

19. PLANK LEG LIFT (renforcement et tonification) – page n. 66

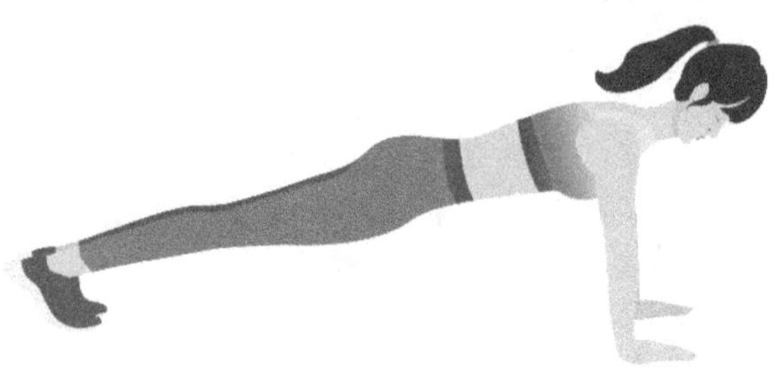

Effectuer 40 répétitions

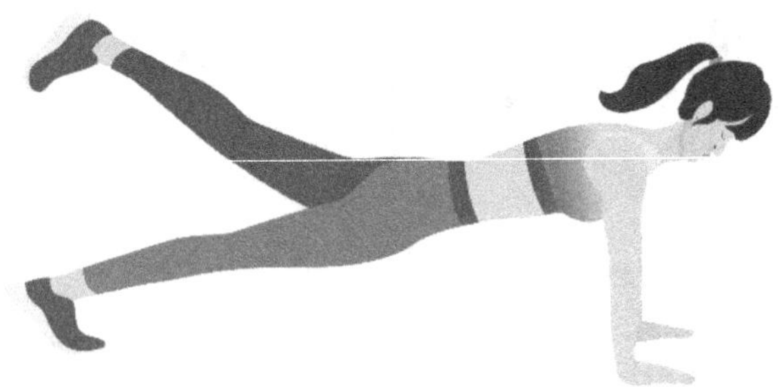

6 ° EXERCICE

21. GRIMPEUR DE MONTAGNE À MOTION LENTE (renforcement et tonification) – page n. 70

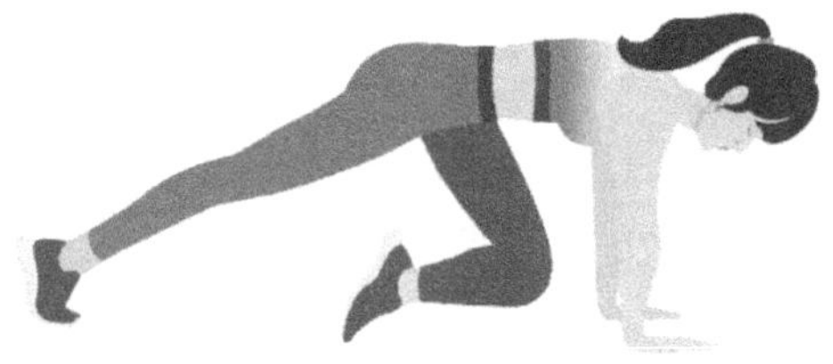

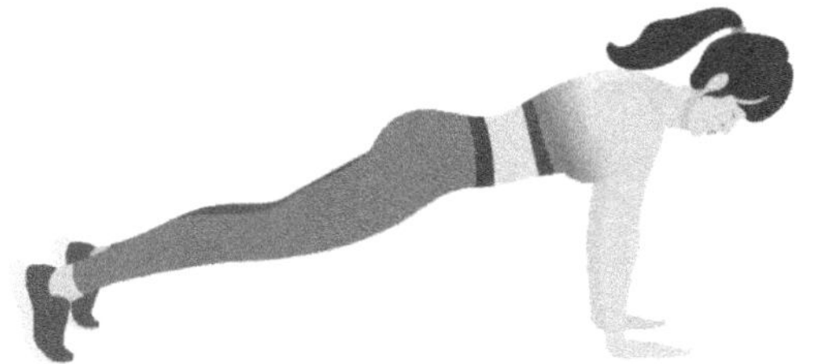

Effectuez 30 répétitions pendant 3 minutes

JOUR 24

7 ° EXERCICE

23. ROLL OVER (Tonifiant)

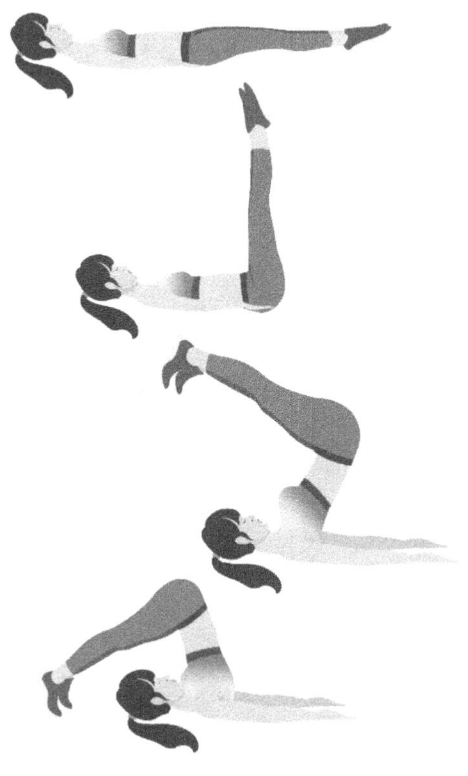

Effectuer 20 répétitions

8 ° EXERCICE

5. étirement d'une seule jambe (étirement et tonification)

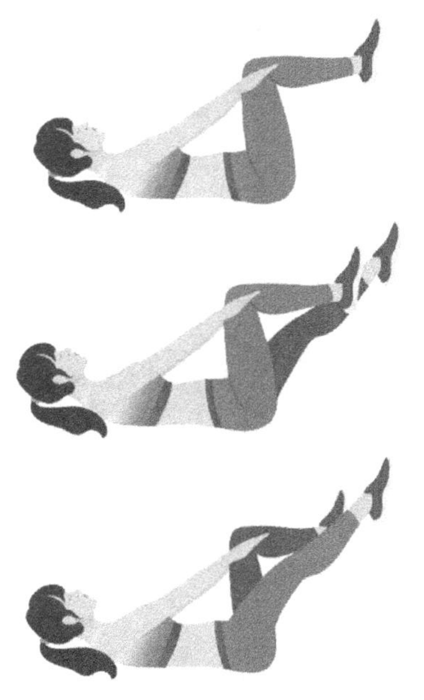

Effectuer 20 répétitions

JOUR 25

Jour-25

1° EXERCICE

1. SPINE STRECH (étirement) – page n. 30

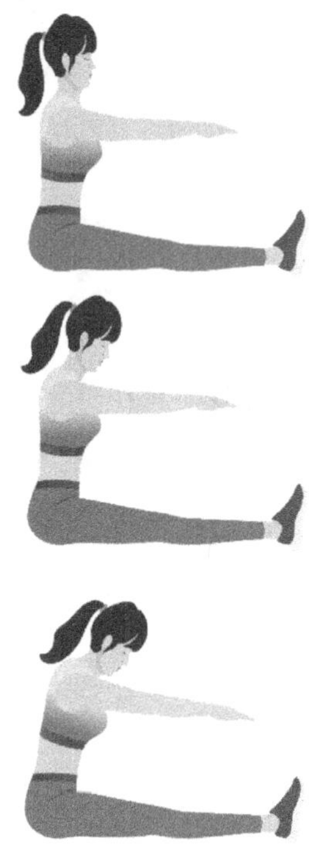

Effectuer 20 répétitions

2° EXERCICE

5. ÉTIREMENT D'UNE JAMBE (Étirement et tonification) – page n. 38

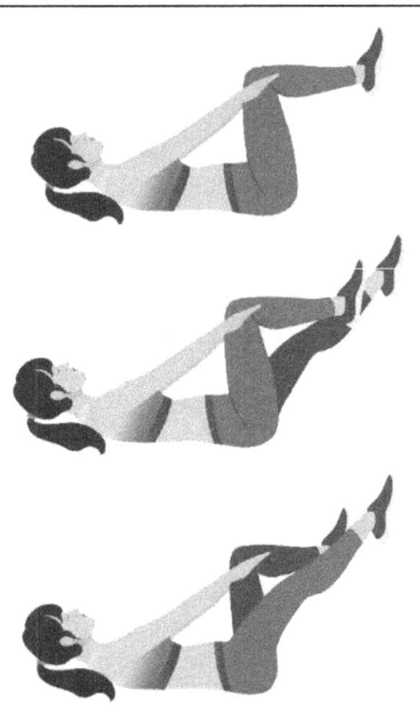

Effectuer 20 répétitions

JOUR 25

3° EXERCICE

9. CHEST LIFT (étirements et tonification) – page n. 46

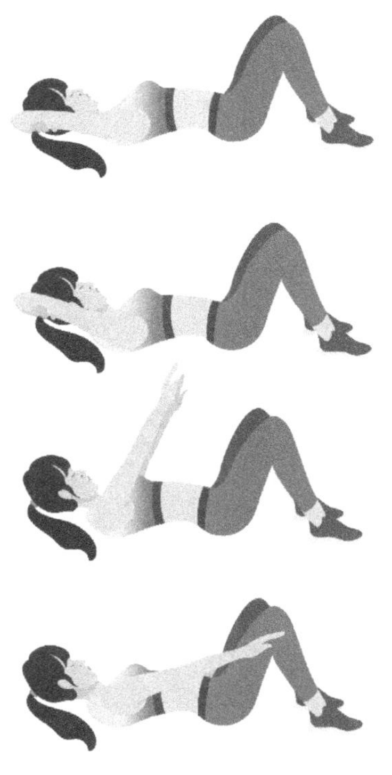

Effectuer 20 répétitions

4° EXERCICE

14. TIRE-BOUCHON (renforcement et tonification) – page n. 56

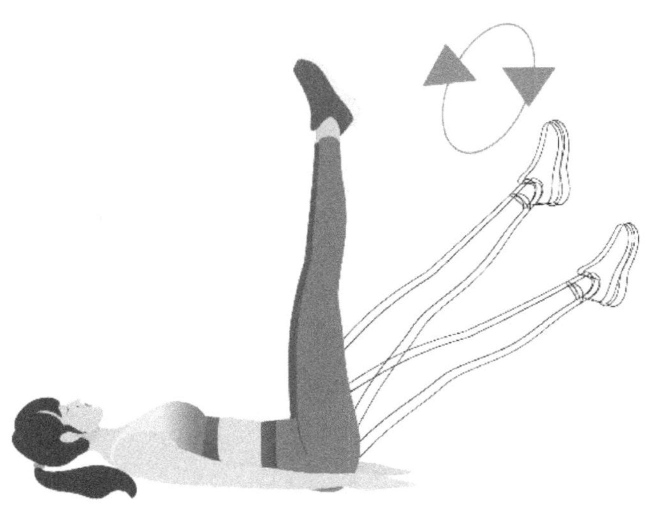

Effectuer 40 répétitions

JOUR 25

5° EXERCICE

18. PLANCHE (renforcement et tonification) – page n. 64

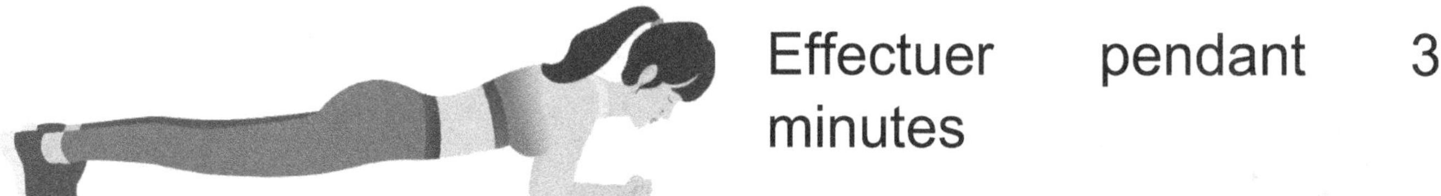

Effectuer pendant 3 minutes

6° EXERCICE

20. PLANK ROCK (renforcement et tonification) – page n. 68

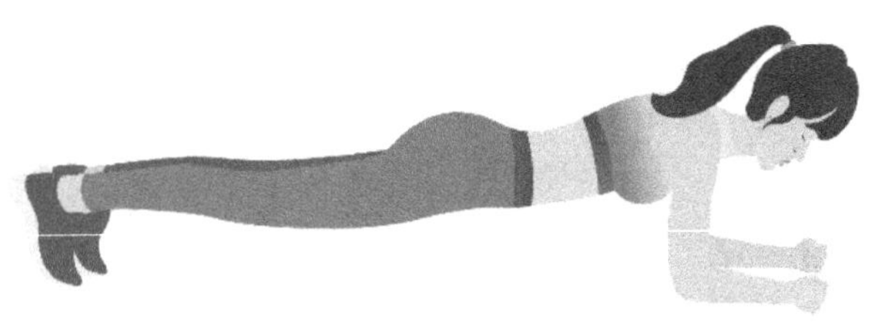

Effectuez 40 répétitions en 4 minutes

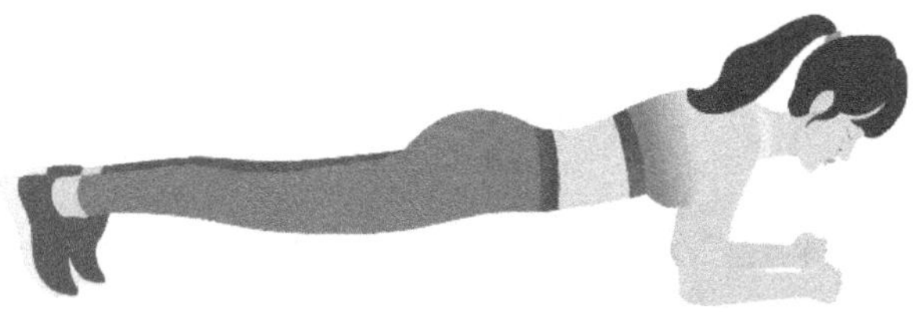

JOUR 25

7° EXERCICE

22. SIDE KICK (tonifiant) – page n. 74

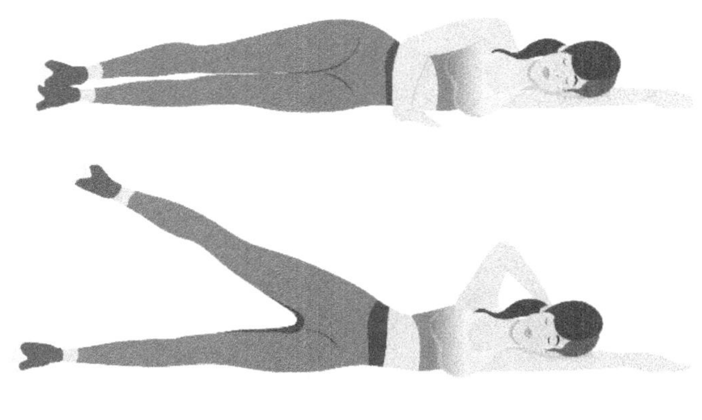

Effectuer 40 répétitions

8° EXERCICE

2. ÉTIREMENT DE LA Colonne Vertébrale VERS L'AVANT (étirement) – page n. 32

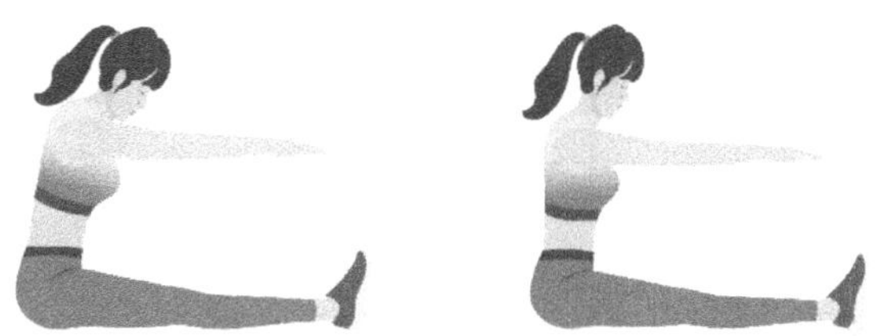

Effectuer 20 répétitions

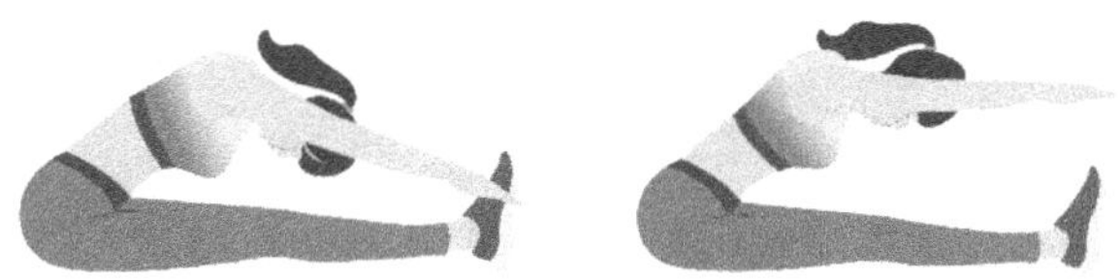

JOUR 26

Jour-26

1° EXERCICE

2. ÉTIREMENT DE LA Colonne Vertébrale VERS L'AVANT (étirement) – pag. 32

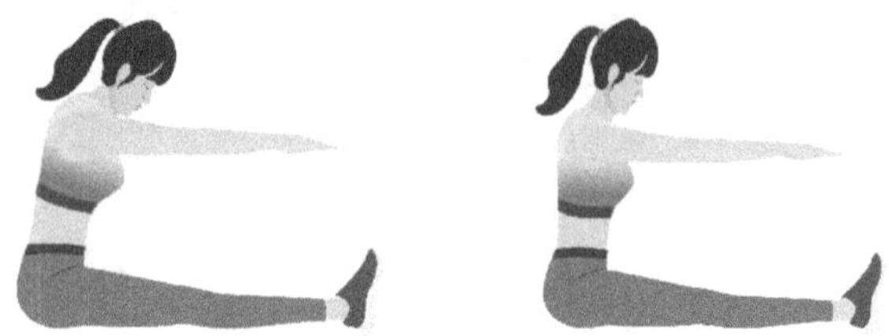

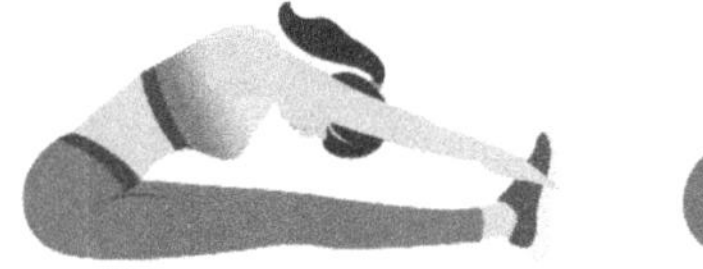 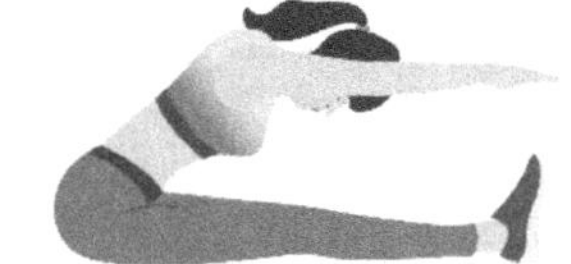

Effectuer 20 répétitions

2 °EXERCICE

6. NECK PULL (étirements, renforcement et tonification) – page n. 40

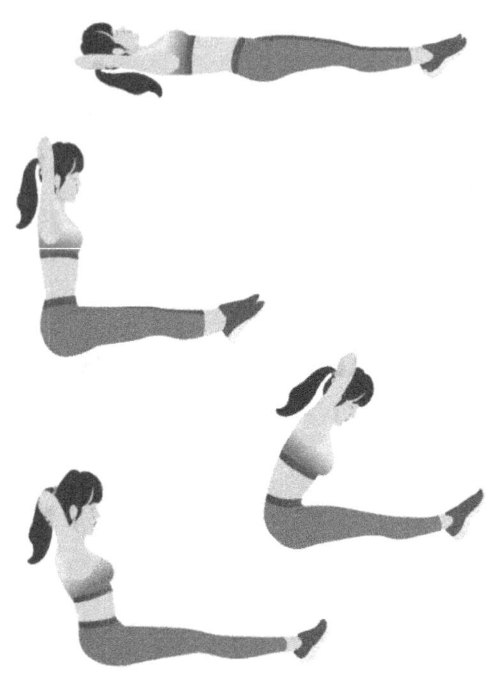

Effectuer 20 répétitions

JOUR 26

3 ° EXERCICE

10. ROLL UP (étirements, renforcement et tonification) – page n. 48

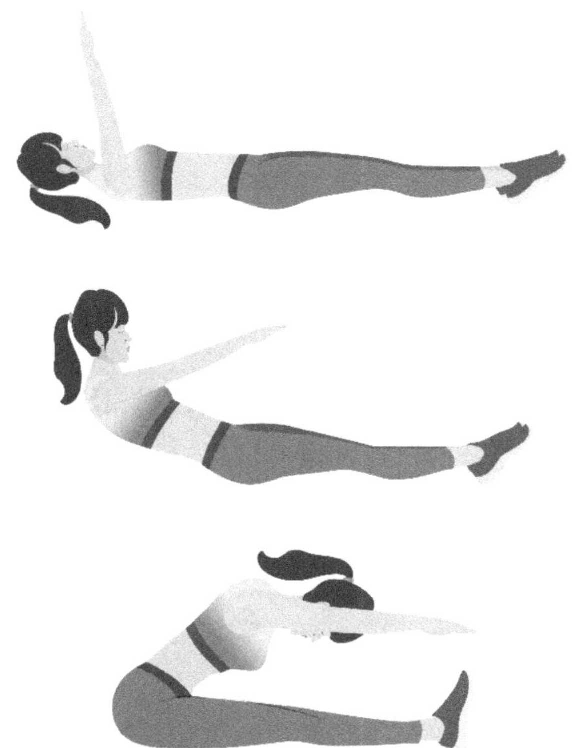

Effectuer 20 répétitions

4 ° EXERCICE

15. PONT D'ÉPAULE (renforcement et tonification) – page n. 58

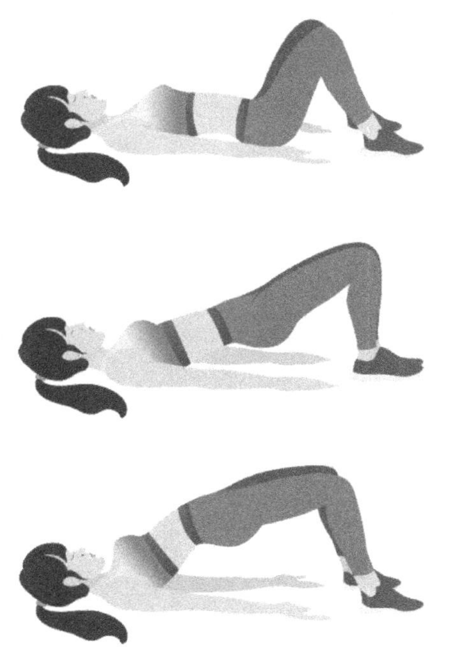

Effectuer 40 répétitions

JOUR 26

5 ° EXERCICE

19. PLANK LEG LIFT (renforcement et tonification) – page n. 66

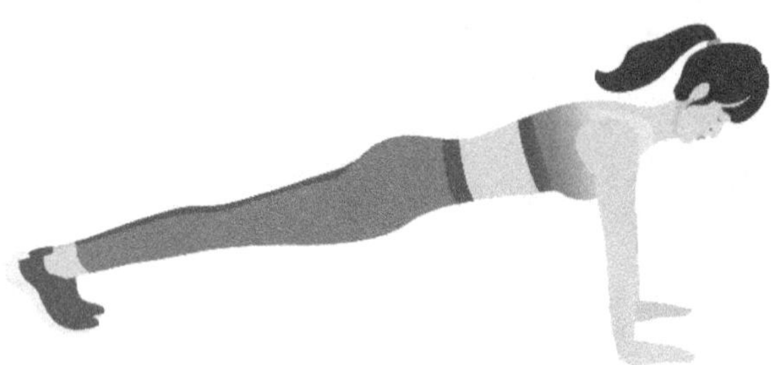

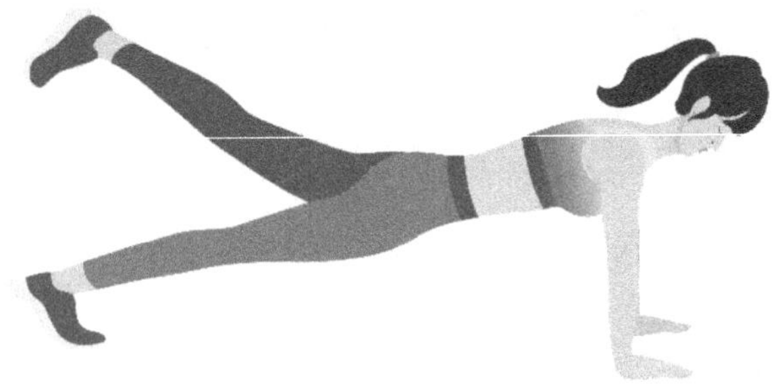

Effectuer 40 répétitions

6 ° EXERCICE

21. GRIMPEUR DE MONTAGNE À MOTION LENTE (renforcement et tonification)
– page n. 70

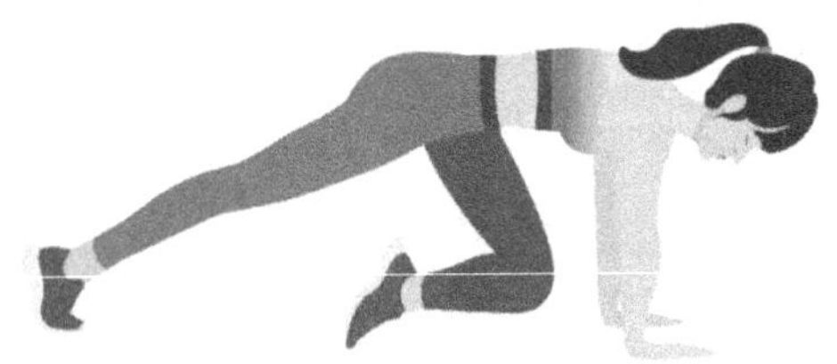

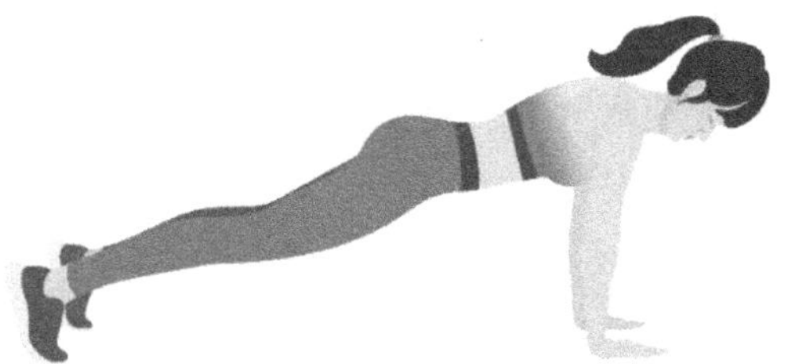

Effectuez 30 répétitions pendant 3 minutes

JOUR 27

7 ° EXERCICE

23. ROLL OVER (Tonique) – page n. 74

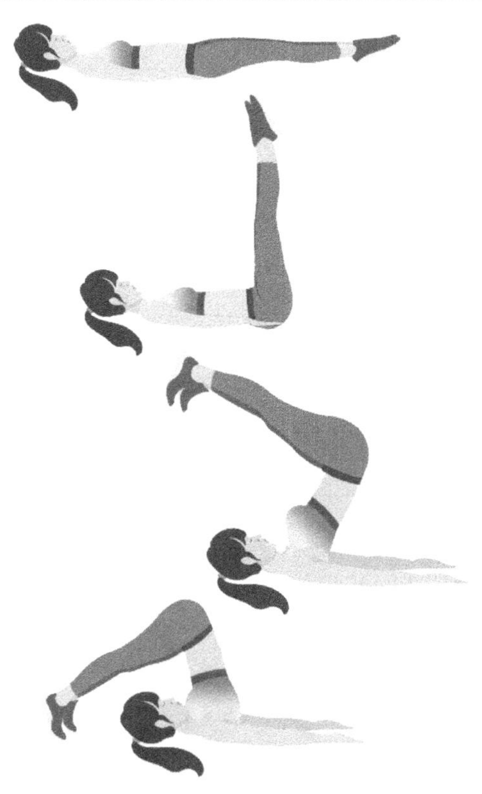

Effectuer 20 répétitions

8 ° EXERCICE

3. NECK ROLL (étirements, renforcement et tonification) – page n. 34

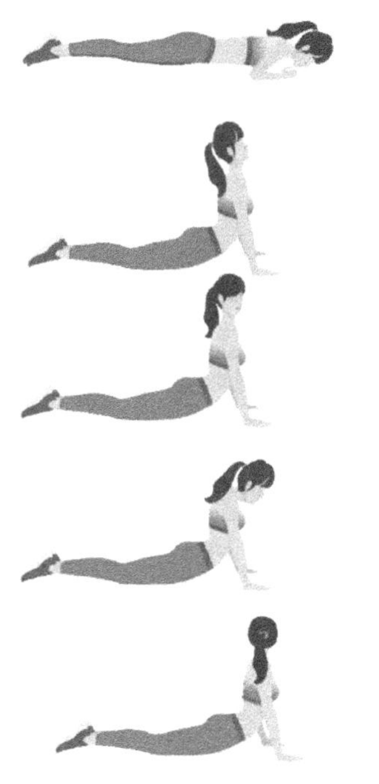

Effectuer 20 répétitions

JOUR 27

Jour-27

1° EXERCICE

3. NECK ROLL (étirements, renforcement et tonification) – page n. 34

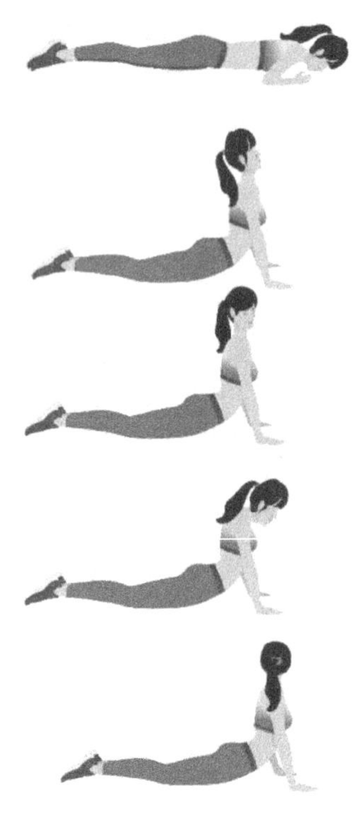

Effectuer 20 répétitions

2 ° EXERCICE

7. CERCLE DES HANCHES (étirements, renforcement et tonification) – page n. 42

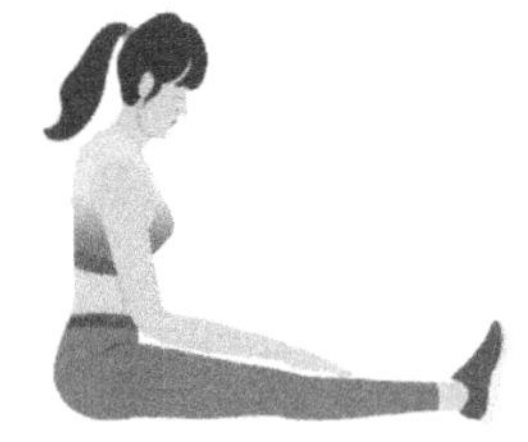

Effectuer 20 répétitions

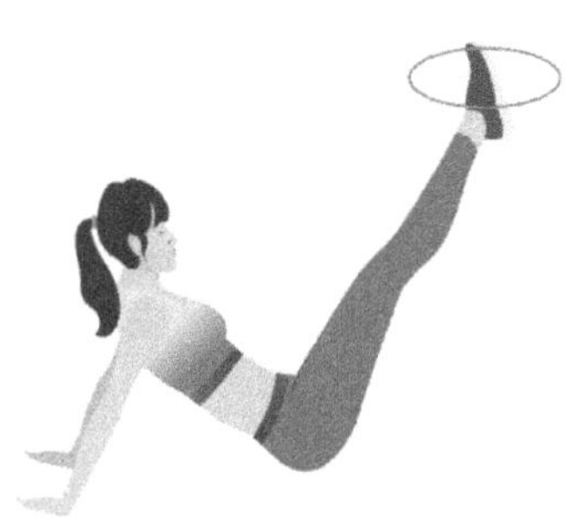

JOUR 27

3 ° EXERCICE

11. SPINE TWIST (étirements et tonification) – page n. 50

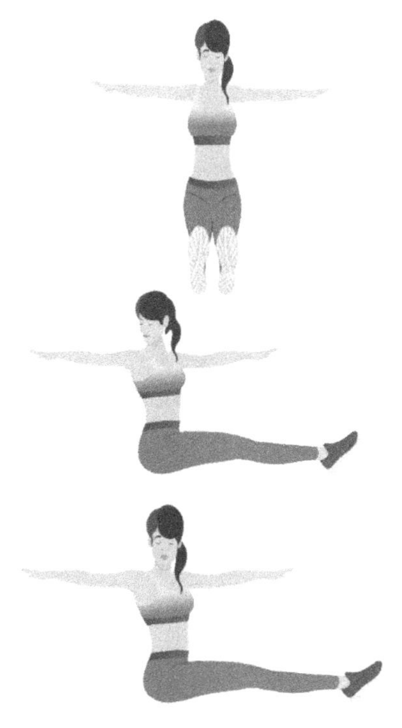

Effectuer 40 répétitions

4° EXERCICE

13. CERCLES SUR UNE JAMBE (renforcement et tonification) – page n. 54

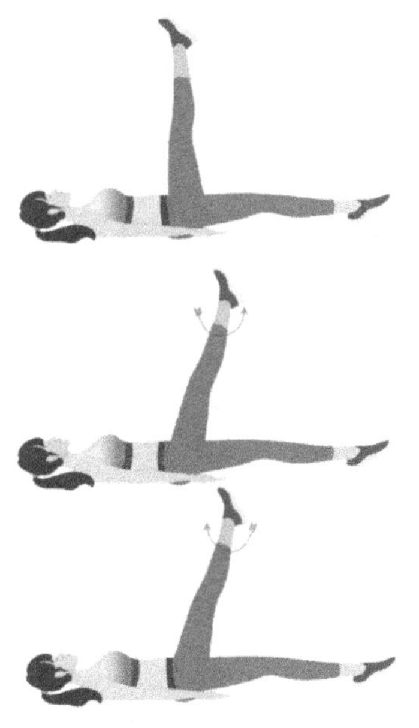

Effectuer 20 répétitions

JOUR 27

5 ° EXERCICE

16. LEG PULL FRONT (renforcement et tonification) – page n. 60

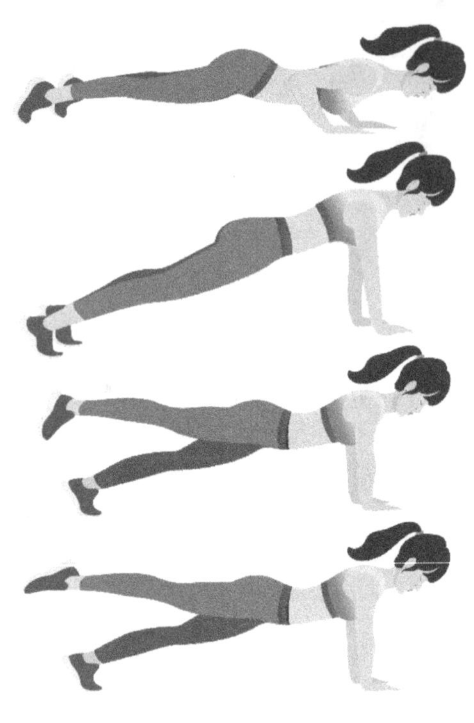

Effectuer 20 répétitions

6° EXERCICE

20. PLANK ROCK (renforcement et tonification) – page n. 68

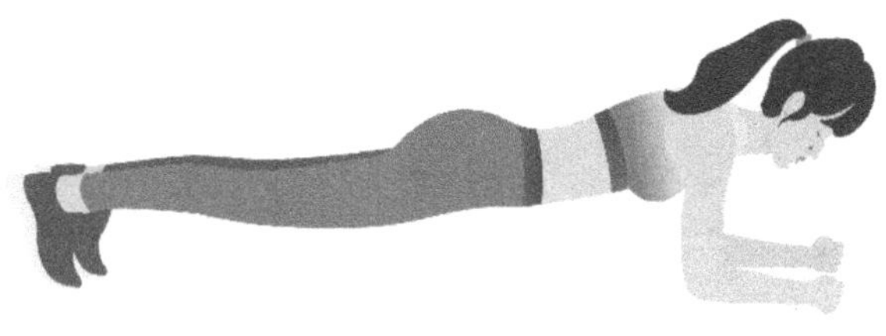

Effectuez 40 répétitions pendant 4 minutes

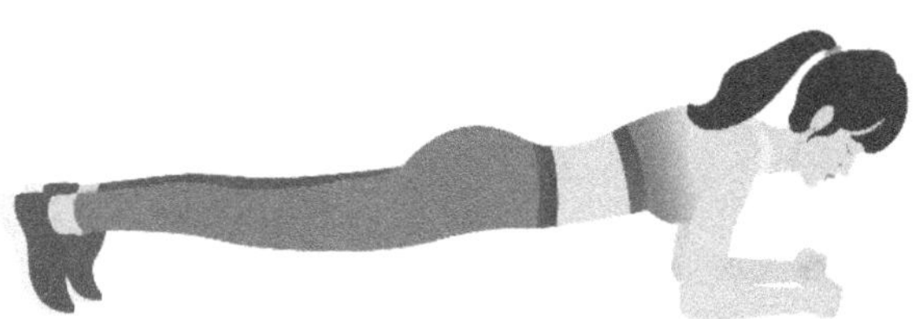

JOUR 27

7 ° EXERCICE

22. SIDE KICK (tonification) – page n. 72

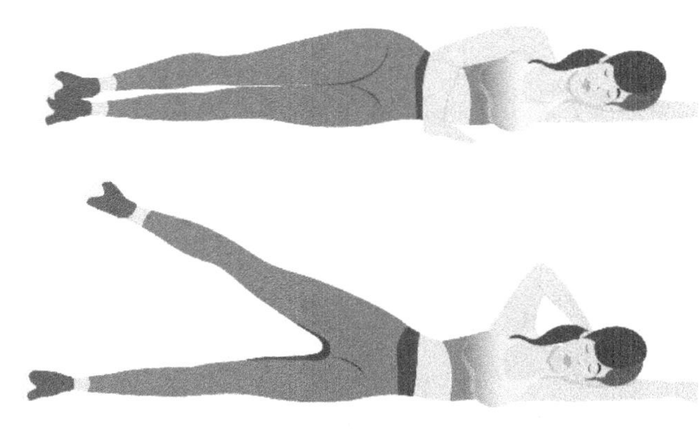

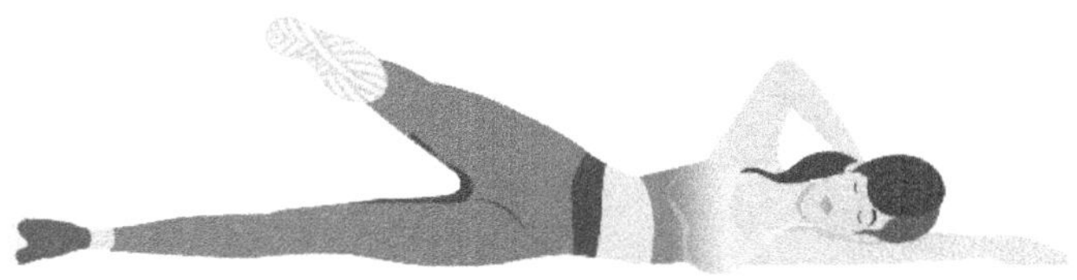

Effectuer 40 répétitions

8° EXERCICE

4. COUP DE PIED SUR UNE JAMBE (étirements) – page n. 36

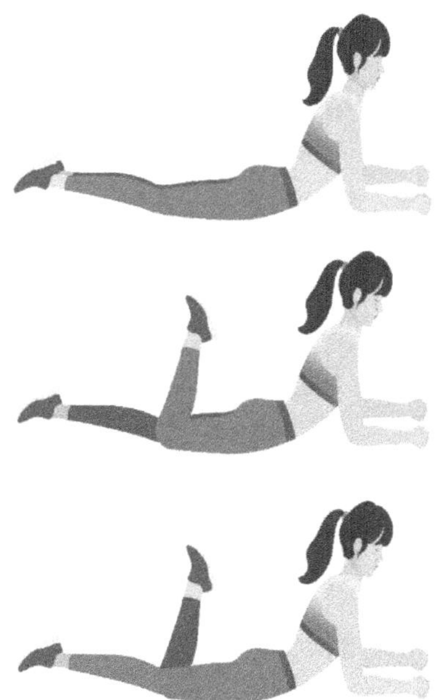

Effectuer 20 répétitions

JOUR 28

Jour-28

1° EXERCICE

4. COUP DE PIED SUR UNE JAMBE (étirements) – page n. 36

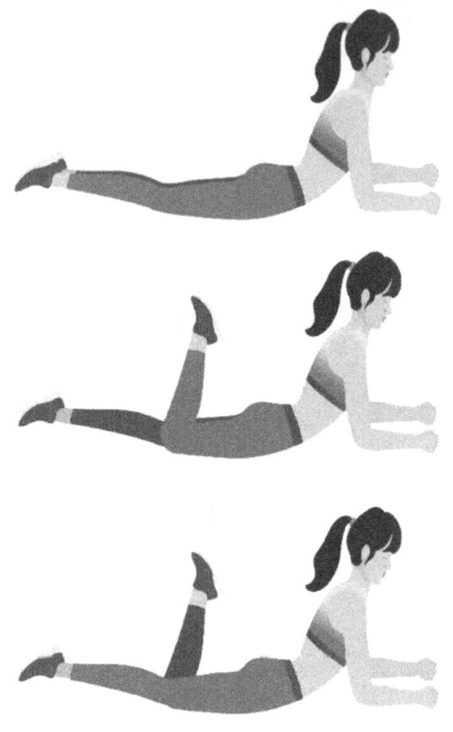

Effectuer 20 répétitions

2 ° EXERCICE

8. HIP DIP (étirements, renforcement et tonification) – page n. 44

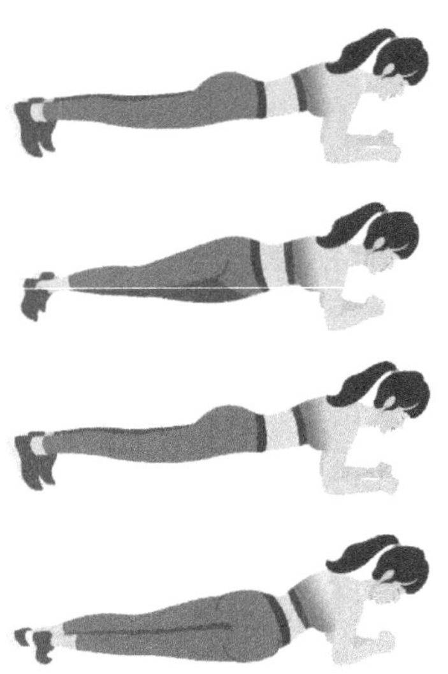

Effectuer 20 répétitions

JOUR 28

3 ° EXERCICE

12. CENT (renforcement et tonification) – page n. 52

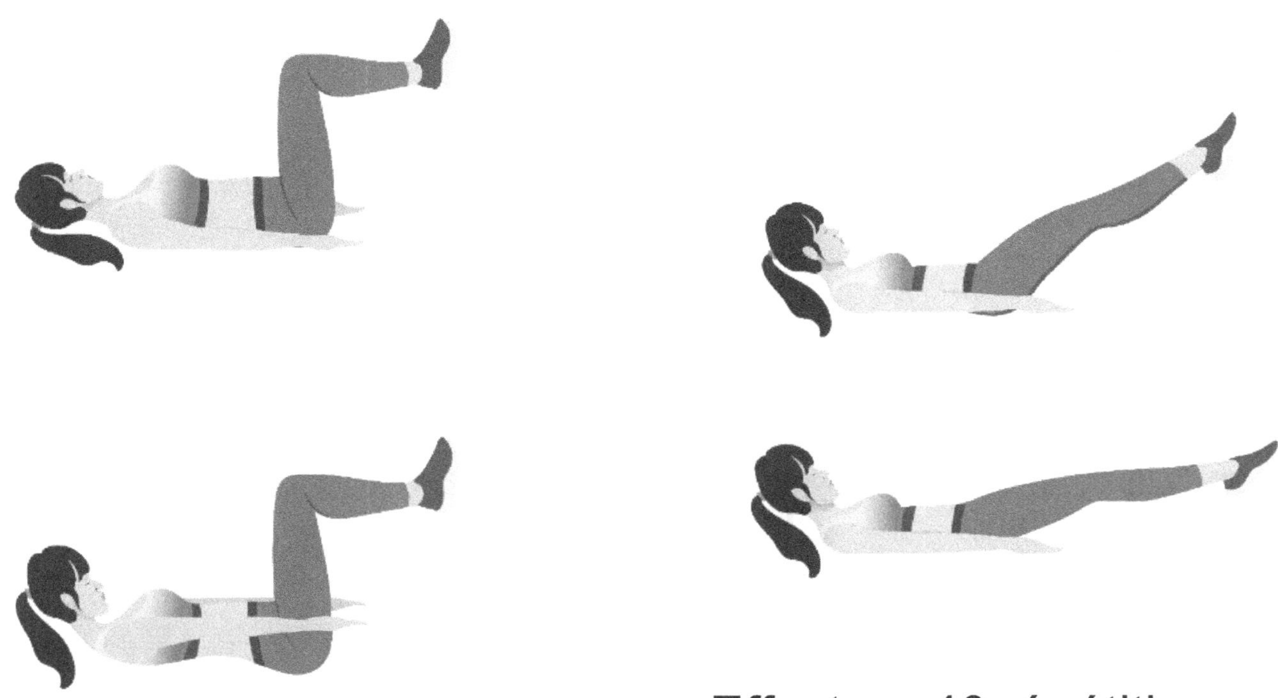

Effectuer 40 répétitions

4 ° EXERCICE

17. NATATION (renforcement et tonification) – page n. 62

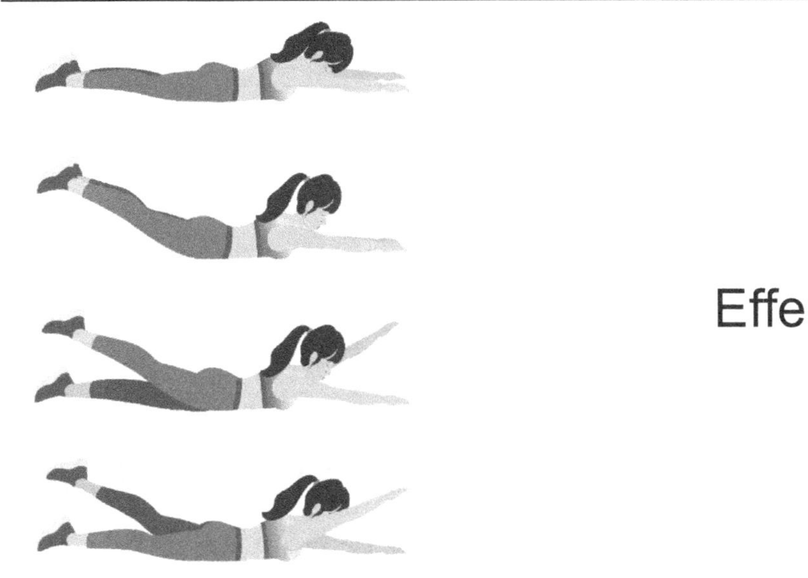

Effectuer 20 répétitions

JOUR 28

5 ° EXERCICE

19. PLANK LEG LIFT (renforcement et tonification) – page n. 66

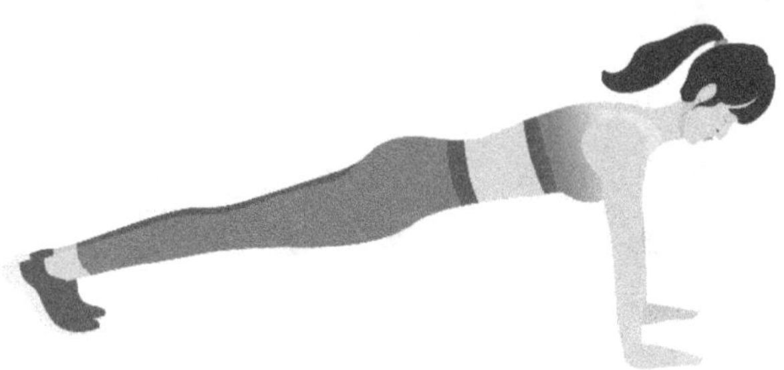

Effectuer 40 répétitions

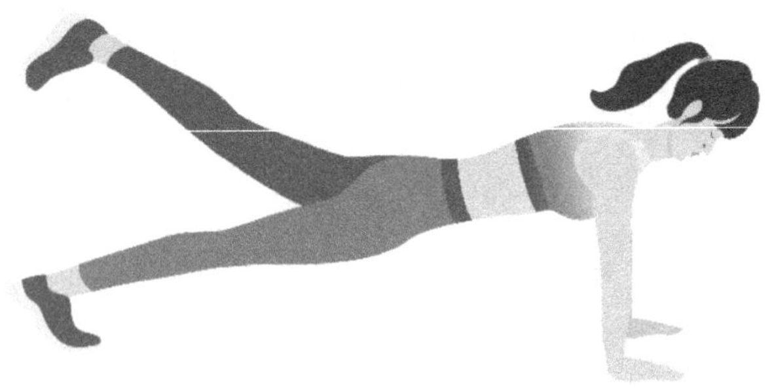

6 ° EXERCICE

21. GRIMPEUR DE MONTAGNE À MOTION LENTE (renforcement et tonification) – page n. 70

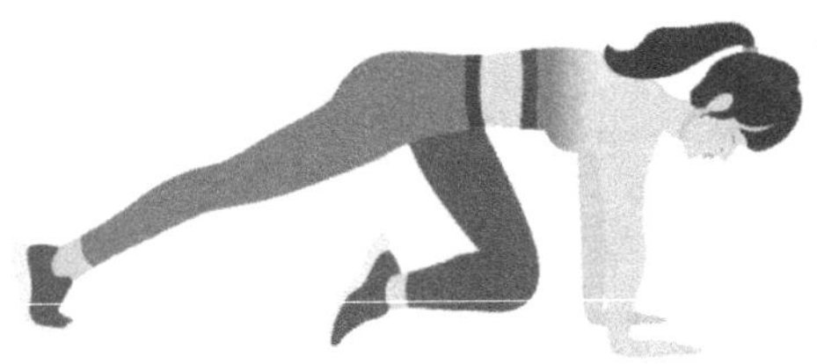

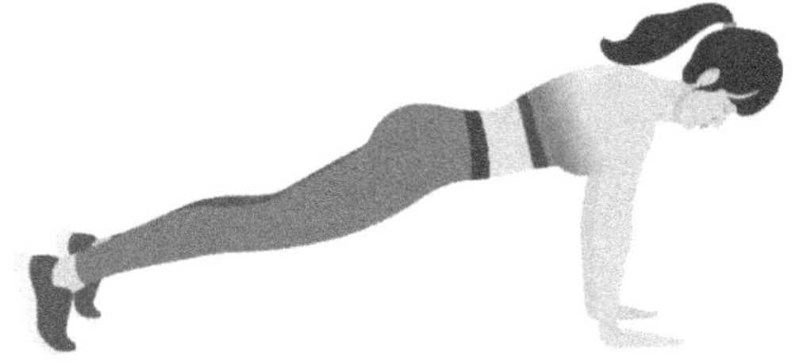

Effectuez 30 répétitions pendant 3 minutes

JOUR 28

7 ° EXERCICE

23. ROLL OVER (Tonifiant)

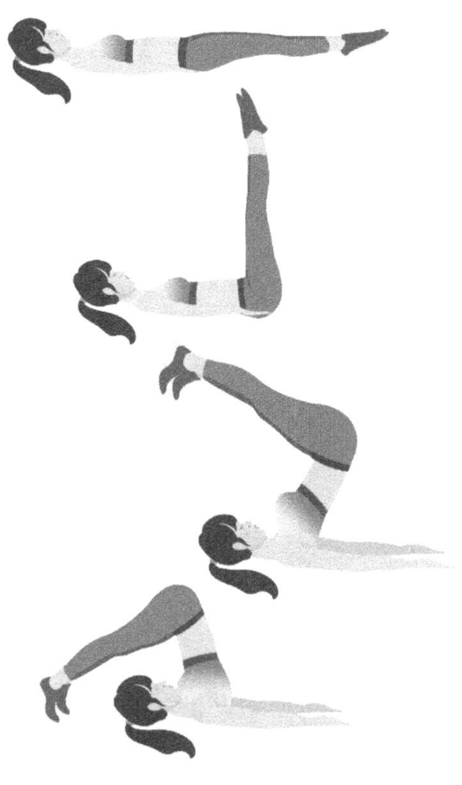

Effectuer 20 répétitions

8 ° EXERCICE

5. étirement d'une seule jambe (étirement et tonification)

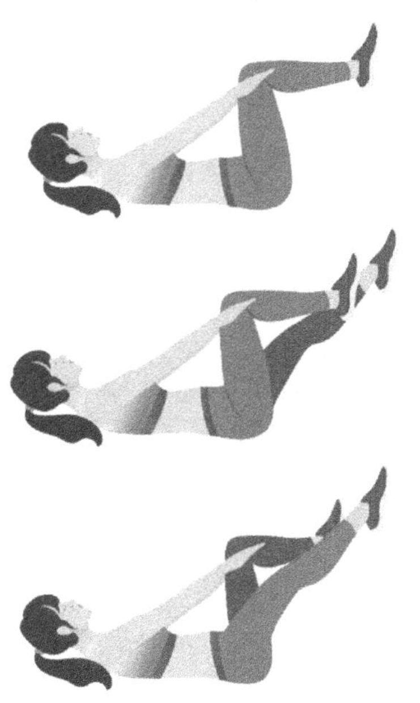

Effectuer 20 répétitions

JOUR 29

Jour-29

1° EXERCICE

1. SPINE STRECH (étirement) – page n. 30

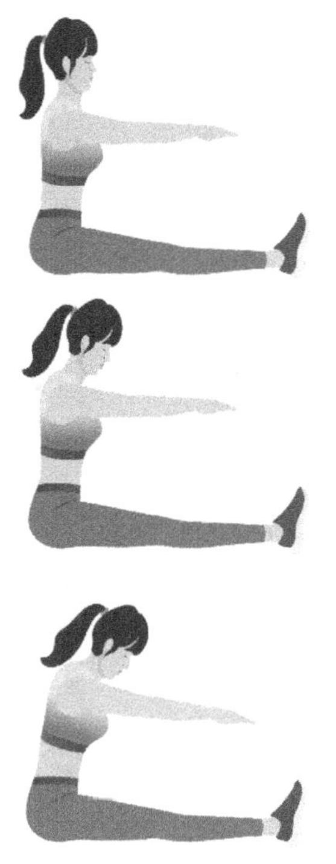

Effectuer 20 répétitions

2° EXERCICE

5. ÉTIREMENT D'UNE JAMBE (Étirement et tonification) – page n. 38

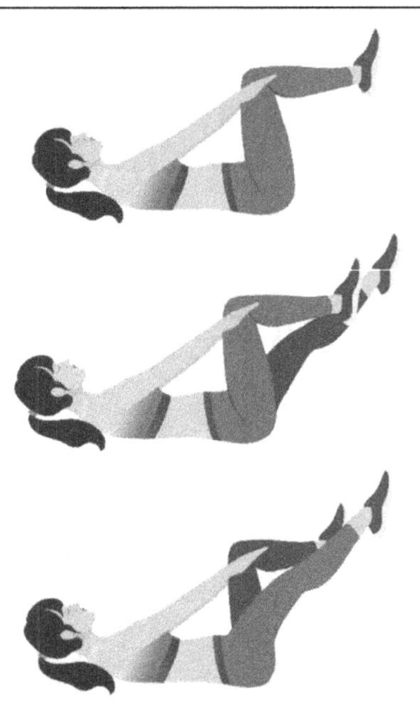

Effectuer 20 répétitions

JOUR 29

3° EXERCICE

9. CHEST LIFT (étirements et tonification) – page n. 46

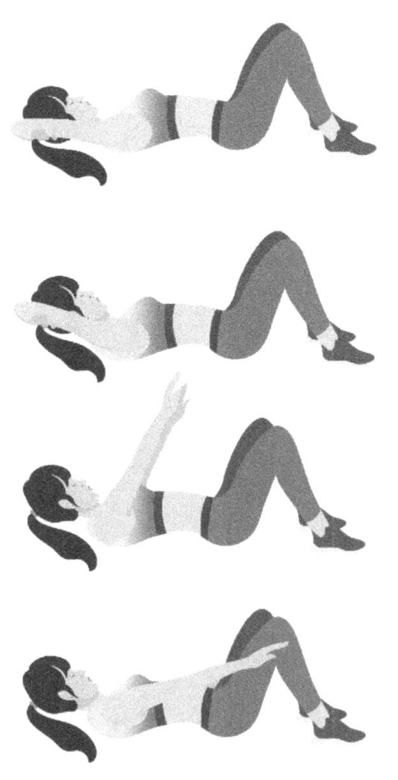

Effectuer 20 répétitions

4° EXERCICE

14. TIRE-BOUCHON (renforcement et tonification) – page n. 56

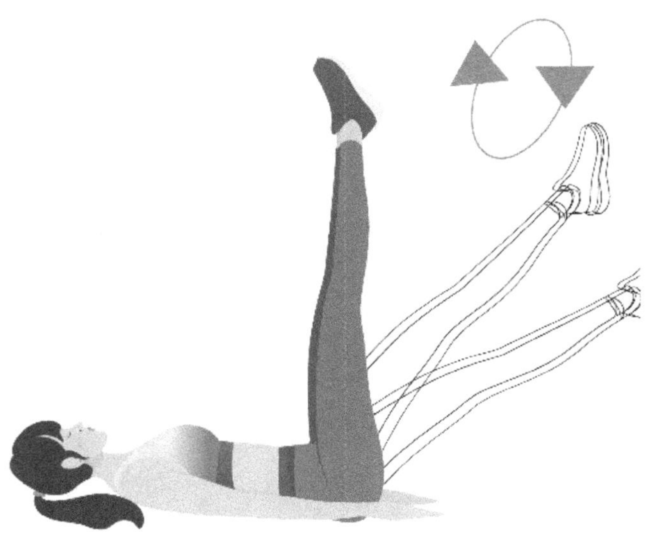

Effectuer 40 répétitions

JOUR 29

5° EXERCICE

18. PLANCHE (renforcement et tonification) – page n. 64

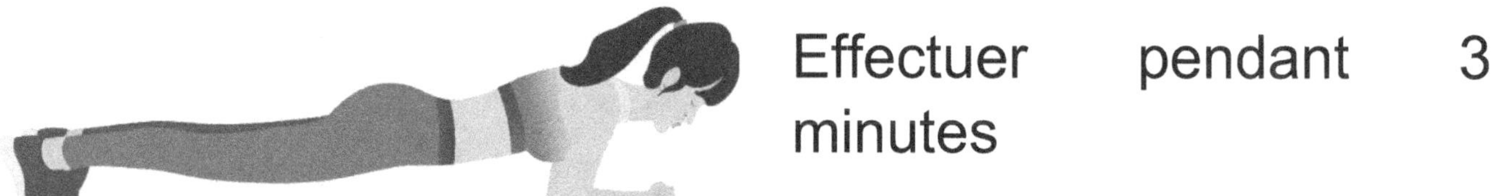

Effectuer pendant 3 minutes

6° EXERCICE

20. PLANK ROCK (renforcement et tonification) – page n. 68

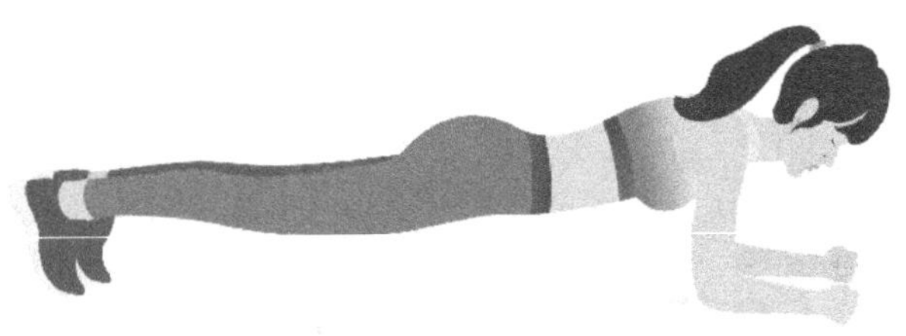

Effectuez 40 répétitions en 4 minutes

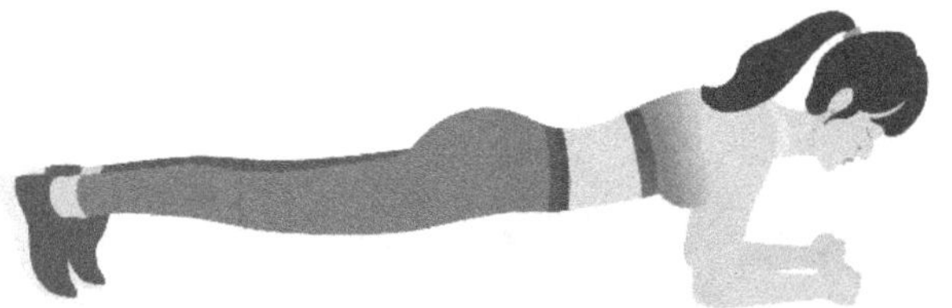

JOUR 29

7° EXERCICE

22. SIDE KICK (tonifiant) – page n. 74

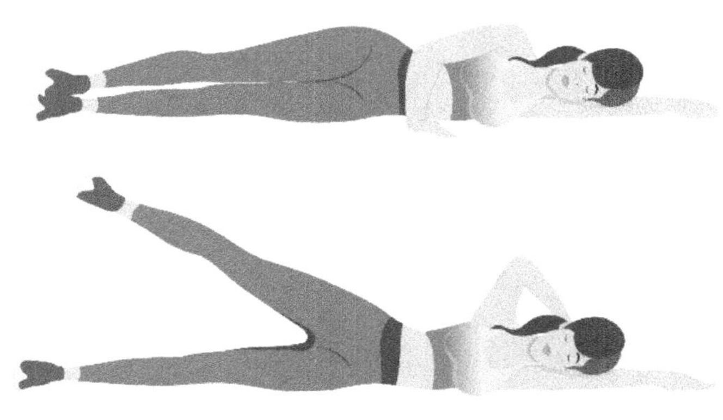

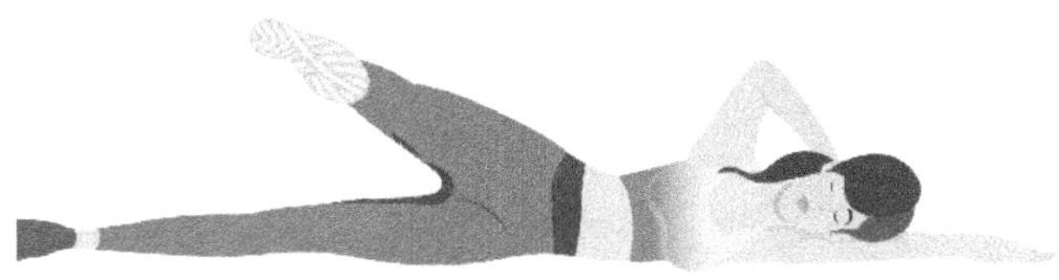

Effectuer 20 répétitions

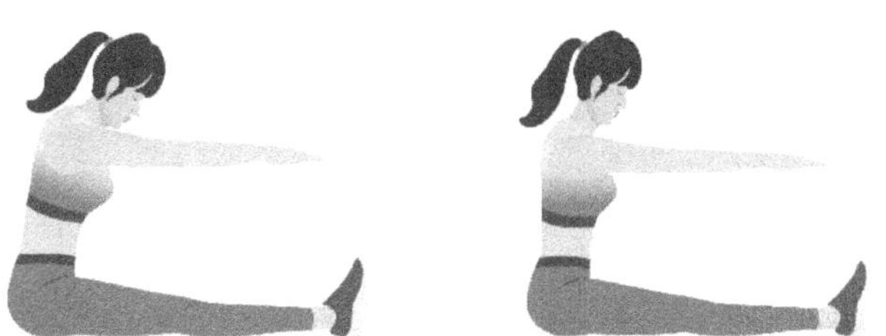

8° EXERCICE

2. ÉTIREMENT DE LA Colonne Vertébrale VERS L'AVANT (étirement) – page n. 32

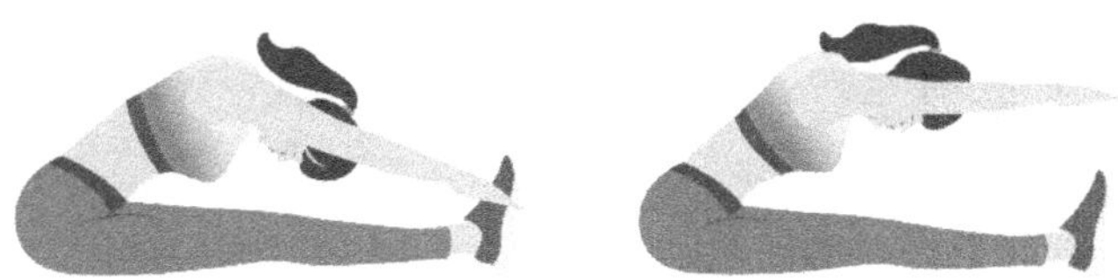

Effectuer 20 répétitions

JOUR 30

Jour-30

1° EXERCICE

2. ÉTIREMENT DE LA Colonne Vertébrale VERS L'AVANT (étirement) – pag. 32

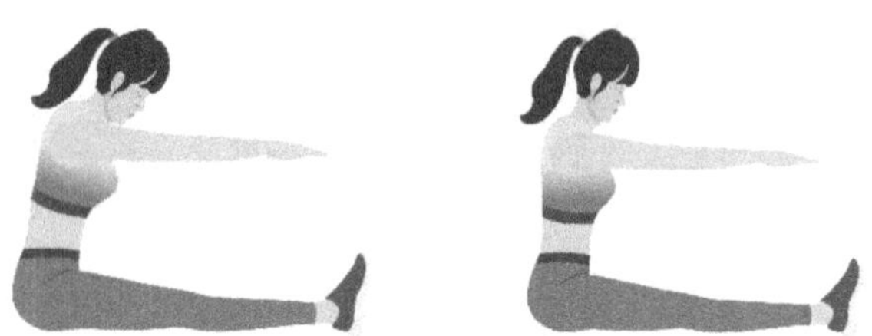

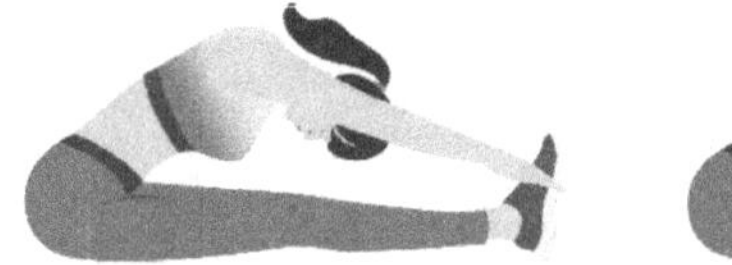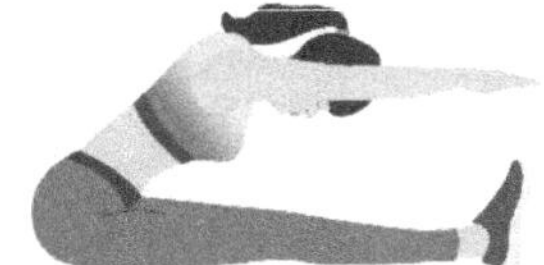

Effectuer 20 répétitions

2 ° EXERCICE

6. NECK PULL (étirements, renforcement et tonification) – page n. 40

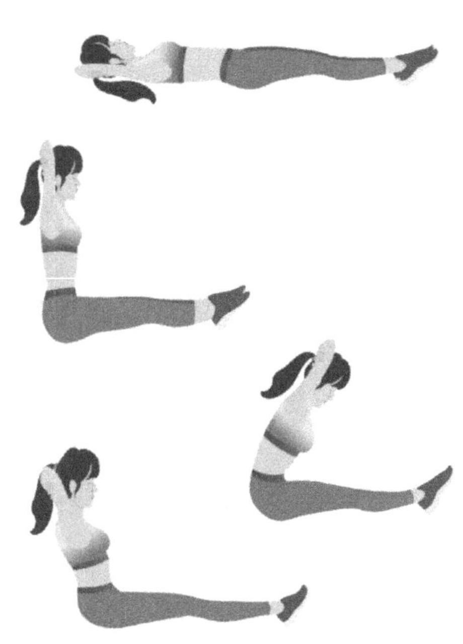

Effectuer 20 répétitions

JOUR 30

3 ° EXERCICE

10. ROLL UP (étirements, renforcement et tonification) – page n. 48

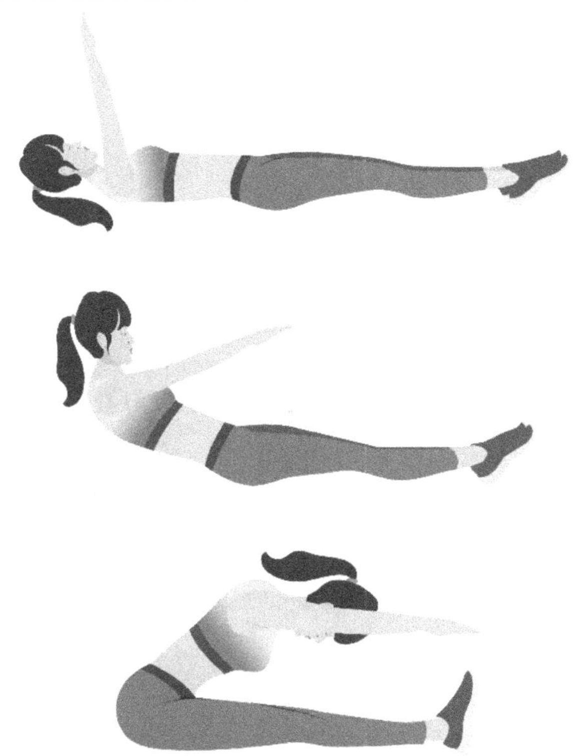

Effectuer 20 répétitions

4 ° EXERCICE

15. PONT D'ÉPAULE (renforcement et tonification) – page n. 58

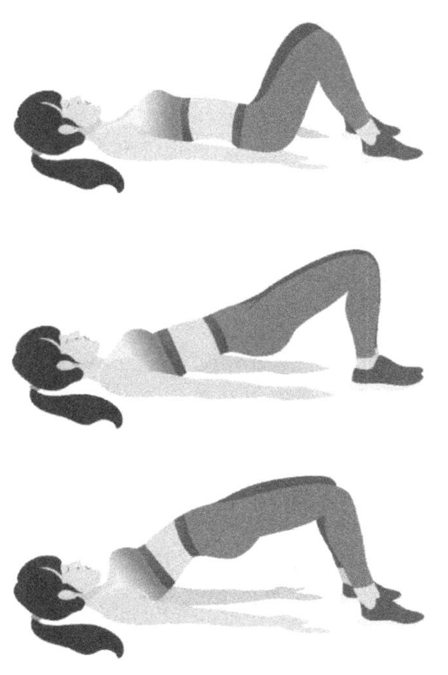

Effectuer 40 répétitions

JOUR 30

5 ° EXERCICE

19. PLANK LEG LIFT (renforcement et tonification) – page n. 66

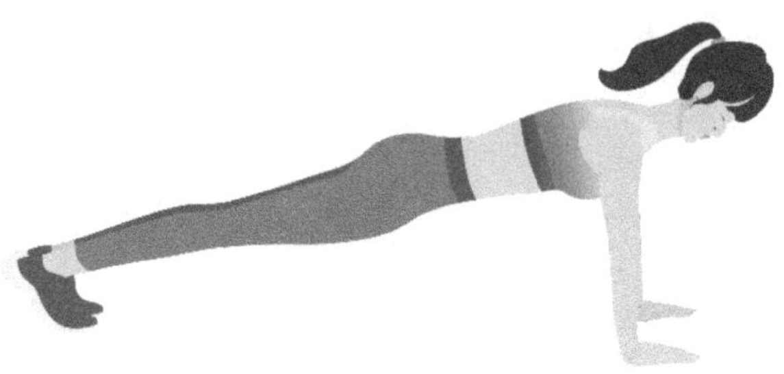

Effectuer 40 répétitions

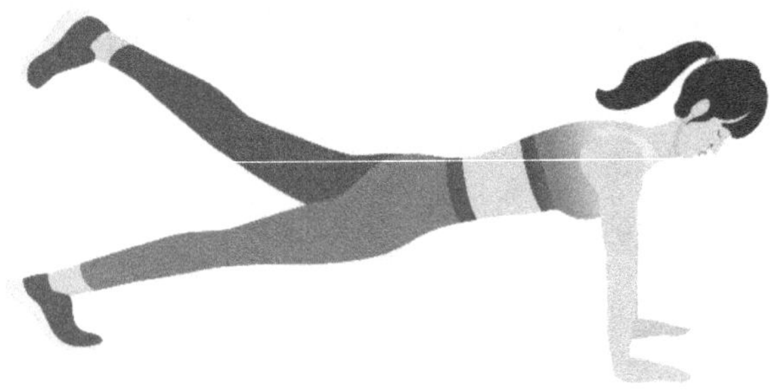

6 ° EXERCICE

21. GRIMPEUR DE MONTAGNE À MOTION LENTE (renforcement et tonification) – page n. 70

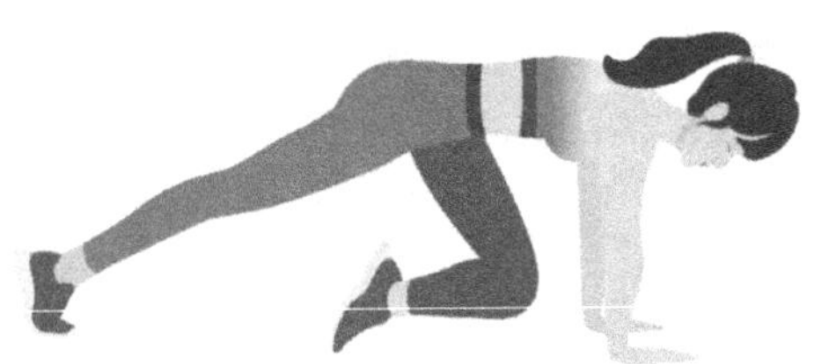

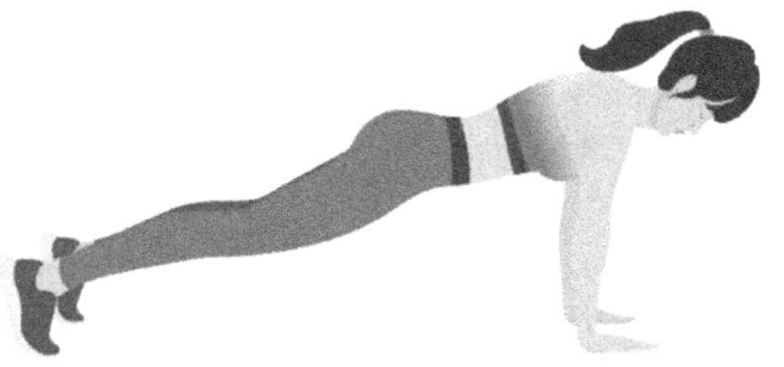

Effectuez   30   répétitions pendant 3 minutes

JOUR 30

23. ROLL OVER (Tonique) – page n. 74

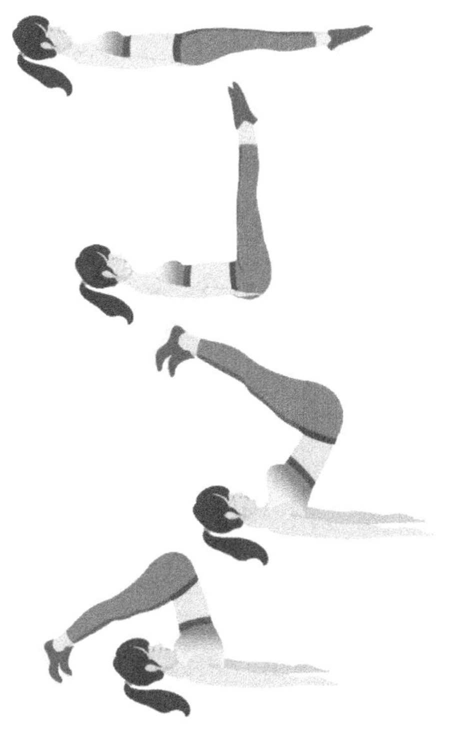

Effectuer 20 répétitions

8° EXERCICE

3. NECK ROLL (étirements, renforcement et tonification) – page n. 34

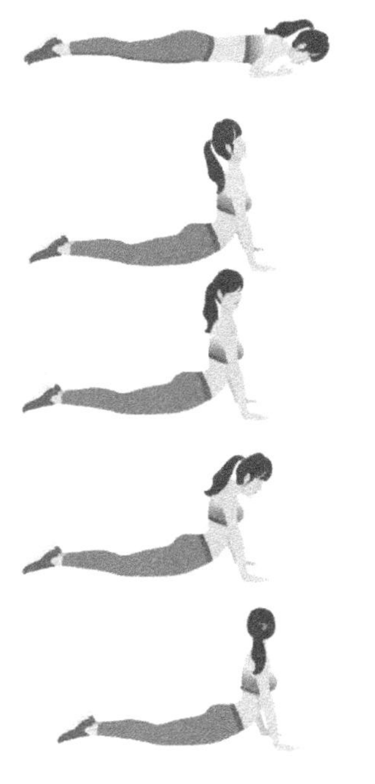

Effectuer 20 répétitions

CONCLUSIONS

En clôturant ce manuel destiné aux débutants, je voudrais citer les paroles intemporelles de Joseph Pilates :

« La coordination complète du corps, de l'esprit et de l'esprit est l'une des clés pour atteindre la santé et le bonheur. Trouvez l'harmonie en vous-mêmes, écoutez votre corps et cultivez la conscience intérieure, car c'est la base sur laquelle construire une vie de bien-être durable.

Vous avez franchi une étape importante dans votre parcours Pilates, en acquérant une compréhension approfondie des principes fondamentaux et en expérimentant les avantages que cette pratique peut offrir. Mais votre voyage ne s'arrête pas là !!!

Je suis ravi d'annoncer que je travaille actuellement sur un nouveau livre, un ouvrage conçu pour ceux qui sont prêts à se dépasser, qui désirent se mettre au défi et découvrir un niveau plus élevé de force, de flexibilité et d'harmonie.

Dans le nouveau livre, nous explorerons ensemble des exercices avancés, des séquences complexes et des idées qui vous guideront dans votre voyage vers la maîtrise du Pilates. Ce sera le chapitre dans lequel nous relèverons des défis ambitieux, mais rappelez-vous que chaque défi est une opportunité de croissance et d'amélioration.

Quelqu'un a dit un jour :

"Le corps réalise ce que l'esprit croit."

C'est exactement ça !!!

Préparez-vous à découvrir de nouveaux défis et à les surmonter avec détermination, car votre engagement et votre dévouement vous mèneront à des niveaux de réussite que vous n'auriez jamais imaginés.

Le voyage Pilates est un chemin sans fin et j'ai hâte de poursuivre ce voyage avec vous.

À bientôt,

Frank Fvx

www.ingramcontent.com/pod-product-compliance
Lightning Source LLC
Chambersburg PA
CBHW080811280726
48660CB00018B/3203